尿酸与疾病

主　编　韦铁民　吕玲春

副主编　曾春来　刘　翀

U0302974

科学出版社

北京

内 容 简 介

一直以来，痛风是高尿酸的代名词。尿酸代谢不仅与痛风相关，也与神经系统、心血管系统、呼吸系统、消化系统、泌尿生殖系统、运动系统等疾病的发生、发展密切相关。尿酸过低可能引起肾功能异常、恶性肿瘤和老年痴呆等。本书以全新的视野，较为完整地阐述了目前尿酸与相关疾病最新的研究成果，并较为全面地介绍了最新预防和治疗策略，以提高医务人员对尿酸这一人体代谢指标的正确认识。

本书适用于心血管科、神经科、内分泌科、泌尿生殖科、消化科、肿瘤科、运动医学科等相关临床专业医师。

图书在版编目（CIP）数据

尿酸与疾病 / 韦铁民, 吕玲春主编. -- 北京：科学出版社, 2024.6. -- ISBN 978-7-03-078913-6

Ⅰ. R589.7

中国国家版本馆CIP数据核字第2024FX9449号

责任编辑：高玉婷 / 责任校对：张　娟
责任印制：师艳茹 / 封面设计：龙　岩

科学出版社 出版
北京东黄城根北街 16 号
邮政编码：100717
http://www.sciencep.com

保定市中画美凯印刷有限公司印刷
科学出版社发行　各地新华书店经销
*

2024 年 6 月第　一　版　开本：787×1092　1/16
2024 年 6 月第一次印刷　印张：17 1/2
字数：249 000
定价：128.00 元
（如有印装质量问题，我社负责调换）

编者名单

主　编　韦铁民　吕玲春

副主编　曾春来　刘　翀

编　者（以姓氏笔画为序）

丁路遥　王　翔　韦铁民　卢柯颖　叶士勇　吕玲春

任若鸢　刘　翀　刘安全　江吴霞　许能文　孙丽娜

吴大盈　吴小燕　吴勇辉　吴敏华　何　易　何银辉

何登伟　邹奇霖　沈珈谊　张乾坤　陈　凯　陈思颖

陈俊冲　林　莉　赵俊球　柳世杰　钱仁怡　徐安娣

徐忠娇　徐艳艳　徐浩翔　徐海燕　黄　杰　曾春来

蔡昌宏　蔡恩照　颜丽丽　潘俊娣

秘　书　沈珈谊

序

　　一年前，一次与韦铁民教授交流过程中得知他和他的团队正在编撰《尿酸与疾病》一书，当时我十分认同韦铁民教授关于"高尿酸血症是人群中常见的机体代谢异常，但是公众的认识甚至许多非专科医务人员也仅仅是把尿酸与痛风关联在一起"的观点。

　　随着现代医学的快速发展，众多的基础及临床研究证实尿酸代谢异常是人体的代谢性疾病，与人的不良饮食习惯、酒精摄入、高血压、高血糖、高血脂、肥胖甚至与肿瘤等相关，疾病相关的危险因素与尿酸之间又相互作用，相互影响，互为因果。

　　尿酸对机体作用是一个复杂的过程。现今大家对尿酸的代谢，尿酸对机体正向、反向作用及与心脑血管疾病危险因素对机体协同作用的认识仍然是碎片化，不系统、不全面，而且国内目前也没有涉及尿酸与相关疾病且内容涵盖较全面的书籍。欣喜的是，韦铁民教授与他的团队查阅了大量国内外相关文献，以全新的视野，较为系统地归纳了目前尿酸与相关疾病最新的研究进展。这是目前国内较为全面、系统、细致的关于尿酸与相关疾病的专著。

　　该书对于医学生、临床医生有很好的学习参考价值，对于公众来说也是一本内容丰富的科普书。

　　在该书付梓之际，谨以此为序。

中国科学院院士

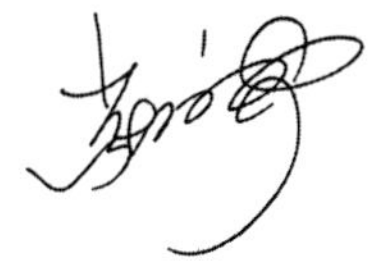

2023 年 9 月

前　言

早在古埃及时期痛风就已经开始盛行，千百年来人类对痛风束手无策，认为是"魔鬼啃咬脚趾"，直到 19 世纪发现了尿酸与痛风的关系。

尿酸是人体嘌呤核苷酸分解代谢的最终产物，嘌呤代谢紊乱可引起血尿酸水平升高或降低，临床上以高尿酸血症多见，高尿酸血症已成为继高血压、糖尿病、高脂血症之后又一常见代谢性疾病。随着国内外学者对尿酸研究的不断深入，发现高尿酸血症不仅仅与痛风相关，与神经系统、心血管系统、呼吸系统、消化系统、泌尿生殖系统、运动系统，以及肿瘤、维生素和微量元素代谢紊乱的发生、发展密切相关，是过早死亡的独立预测因子。另外研究证实尿酸是一把双刃剑，具有促氧化和促炎等病理作用，也具有抗氧化生理功能，因此低尿酸血症也是一种病理状态，血尿酸水平与心血管事件存在 J 形关联，流行病学研究也发现低尿酸血症可引起肾功能异常、机体发生恶性肿瘤的风险增加、老年性痴呆的发病率增高等。临床中很多患者在早期除了表现为尿酸水平异常外，并未表现出临床症状，以致目前人们包括一些医务工作者对尿酸仍缺乏足够的重视，对尿酸的认知尚存在许多盲区和误区，对尿酸的慢性隐匿性危害缺乏必要的认识，因此提高人们对尿酸代谢的认识非常重要。

《尿酸与疾病》一书由心血管内科、神经内科、消化内科、内分泌科、肾内科、泌尿外科、肿瘤内科、血液内科、骨科、营养科和药剂科的临床一线骨干医务工作者共同编著，详细介绍了尿酸代谢的生理与病理特点、尿酸与神经系统、心血管系统、呼吸系统、消化系统、内分泌系统、泌尿生殖系统、运动系统和肿瘤等疾病的最新的国内外相关研究成果，也详细介绍了高尿酸血症和痛风的非药物治疗及药物治疗的最新研究与进展，以及高尿酸血症合并各系统疾病时的防治方法和注意事项，同时也介绍了低尿酸血症的危害和防治，以提高公众对尿酸的全面认识。尿酸异常将引起多系统器官受累，诊治也需要多学科共同参与。本书涉及的编写人员较多，书中难免存在疏漏和不足之处，望广大读者不吝指正。

韦铁民
2024 年 1 月

目　　录

第一篇　尿酸的认识与形成机制

第二篇　尿酸与相关疾病

第三篇　高尿酸血症的防治

第一篇

1

尿酸的认识与形成机制

第 1 章

人类对尿酸的认识与历史

尿酸（uric acid，UA）是一种含有氧、氢、碳、氮的杂环化合物，微溶于水，易形成晶体，其分子式为 $C_5H_4N_4O_3$，分子量约为 168。它是人体嘌呤核苷酸分解代谢的最终产物，体内嘌呤核苷酸的分解代谢占 80%，食物摄入占 20%。鸟类、爬行类和不包括人在内的灵长类动物体内含有尿酸酶，能催化尿酸氧化，生成尿囊素和过氧化氢，因此它们体内的尿酸含量很低，如牛的血尿酸浓度仅为 20μmol/L。人类缺乏尿酸酶，尿酸无法进一步转化为溶解度更高的、易经尿液排出体外的尿囊素，因此人体内血尿酸浓度是动物体内血尿酸浓度的 15 倍以上。人的血尿酸浓度平均约为 300μmol/L。

追溯古今可以发现，痛风像幽灵一样折磨了人类上千年，也是痛风让人类发现了尿酸。因此认识尿酸，必须先从痛风的历史说起。

第一节　帝王之病

埃及木乃伊体内发现有痛风石，证实了早在公元前 2640 年古埃及人就已盛行痛风病。据历史记载，痛风偏爱皇室贵族。《圣经》中提到亚撒皇帝在晚年患了痛风；圣罗马皇帝查尔斯五世从 28 岁时开始受尽痛风的折磨，最终死于痛风性肾病，其子菲利普二世在 30 岁之前也患有痛风，65 岁时被痛风致残。13 世纪上半叶法国有十几位国王罹患痛风，著名的路易十四，这位让法兰西成为欧洲当时最强国家的国王，多年被痛风困扰。英格兰王朝的詹姆斯一世、乔治四世及安妮王后也患有痛风。痛风在欧洲皇室中的盛行与他们极尽奢侈的贵族生活方式，如饮食无拘、嗜酒无度等有关。美国总统本杰明·富兰克林晚年也深受痛风的折磨。盎格鲁·撒克逊人的一句双关语："The king of diseases and the disease of king"被广泛流传用于形容痛风，认为痛风是"帝王之病和病中之王"。

在我国，早在公元前 200 年的汉朝就有关于痛风的记载，当时的士族们酒池肉林、生活奢侈，丰厚的物质生活虽然给他们带来了极端的享受，也给他们带来了无尽的痛苦。史料中记载"足卒不能行"，这正是痛风的症状。"初唐四杰"之一的卢照邻、唐太宗时期的太子少师李纲、中唐时期的著名诗人白居易和文学家刘禹锡等，也都饱受痛风造成的诸多痛苦，卢照邻因受不住痛风的折磨，最后投河而死。元世祖忽必烈晚年也因痛风无法行走和骑马领兵上阵，饱受痛风之苦。

第二节　历代医家对痛风的认识

公元前5世纪希波克拉底发现痛风与放纵的生活方式有关，多见于社会上层人士，将其称为"富人的关节炎"，并提出"体液学说"，认为痛风是有毒的体液滴入关节内及皮下组织，侵袭关节造成关节炎和痛风石。盖伦是继希波克拉底之后对痛风有更深研究的学者，他和希波克拉底一样认为痛风与放纵的生活方式密切相关，认为"痛风是大自然对放纵者的惩罚"，并强调痛风患者应节食、戒酒并禁欲。盖伦也是历史上第一个描述痛风结节的医者，"*tephus*"是他用来描述痛风的拉丁文，其含义是"筋痛""结节"及"肿块"。大约公元1270年才有了痛风的英文名词"gout"，并一直沿用至今。该词来源于拉丁文"*gutta*"，意思是"点滴""凝结"或"沉积"，该词来源于希波克拉底的体液论学说。

祖国医学对痛风的认识可追溯到东汉末年，《黄帝内经》把痛风列为痹证，对痛风的病因、病机、证候及预后等各方面均做了较为详尽的论述。元代名医朱丹溪是我国最早提出"痛风"病名的学者，他在《丹溪心法》中指出，痛风者，四肢百节走痛，方书谓之白虎历节风证是也。金元时期的李东垣也曾指出，痛风者多属血虚，然后寒热得以侵之。元代以后，已经有痛风的明确定义，诸多医家提出了汗浊凝滞的痛风病机。明代之后，更是提出了肥甘过度是痛风的病因。清朝李梴所著的《医学入门·痛风》中记载"形怯瘦者，多内虚有火；形肥勇者，多外因风湿生痰，以其循历遍身，曰历节风。甚如虎咬，曰白虎风；痛必夜甚者，血行于阴也"，对痛风的病症进行了形象的描述。清朝俞嘉言所著的《医门法律·痛风论》一书对痛风的病症病机也有类似记载，痛风也名白虎历节风，实则痛痹也。

第三节　人类发现痛风病机尿酸的历程

早在痛风盛行于古罗马时，由于痛风的病因和发病机制不清，人们认为痛风是铅中毒所致。到了13世纪人们对痛风仍然束手无策，甚至认为是魔鬼啃咬脚趾所致。直到17世纪下半叶，痛风的面纱才开始被逐渐揭开。1679年，荷兰生物学家列文虎克首次用显微镜观察到尿酸的棒状结晶，但当时并未能明确该结晶的化学成分。1776年瑞典化学家Karl在研究痛风患者膀胱结石时发现一种溶于碱而在酸性环境中易沉淀的物质，并给这种物质定名为"膀胱结石酸"，从此揭开了尿酸与痛风发病之间关系的序幕。当时，德国化学家Justus与Friedrich试图通过研究尿酸的降解产物来确定它的性质。他们以各种方式氧化尿酸，通过生成重金属盐的方式使其结晶并纯化，然后用燃烧分析法分析碳氢含量。遗憾的是，他们得到了大量的分子碎片信息，却未能推出尿酸的结构。

直至18世纪末到19世纪末，人们才开始认清尿酸与痛风的关系。1797年，英国化学家 Wollaston 从自己耳廓上取下了一个痛风结节，从中分离出了此前 Karl 发现的"膀胱结石酸"，并尝试解释痛风和尿酸的关系。1798 年法国化学家 Antoine 发现"膀胱结石酸"是正常尿液中的成分，并将这种物质改名为"尿酸"。1824 年，英国内科医生 Garrod 在痛风患者血液中检测出高浓度的尿酸，指出痛风发生的关键是尿酸生成过多。1899 年德国 Freudweiler 将尿酸钠结晶注入动物关节腔内，诱发了急性关节炎，验证了尿酸沉积可诱发急性痛风性关节炎。

第四节　人类研究尿酸的发展史

20 世纪初期，人类对尿酸及其代谢有了进一步的深入了解。1902 年诺贝尔化学奖得主——德国化学家 Emil Fischer 成功地合成了尿酸，并以此为基础合成出嘌呤，为"尿酸是人体中嘌呤代谢的最终产物"这一结论的形成奠定了基础，使得人们对尿酸的认识再次飞跃。1907 年 Emil Fischer 揭示了嘌呤的完整代谢途径。1929 年 Thannhauser 提出了尿酸的排泄理论。

20 世纪中末期，尿酸形成及嘌呤的代谢过程得以明确。1949 年 Benedict 和 Sorenson 用放射性物质研究体内尿酸的产生与排泄及每日代谢量。1961 年 McCarty 应用偏光显微镜直接观察到痛风石中的尿酸盐结晶。随后，Faires 将尿酸盐晶体注射进自己膝关节诱发痛风。1967 年，Seegmiller 和 Kelley 发现次黄嘌呤 - 鸟嘌呤磷酸核糖转移酶（hypoxanthine-guanine phosphoribosyl transferase，HGPRT），指出该酶的部分缺失可导致尿酸过量生成。1972 年，O'Sperling 发现了嘌呤代谢的关键酶之———5- 磷酸核糖 -1α- 焦磷酸（phosphoribosyl pyrophosphate，PRPP）合成酶在高尿酸血症患者体内的超活性。

21 世纪，人类对尿酸的研究进入了基因时代。2002 年，Hart 发现了家族性青少年高尿酸血症肾病的主要致病原因——编码尿调节素的 UMOD 基因突变。同年，日本学者 Enomoto 等首次发现并克隆出了负责尿酸重吸收的人尿酸盐转运蛋白基因，该基因定位于染色体 11q13，含有 10 个外显子和 9 个内含子，cDNA 全长 2642bp，编码区 1659bp，编码了含有 555 个氨基酸的蛋白质，Enomoto 等还对该基因的突变和多态性做了相关研究。

第五节　高尿酸血症及痛风治疗的探索

前文已提及希波克拉底时期，强调痛风患者应节食、戒酒并禁欲。随着人类对痛风及尿酸的逐渐认识，药物治疗研究也随之得到迅猛发展。

一、秋水仙碱应用的相关探索

在痛风的治疗史中，秋水仙碱最为引人瞩目。秋水仙的萃取物可用于治疗痛风的记载最早见于古罗马时期 Pedanius 于公元 1 世纪所著的 De Materia Medica。该文详细介绍了 5 世纪的一名痛风患者 Alexander，自服秋水仙治疗关节炎发作获得了良好的效果，但明显的副作用使他不敢持续使用秋水仙。直到 13 世纪，萃取于百合科植物秋水仙的种子和球茎的植物碱——秋水仙素得以提纯，从而在控制痛风急性发作时所需剂量明显减少，毒副作用也显著减轻，秋水仙素治疗痛风的独特作用才受到人类的重视。1820 年，法国化学家 PS. 波列特与 J. 卡文顿从秋水仙素中又成功提取到秋水仙碱。1842 年，Pelletier 证实秋水仙碱能治疗急性痛风性关节炎，并且具有预防痛风发作的作用。现代医学阐明了秋水仙碱主要是通过抑制巨噬细胞吞噬尿酸钠晶体来抑制白细胞介素 1β（interleukin 1β，IL-1β）的生成和释放。由于用量较大，秋水仙碱很容易引发不良反应。目前有研究表明，小剂量秋水仙碱与常规剂量的治疗方案相比，两组在治疗有效率上无差异，但是小剂量组不良反应发生率明显降低，目前小剂量秋水仙碱已成为痛风急性发作的常规治疗方案。

二、降尿酸药物的相关探索

尿酸沉积诱发急性痛风性关节炎，使得人类在减少尿酸的生成和促进尿酸排泄方面进行了积极的探索。

（一）促尿酸排泄药物的探索

1950 年，Talbott 等发现丙磺舒有促进尿酸排泄作用，并首先应用于临床，但其作用并不理想，且有一定不良反应。1967 年 Sternon 和 Vanden 发现苯溴马隆也具有促进尿酸排泄的作用。苯溴马隆属苯骈呋喃衍生物，通过抑制肾小管对尿酸的重吸收来降低血中尿酸浓度，具有较好的降尿酸效果。1975 年以后，该药开始被广泛应用于高尿酸血症和痛风的治疗。选择性抑制尿酸盐阴离子转运体 1（urate anion transporter1，URAT1）的转运活性，减少肾小管对尿酸的重吸收药物雷西那德，于 2015 年经美国食品药品监督管理局（Food and Drug Administration，FDA）获批上市，2016 年进入欧洲；多丁那德也是一种新型选择性尿酸盐再吸收抑制剂，于 2020 年在日本上市，但均未在中国上市。

（二）抑制尿酸生成的降尿酸药物研发

1956 年 Robbins 等发现了第一种黄嘌呤脱氢酶 / 黄嘌呤氧化酶的抑制剂——别嘌醇。别嘌醇是次黄嘌呤的异构体，别嘌醇和其代谢产物氧嘌呤醇均是黄嘌呤氧化酶抑制剂，可以抑制黄嘌呤氧化酶活性，减少尿酸的生成。1963 年，Hitchings 和 Elion 研究抗癌药物时发现"别嘌醇"具有降低血和尿中尿酸的作用。同年，Rundles 等率先应用别嘌醇治疗痛风及高尿酸血症获得一定疗效。虽然别嘌醇降尿酸效果显著，但是在治疗过程中别嘌醇特别容易引发一系列不良反应，尤以严重超敏反应综合征最为严重，限制了别嘌醇在一部分人群中的应用。

2008 年日本上市了新型黄嘌呤脱氢酶 / 黄嘌呤氧化酶的抑制剂——非布司他，使用较小的剂量就能发挥强大的黄嘌呤氧化酶抑制作用，而且不干扰嘌呤及嘧啶的代谢，不良反应比别嘌醇更小。临床研究结果表明，非布司他在降低尿酸的有效性和安全性方面均明显优于其他降尿酸药物，但值得注意的是 2017 年发布了非布司他心血管风险警告，提示非布司他可能增加痛风患者心血管不良事件风险。

2013 年，第三种黄嘌呤脱氢酶 / 黄嘌呤氧化酶抑制剂——托匹司他在日本上市，它能同时抑制黄嘌呤脱氢酶和黄嘌呤氧化酶，治疗效果优于别嘌醇，且比非布司他更加适合肾功能不全的高尿酸血症患者。

（三）尿酸酶制剂降尿酸药物研究进展

由于尿酸酶可将尿酸进一步分解为溶解度更强的尿囊素，尿酸酶制剂也逐渐开始研发和应用。拉布立酶通过催化水溶性差的尿酸氧化为水溶性好的无活性代谢物——尿囊素，加速尿酸溶解，降低血清尿酸水平，该药于 2001 年在德、法两国上市，2018 年获批进入中国。2010 年 Savient Pharmaceuticals 公司正式上市聚乙二醇尿酸酶（培戈洛酶），用于治疗高尿酸血症。目前尿酸酶替代疗法的研究还在不断进展，拉布立酶、培戈洛酶等尿酸酶制剂已开始在国外应用于临床治疗。

随着人类对尿酸的深入研究和了解，人类发现尿酸增高除了会诱发痛风性关节炎外，也可引起或加重其他器官和系统疾病，如心血管系统、神经系统、泌尿生殖系统等；同时也逐渐发现血清尿酸水平并非越低越好。几项流行病学研究显示，血清尿酸水平与心血管事件风险之间存在 J 形曲线关联，这表明低水平的尿酸及高水平的尿酸均与心血管事件有着高风险相关。2000 年，Verdecchia 等报道了血清尿酸水平与心血管事件(OR=1.73, 95% CI 1.00 ～ 3.00)、致命心血管事件(OR=1.96, 95% CI 1.02 ～ 3.79)或全因死亡率（OR=1.63，95% CI 1.02 ～ 2.57）的关系呈 J 形曲线，并认为血清尿酸水平 < 267μmol/L 的男性和尿酸水平 < 190μmol/L 的女性，其心血管疾病风险增加。2006 年另一项研究显示，血清尿酸水平 < 290μmol/L 的受试者心血管疾病死亡风险增加，亦呈 J 形曲线。这些研究揭示了尿酸将是继高血压、糖尿病、高血脂之后的又一大类心脑相关疾病的危险因素，尿酸与多系统疾病的相关临床研究也相继开展，证据也在逐渐积累。

总之，尿酸浓度过高会对多个器官和系统造成损害，尿酸浓度过低同样会对人体造成伤害。因此，尿酸是一把双刃剑，值得医学家进一步地研究和探索。

参 考 文 献

李满意，娄玉钤，2017. 痛风的源流及历史文献复习 . 风湿病与关节炎，6(12):57-62.

罗彦玲，邓丽丽，王红，等，1997. 痛风的遗传度及遗传方式的研究 . 中华内分泌代谢杂志，13(2):126-127.

邵继红，徐耀初，莫宝庆，等，2004. 痛风与高尿酸血症的流行病学研究进展 . 疾病控制杂志，8(2):152-154.

唐子猗，青玉凤，2019. 降尿酸药物治疗高尿酸血症及痛风的现状及研究进展 . 中华风湿病学杂志，23(3):199-204.

朱春胜，张冰，林志健，等，2015. 中医药治疗高尿酸血症的研究进展 . 中华中医药杂志，30(12):4374-4376.

Dalbeth N, McQueen FM, Singh JA, et al, 2011. Tophus measurement as an outcome measure for clinical trials of chronic gout: progress and research priorities. J Rheumatol, 38(7):1458-1461.

Kamienski M, 2003. Gout: not just for the rich and famous! Everyman's disease Orthop Nurs, 22(1):16-20.

Kim KY, Ralph-Schumacher H, Hunsche E, et al, 2003. A literature review of the epidemiology and treatment of acute gout. Clin Ther, 25(6): 1593-1617.

Mazza A, Zamboni S, Rizzato E, et al, 2007. Serum uric acid shows a J-shaped trend with coronary mortality in non-insulin-dependent diabetic elderly people. The CArdiovascular STudy in the ELderly (CASTEL). Acta Diabetol ogica, 44(3):99-105.

Verdecchia P, Schillaci G, Reboldi G, et al, 2000. Relation between serum uric acid and risk of cardiovascular disease in essential hypertension. The PIUMA study. Hypertension, 36(6):1072-1078.

第 2 章

尿酸合成和排泄

核酸是存在于所有生物细胞中的生物大分子，核苷酸是核酸的基本结构单位。人体内的核苷酸分布广泛，除了作为合成核酸的原料外，还有参与能量代谢、细胞信号传导等多种功能，在体内的合成和分解代谢十分活跃。核苷酸由核苷和磷酸组成，核苷又由碱基和戊糖组成。碱基可分为嘌呤碱和嘧啶碱两大类，其中嘌呤碱分为鸟嘌呤和腺嘌呤，体内嘌呤库及嘌呤代谢途径直接影响着体内尿酸的水平。

纵观生物的进化历程，嘌呤代谢途径沿着 2 条主线演化，第 1 条是参与嘌呤代谢的酶基因在动物高级进化过程中逐渐变少，嘌呤代谢途径逐渐变得简化；第 2 条是尿素酶基因在动物从水生进化为陆生的过程中完全丢失了，因此各物种尿酸代谢的途径存在着差异。

第一节　尿酸的合成

在人类，尿酸是嘌呤核苷酸代谢的终产物，所以尿酸的合成代谢主要是嘌呤的合成和分解代谢。

一、嘌呤核苷酸的来源

生成尿酸的嘌呤核苷酸主要有两种来源，其中人体自身的嘌呤核苷酸分解是尿酸的最主要来源，约 80% 的尿酸来自体内嘌呤核苷酸的分解代谢，另外 20% 的嘌呤核苷酸来源于食物摄入。

食物中的嘌呤多以核蛋白形式存在，食物摄入人体后首先由胃酸将核蛋白分解为核酸和蛋白质，进入小肠后在各种水解酶的作用下分解成核苷酸和各种水解产物，小部分核苷酸被肠道细胞吸收，通过补救合成途径重新合成嘌呤核苷酸后再为人体所利用外，其余的绝大部分核苷酸都在肠黏膜细胞中进一步分解为戊糖和碱基排出体外。因此，食物来源的嘌呤较少被人体利用。

二、嘌呤的合成代谢

（一）从头合成途径

人体利用磷酸核糖、氨基酸、一碳单位等为原料，合成嘌呤核苷酸的过程是人体嘌呤核苷酸主要的合成途径。5- 磷酸核糖在磷酸核糖焦磷酸合成酶（phosphoribosyl pyrophosphate synthetase，PRS/PRPS）作用下，生成磷酸核糖焦磷酸（phosphoribosyl pyrophosphate，PRPP），PRPP 在一系列酶的作用下先后与谷氨酰胺、甘氨酸、N5，N10- 甲炔 FH₄ 等反应，最终生成次黄嘌呤核苷酸（hypoxanthine nucleotide，IMP），IMP 在酶的作用下进一步生成腺嘌呤核苷酸（adenosine monophosphate，AMP）和鸟嘌呤核苷酸（guanosine monophosphate，GMP）。

（二）补救合成途径

人体利用嘌呤碱或嘌呤核苷重新合成核苷酸的过程。腺嘌呤碱可在腺嘌呤磷酸核糖转移酶的作用下，与 PRPP 反应生成 AMP，腺嘌呤核苷也可在腺苷激酶的作用下磷酸化生成 AMP。鸟嘌呤和次黄嘌呤则缺乏相应的核苷激酶，其核苷无法直接磷酸化生成核苷酸，只能在次黄嘌呤鸟嘌呤磷酸核糖转移酶（hypoxanthine-guanine phosphoribosyl transferase，HPRT/HGPRT）作用下与 PRPP 反应生成 GMP 及 IMP。

三、嘌呤的分解代谢和尿酸的生成

鸟嘌呤和腺嘌呤在人体内的分解代谢稍有不同。鸟嘌呤核苷酸在细胞内经核苷酸酶的作用下，水解磷酸形成鸟嘌呤核苷，鸟嘌呤核苷在核苷磷酸化酶的作用下进一步分解为鸟嘌呤和 1- 磷酸戊糖。鸟嘌呤在鸟嘌呤脱氨酶作用下分解为黄嘌呤（xanthine，X）。因为人体内缺乏腺嘌呤脱氨酶，腺嘌呤无法直接脱氨成次黄嘌呤，因此腺嘌呤的脱氨发生在核苷或核苷酸水平。腺嘌呤核苷酸可经腺嘌呤核苷酸脱氨酶作用形成次黄嘌呤核苷酸，次黄嘌呤核苷酸依次在核苷酸酶、核苷磷酸化酶的作用下形成次黄嘌呤。腺嘌呤核苷酸也可先经核苷酸酶水解成腺嘌呤核苷，再经脱氨酶作用形成次黄嘌呤核苷，然后经核苷磷酸化酶作用形成次黄嘌呤（图 2-1）。

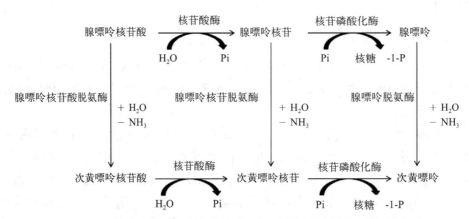

图 2-1　腺嘌呤核苷酸分解代谢（引自：王镜岩等，生物化学 . 3 版）

腺嘌呤分解代谢形成的黄嘌呤和次黄嘌呤经黄嘌呤氧化酶作用形成黄嘌呤，黄嘌呤再经黄嘌呤氧化酶作用最终形成尿酸。黄嘌呤氧化酶是人体内尿酸形成的关键酶，目前认为该代谢过程中产生的活性氧是高尿酸血症合并其他疾病的一个重要原因。黄嘌呤氧化酶在肝脏和肠道的表达水平最高，人体内皮细胞中同样检测到了较高水平的黄嘌呤氧化酶活性，而在其他人体组织器官如血清、脑、心脏和骨骼肌组织中检测到的活性极低。黄嘌呤氧化酶抑制剂如别嘌醇及其他化合物通过竞争性结合该酶的钼中心而抑制尿酸的产生。除人和猿的其他哺乳动物，尿酸均可在尿酸酶催化下进一步氧化分解成水溶性更高的尿囊素，最终分解为二氧化碳和氨；而人类缺乏尿酸酶，故尿酸是人体嘌呤分解代谢的最终产物。

正常生理状态下，嘌呤合成代谢和分解代谢处于相对的动态平衡，因此人体内尿酸水平也相对恒定。当进食大量的高嘌呤食物、恶性肿瘤等疾病引起体内核酸大量分解，引起尿酸生成增多，如超出肾脏排泄能力，则血中尿酸水平升高。

第二节　尿酸的排泄

正常成人体内尿酸池平均为 1200mg，每天生成 750mg，排泄 500 ～ 1000mg。其中 2/3（约 500mg）通过肾脏经尿液以尿酸钠的形式排泄，其余 1/3 由肠道排出。大多数高尿酸血症是由于排泄减少引起，由尿酸生成途径异常引起的高尿酸血症不到 10%。

一、尿酸的肾脏排泄途径

尿酸在肾脏排泄，主要经历肾小球滤过及近端小管重吸收、分泌、再重吸收这 4 个步骤。尿酸在经过肾小球时，几乎 100% 被肾小球滤过；随后滤过的尿酸中约有 98% 通过近曲小管近端被重吸收；在近曲小管中部，肾小管细胞又主动分泌尿酸至肾小管，这些分泌出来的尿酸在近曲小管终末部分又被重吸收进入小管周围血液，其余的随尿液排出体外。经过这 4 个步骤，最后经尿排出的尿酸仅为尿酸肾小球滤过量的 6% ～ 12%。

尿酸在肾脏的排泄过程主要被肾小管上皮细胞顶膜和基底外侧膜上表达的一系列尿酸转运蛋白共同协调完成，这些转运蛋白分为：①尿酸重吸收蛋白，包括尿酸盐阴离子转运体 1（urate anion transporter1，URAT1）、葡萄糖转运蛋白 9（glucose transporter 9，GLUT9）和尿酸转运体（uric acid transporter，UAT）；②尿酸分泌蛋白，包括有机阴离子转运体家族蛋白（organic anion transporter，OAT）及三磷酸腺苷结合转运蛋白 G 超家族成员 2（ATP-binding cassette superfamily G member 2，ABCG2）。各种转运蛋白的分布情况见图 2-2。

（一）尿酸盐阴离子转运体 1

由 *SLC22A12* 基因编码的尿酸 - 阴离子交换转运蛋白由 Enomoto 等于 2002 年首次发现。URAT1 主要表达于肾脏近曲小管上皮细胞的管腔侧膜，其主要功能通过与乳酸、吡嗪甲酸和烟酸类等多种阴离子交换来完成对尿酸的重吸收，将尿酸从小管内腔转运至上皮细胞内，其转运不受膜电压和细胞内外 pH 的影响。在人体，URAT1 失功能性突变可导致尿酸排泄率增高、血浆尿酸水平降低。URAT1 同时也是多种药物的作

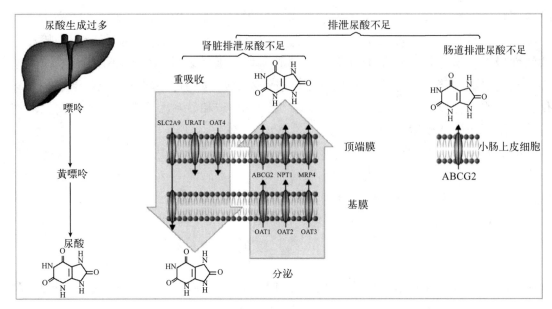

图 2-2   尿酸转运蛋白

用位点，促尿酸排泄剂苯溴马隆及氯沙坦可通过抑制 URAT1 减少尿酸的重吸收，而呋塞米、吡嗪酰胺及内酰胺类抗生素则可以增强 URAT1 的重吸收尿酸功能。

（二）葡萄糖转运蛋白9

葡萄糖转运蛋白 9 属于葡萄糖转运蛋白家族，是由 *SLC2A9* 编码的电位依赖型转运蛋白，主要表达于肾脏近曲小管，GLUT9 有两种剪接变异体 GLUT9L（长型）及 GLUT9S（短型），其中 GLUT9S 位于管腔侧膜。其主要功能是将重吸收入肾小管上皮细胞的尿酸盐离子从肾小管上皮细胞转运进入组织间隙，与 URAT1 协同完成对肾小管滤过的尿酸盐的重吸收。GLUT9L 是唯一位于基膜侧的重吸收的相关蛋白，是尿酸重吸收的最后步骤。

（三）尿酸盐转运体

尿酸盐转运体表达于近端小管曲段和升段上皮细胞，主要参与尿酸在近曲小管的分泌，近曲小管内的尿酸盐约有 50% 在 UAT 的介导下分泌入管腔。

（四）有机阴离子转运体家族蛋白

与尿酸转运相关的主要有 OAT1、OAT3、OAT4 和 OAT10。近端小管细胞的基底外侧膜上大量表达 OAT1 和 OAT3，协助将尿酸从血液转运至肾小管，尿酸的跨膜浓度梯度决定其转运速率。OAT4 位于近端小管刷状缘侧和基底外侧，是该家族中少数介导尿酸重吸收的蛋白，现已证实 OAT4 就是氢氯噻嗪类利尿剂导致高尿酸血症的作用位点。OAT10 之前被认为类似于 OAT3，OAT10 能够调节交换乳酸盐等达到尿酸盐的吸收作用，与多种药物有相互作用，如利尿药氢氯噻嗪和呋塞米等。

（五）三磷酸腺苷结合转运蛋白 G 超家族成员 2

三磷酸腺苷结合转运蛋白 G 超家族成员 2 由 *ABCG2* 基因编码，这一转运体对尿酸盐在肠道和肾脏排泄都有影响。ABCG2 主要表达于肾脏近曲小管及小肠，位于上皮细胞的管腔侧膜，是重要的肾脏和肾外尿酸的排泄转运体，其主要功能是泵出尿酸盐。研究表明，在部分肾脏切除的大鼠体内，ABCG2 表达上调，而肾功能的变化没有改变血尿酸的水平，说明在肾功能不全的情况下，尿酸水平可通过 ABCG2 肠道排泄上调来维持。需要注意的是，当肾脏 ABCG2 功能下降时可导致高尿酸血症，当肠道 ABCG2 功能下降时，肾脏尿酸负荷过重也可导致高尿酸血症。目前认为高尿酸血症及痛风最常见的机制是 ABCG2 转运功能障碍所导致。

二、尿酸的肠道排泄途径

肠道也是人体尿酸排泄的场所，特别是严重肾功能不全的患者，可能是替代肾脏的主要的尿酸排泄部位。尿酸在肠上皮细胞中通过尿酸转运蛋白从血液转运到肠腔，然后排出体外。目前发现的参与尿酸肠道排泄的尿酸转运蛋白有 ABCG2 转运体和 GLUT9。ABCG2 转运体对尿酸盐在肠道和肾脏排泄的影响如上所述，但迄今为止，对肠道尿酸转运具体机制及转运蛋白的研究仍较少，也没有促进尿酸在肠道排泄的药物应用于临床。

三、尿酸的分解代谢途径

人体的尿酸一小部分是通过分解代谢而被破坏，包括白细胞内的过氧化酶将尿酸降解为尿囊素和二氧化碳，以及分泌入肠道的尿酸被细菌分解等，但对其机制尚不清楚。

目前研究认为，尿酸生成主要受嘌呤代谢影响，肾脏是尿酸排泄的重要场所。虽然已明确尿酸在肾外通路代谢是客观存在的，但是研究尚少，机制尚不清楚，也无相关药物应用于临床，这为今后高尿酸血症治疗提供了新的研究思路。

参 考 文 献

刘劲, 2006. 家蚕尿酸氧化酶基因的克隆及其原核表达研究 . 重庆：西南大学 .

许崇任, 程红, 2000. 动物生物学 . 北京：高等教育出版社 .

于洪莲, 赵燕, 2014. 高尿酸血症和痛风发病机制中单核苷酸多态性的研究进展 . 中华风湿病学杂志, 18(2):125-128.

Chen P, Li J, Ma J, et al, 2013. A small disturbance, but a serious disease: The possible mechanism of D52H -mutant of human PRS1 that causes gout. IUBMB Life, 65 (6):518-525.

Duan P, You GF, 2010. Short-term regulation of organic anion transporters. Pharmacology & Therapeutics, 125(1):55-61.

Enomoto A, Kimura H, Chairoungdua A, et al, 2002. Molecular identification of a renal urate anion exchanger that regulates blood urate levels. Nature, 417(6887):447-452.

Hamada T, Ichida K, Hosoyamada M, et al, 2008. Uricosuric action of losartan via the inhibition of urate transporter 1 (URAT 1) in hypertensive patients. American J Hypertens, 21(10):1157-1162.

Iizasa T, 2008. Increased activity of PRPP synthetase. Nihon Rinsho, 66 (4) :694-698.

Jinnah HA, De Gregorio L, Harris JC, et al, 2000. The spectrum of inherited mutations causing HPRT deficiency: 75 new cases and a review of 196 previously reported cases. Mut Res, 463(3):309-326.

Kawahara Y, Zinshteyn B, Sethupathy P, et al, 2007. Redirection of silencing targets by adenosine-to-inosine editing of miRNAs. Science, 315 (5815):1137-1140.

Li S, Sanna S, Maschio A, et al, 2007. The GLUT9 gene is associated with serum uric acid levels in sardinia and chianti cohorts. PLoS Genet, 3(11):e194.

Natalia P, Dmitriy V, Victoria S, et al, 2012. Wild-type and feedback-resistant phosphoribosyl pyrophosphate synthetizes from Bacillus amyloliquefaciens: purification, characterization, and application to increase purine nucleoside production. Appl Microbiol Biotechnol, 93(5):2023-2033.

Richette P, Bardin T, 2009. Gout. Lancet, 375(9711):318-328.

Roche A, Pérez-Dueñas B, Camacho JA, et al, 2009. Efficacy of rasburicase in hyperuricemia secondary to lesch-nyhan syndrome. Am J Kid Dis, 53 (4):667-680.

So A, Thorens B,2010. Uric acid transport and disease. J Clin Invest, 120(6):1791-1799.

Sulem P, Gudbjartsson DF, Walters GB, et al, 2011. Identification of low-frequency variants associated with gout and serum uric acid levels. Nat Genet, 43:1127-1130.

Torres RJ, Puig JG, 2007. Hypoxanthine-guanine phosphoribosyl transferase (HPRT) deficiency: Lesch-Nyhan syndrome. Orphanet J Rare Dis, 2:48.

Vasiliou V, Sandoval M, Backos DS, et al, 2013. ALDH16A1 is a novel non -catalytic enzyme that may be involved in the etiology of gout via protein -protein interactions with HPRT1. Chem Biol Interact, 202 (1-3):22-31.

Vaziri N D, Freel R W, Hatch M, 1995. Effect of chronic experimental renal insufficiency on urate metabolism. J Am Soc Nephrol, 6(4):1313-1317.

Vigetti D, Pollegioni L, Monetti C, et al, 2002. Property comparison of recombinant amphibian and mammalian allantoicases. FEBS Lett, 512(1/2/3):323-328.

Yamada Y, Nomura N, Yamada K, et al, 2008. Molecular analysis of hypoxanthine guanine phosphoribosyl transferase (HPRT) deficiencies: novel mutations and the spectrum of Japanese mutations. Nucleosides Nucleotides Nucleic Acids, 27(4):570-574.

Yamada Y, Yamada K, Nomura N, et al, 2010. Molecular analysis of two enzyme genes, HPRT1 and PRPS1, causing X-linked inborn errors of purine metabolism. Nucleosides Nucleotides Nucleic Acids, 29 (8):291-294.

第 3 章

尿酸的生理和病理作用

痛风源于尿酸升高，因此长期以来尿酸被视为一种人体代谢的废物，极少会注意到尿酸还具有对人体必不可少的有益功能。本章将阐述尿酸对机体重要的生理功能，以及高尿酸血症对机体的病理作用。

第一节　尿酸的生理作用

现代研究发现，血尿酸水平与心血管事件存在 J 形曲线关联，即尿酸过低或尿酸过高均有较高的心血管事件风险。人类也逐渐认识到尿酸不完全是代谢废物，合适浓度的尿酸具有重要的甚至是必不可少的生理功能。

一、抗氧化功能

随着灵长类功能的进化，人类和猿类完全丧失了尿酸酶，尿酸随之明显升高。与进化过程中尿酸酶缺乏导致尿酸浓度增高相关联的是，在进化过程中高等灵长类动物失去了合成维生素 C 的能力，由此人们推测尿酸在进化过程中很可能起到了部分替代维生素 C 的作用。之后的许多体内外试验证明，尿酸的抗氧化功效至少与维生素 C、维生素 E、谷胱甘肽、甲硫氨酸等抗氧化剂类似。一项由健康志愿者参与的给予1000mg 尿酸的受试者与给予 1000mg 维生素 C 的对照组进行比较，令人意外地发现尿酸在增加血清自由基清除能力方面的功效强于维生素 C。此外，尿酸与维生素 C 在抗氧化方面还具备协同作用：一方面，维生素 C 可将尿酸盐自由基还原为尿素，而尿酸盐自由基则是由尿酸与多种活性氧反应生成；另一方面，尿酸又能抑制由铁离子催化的维生素 C 氧化，对维生素 C 起稳定作用。早在 20 世纪早期 Ames 等就曾提出尿酸的抗氧化作用是长期生物进化中的一种自然选择。

（一）尿酸抗氧化功能的机制

文献报道尿酸在清除超氧阴离子、单态氧和羟自由基方面有其独特的能效，从而防止细胞外超氧化物歧化酶的降解，抑制活性氧引发的一系列氧化应激损伤。

1. 尿酸可协同清除部分氧自由基　Spitsin 等研究发现尿酸可与非活性状态的氧化剂形成尿酸盐自由基，这种尿酸盐自由基可被血浆中的其他抗氧化剂清除，由此认为在血浆中尿酸与其他抗氧化剂协同发挥清除氧自由基、保护机体重要脏器细胞功能的正常作用。

2. 尿酸可降低过氧亚硝基阴离子（peroxynitrite anion，$ONOO^-$）的氧化损伤　尿酸可与 $ONOO^-$ 反应生成稳定的一氧化氮供体，显著降低 $ONOO^-$ 介导的组织损伤，并能发挥非内皮依赖的血管舒张反应。但 Kuzkaya 等报道尿酸清除细胞间隙中 $ONOO^-$ 是在部分抗氧化剂的协同作用的基础上才能发挥作用。另外，对于细胞间隙中的过氧化基团，尿酸没有清除能力。

3 尿酸具有抗脂质过氧化的作用　Snatos 等研究发现一定浓度的尿酸可以拮抗脂质过氧化反应。

在人类血浆中，尿酸水平明显比维生素 C 要高，所以尿酸作为人类主要的抗氧化剂之一而存在。但是尿酸的抗氧化作用具有局限性，不能清除细胞内的氧自由基，只能清除细胞外的氧自由基。

（二）尿酸抗氧化功能的作用

1. 保护大脑和神经系统　由于人类中枢神经系统的新陈代谢率极高，且含有较高的脂质，所以尿酸抗氧化功能对大脑和神经系统产生重要的保护作用。相对脱氧核苷而言，尿酸更易被单线态氧（一种处于激发态的分子氧）、羟自由基等氧化，所以尿酸可以降低这些强氧化剂对脱氧核苷等重要物质的损害作用。尿酸一方面能清除脑组织在缺血缺氧时所产生的过氧化物和氧自由基，另一方面又能减少细胞外超氧化物歧化酶降解，脑梗死后产生的大量兴奋性氨基酸（主要是谷氨酸和天冬氨酸）所产生的神经毒性作用也可以被尿酸所中和。

尿酸还具有维持神经系统细胞膜稳定性的作用，主要通过清除过氧化亚硝酸离子而减少其介导的自由基引发的氧化损伤及对血脑屏障的破坏，减轻神经毒性。Scott 等的动物实验研究发现，尿酸能保护变态反应性脑脊髓炎大鼠的血-脑脊液屏障的完整性，能减轻脱髓鞘病变，延缓大鼠出现临床症状，甚至可能使大鼠避免发病；同时尿酸对变态反应性脑脊髓炎还有治疗作用，能够改善变态反应性脑脊髓炎大鼠的病情，且疗效与尿酸浓度呈正相关，而且大鼠病情在停用尿酸治疗后恶化，最终病情进展至与未使用尿酸治疗组类似。

此外，尿酸还可以保护脑梗死患者的血管内皮功能。尿酸能维持内皮一氧化氮合酶的活性，减少氧化应激产生的损伤，从而起到保护缺血半暗带的细胞，在卒中患者体内起神经保护作用。Romanos 等开展动物实验表明，对急性脑梗死大鼠同时给予尿酸干预和人类重组组织型纤溶酶原激活物（recombinant tissue plasminogen activator，rt-PA）溶栓治疗，相比对照组有更好的溶栓效果及预后。

国内外较多研究还证明，帕金森病的发病风险可以通过增加血尿酸水平来降低。

2. 保护红细胞　尿酸是一种水溶性抗氧化剂。在人的血浆中，尿酸含量比维生素 C 高，是主要的单线态氧和羟自由基的清除剂。羟自由基与尿酸反应产生的氧自由基，可迅速与被氧化损伤或者氧化损伤较轻的自由基产生有机过氧化物，从而实现对红细胞的保护作用。尿酸还可降低红细胞脂质过氧化，对红细胞膜的过氧化有保护作用，避免由于过氧化损伤导致的红细胞溶解，从而减少红细胞的氧化性溶血。Niki 等曾研究脂质自由基 2，2'- 盐酸脒基丙烷（AAPH）诱导的红细胞溶血，证实了由于尿酸的加入而起到保护红细胞的作用，而且尿酸浓度与保护作用呈正相关。

二、维持血压功能

有研究认为，灵长类动物在进化过程中尿酸代谢相关基因发生突变，使它们在无法获取足够钠盐的环境下由于有较高的尿酸水平，从而避免了低血压的发生。大鼠实验研究提示，尿酸通过刺激肾素依赖性机制增加血压。高尿酸水平使得低盐饮食大鼠的血液中会产生较高盐敏感性，通过激活促分裂原激活蛋白激酶和血小板生长因子来促进平滑肌细胞增殖，从而导致肾小球血管病变致使血管压力增加，以维持血压。因此，在临床上高尿酸血症与高血压并存非常常见。

三、增强机体的免疫功能

在机体受到微生物入侵时，受损的细胞被尿酸作用后释放一种内源性危险信号，从而促进免疫应答。高的尿酸水平还可以通过诱发免疫应答来抵抗各种传染病，如疟疾、霍乱、麻疹等。

四、在某些物种中的其他积极作用

稻褐飞虱将摄取的过量的天冬酰胺和谷氨酰胺转化成尿酸并蓄积在体内，然后借助共生的酵母样微生物所产生的尿酸酶等将尿酸分解并合成必需氨基酸供自己利用。家蚕将部分尿酸蓄积在蚕体体壁中，起到防御紫外线等光氧化损伤的作用。吸血昆虫长红猎蝽在消化、吸收其他动物血液中的血红蛋白时，大量的尿酸合成可发挥消除含氯高铁血红素产生的活性氧的作用。

第二节　尿酸的病理作用

尿酸的代谢受遗传和环境因素共同作用，任何原因引起尿酸生成和排泄过程异常均可导致血尿酸水平失衡，出现高尿酸血症或血尿酸水平降低，进而可能发生相关疾病。临床上往往以高尿酸血症多见，尿酸升高与痛风的关系被人类所知，但高尿酸还可通过氧化应激、炎性反应和脂质代谢紊乱等机制损害血管内皮功能，引起心脑血管等多种器官和系统疾病的发生、发展等却了解较少。

高尿酸血症病理作用

（一）尿酸的促氧化作用

物种进化使人体内尿酸具有抗氧化功能，当体内尿酸水平超出一定范围时则可发生促氧化作用，成为致病因素。

有研究表明，血尿酸水平高于 380μmol/L 时，机体氧化能力明显增强。尿酸和氧化剂作用可生成能激活下游化学链反应并引起细胞损伤的自由基，同时尿酸本身及其下游的自由基均可以作为炎性介质，激活还原型烟酰胺腺嘌呤二核苷酸磷酸（nicotinamide-adenine dinucleotide phosphate，NADPH）激酶依赖的氧化途径产生活性氧自由基，从而发生氧化应激。目前研究表明，体内氧化应激的发生和活性氧自由基（reactive oxidative species，ROS）产生相关，而尿酸代谢过程的主要副产物就是 ROS，且尿酸代谢正是机体 ROS 生成的关键来源。ROS 产生增多是引起血管内皮功能障碍的主要因素，其主要机制是 ROS 诱导的氧化应激可引起一氧化氮（nitrogen monoxide，NO）生物利用度或信号的减少，影响血管张力，导致血管内皮功能障碍。多年来，在细胞培养、动物研究和临床中的观察性研究中已证实，尿酸的升高降低了 NO 的生物活性。动物体外细胞研究表明，尿酸能够干扰一氧化氮的合成，Zharikov 等发现尿酸通过抑制牛主动脉内皮细胞 L- 精氨酸内皮型一氧化氮合酶（endothelial nitric oxide synthase，eNOS）系统从而激活 L- 精氨酸 - 精氨酸酶途径降低了一氧化氮合成，加快了血管内皮细胞的损伤，证明了一氧化氮生物活性的下降是血管内皮细胞功能障碍的表现。同时尿酸是嘌呤代谢的产物，当黄嘌呤氧化还原酶活性增强时生成的尿酸和氧化剂相应增加，O_2^- 与一氧化氮反应生成 $ONOO^-$ 降低一氧化氮的水平，反过来使 eNOS 解偶联，进而使一种抗动脉粥样硬化的一氧化氮生成酶变成一种 ROS 生成酶，加速动脉粥样硬化，从而损伤血管内皮的舒张功能。人体细胞体外实验中，Kang 等将不同水平的尿酸与人脐静脉内皮细胞作用 24h 后发现尿酸通过激活丝裂原活化蛋白激酶（mitogen-activated protein kinases，MAPK）信号分子、细胞外调节蛋白激酶（extracellular regulated protein kinases 44，ERKp44）和 p38 蛋白激酶（p38 mitogen-activated protein kinase，p38 MAPK）增加了 CRP mRNA 和蛋白的表达，并抑制了内皮细胞的增殖，降低了 NO 的生物利用度，损伤了血管内皮功能。同时尿酸对内皮祖细胞（endothelial progenitor cell，EPC）的黏附和增殖能力也有影响。EPC 的数量与尿酸呈负相关，高浓度尿酸患者体内 EPC 数量降低，而血液中 EPC 的减少与 NO 浓度的降低呈正相关，该现象的具体机制及是否与尿酸引起的氧化应激相关，目前尚不明确。

相关基础研究发现，高尿酸引起的氧化应激的增加不仅发生在内皮细胞内，还发生在平滑肌细胞及外膜内。尿酸可通过尿酸转运酶进入平滑肌细胞（smooth muscle cell，SMC），促进 SMC 内环氧化酶（cyclooxygenase-2，COX-2）、血小板源性生长因子（platelet-derived growth factor A chain，PDGF-A）、单核细胞趋化蛋白 -1（monocyte chemoattractant protein-1，MCP-1）等的表达上调，促进平滑肌细胞增殖。Corry 等实验证明，尿酸诱导平滑肌细胞增殖是通过激活肾素 - 血管紧张素系统（renin-angiotensin system，RAS）实现的，血管紧张素转换酶抑制剂（angiotensin-converting enzyme inhibitor，ACEI）、血管紧张素受体拮抗剂（angiotensin receptor blocker，ARB）等药物可抑制 RAS 的激活。同时他们还推测上述过程可能涉及 MAPK 信号通路，其中产生的血管紧张素又是血管 NADPH 氧化酶的强激活剂，它可以促进活性氧的产生，从而促进氧化应激的发生。

尿酸促氧化和脂质蛋白代谢紊乱也有密切关系。氧化低密度脂蛋白（oxidized low

density lipoprotein，Ox-LDL）是一种强活性的致内皮细胞损伤和促动脉粥样硬化的物质，在动脉粥样硬化发生、发展过程中具有较为重要的病理和生理作用。尿酸能阻止由 Cu^{2+} 介导的天然低密度脂蛋白（low density lipoprotein，LDL）的氧化，起到抗氧化作用。但是当脂质过氧化产物在血浆中的浓度超过一定范围时，尿酸则能促进轻度氧化修饰的 LDL 转化为 Ox-LDL，从而加速内皮细胞损伤和动脉粥样硬化的发生。

（二）尿酸的促炎性作用

痛风急性发作机制目前已较为清晰，主要机制为尿酸盐结晶（monosodium urate crystal，MUS）在关节腔内沉积后通过 Toll 样受体（Toll like receptor，TLR）途径和人源 NLR 家族 Pyrin 域蛋白 3[nucleotide oligomerization domain（NOD）-like receptor family，pyrin domain containing 3，NLRP$_3$] 炎性体激活单核 / 巨噬细胞诱导急性炎症反应。近年来，大量研究表明尿酸的促炎作用不仅局限于关节，还可促进对内皮细胞血管壁的炎症反应。当血清尿酸水平过高时，MUS 也可沉积于血管壁，促进白细胞与内皮细胞的黏附，激活体内炎性细胞因子，引发血管内膜的炎性损伤。体外细胞研究表明，尿酸可能通过诱导线粒体钙稳态失衡、促进 ROS 产生，介导内皮细胞炎性反应，许多炎症因子和黏附因子的高表达是内皮功能障碍的标志，另外尿酸可以加强内毒素刺激的肿瘤坏死因子 -α（tumor necrosis factor-α，TNF-α）生成，TNF-α 通过其炎症作用损害内皮细胞，使内皮细胞功能下降。同时尿酸自身可作为炎性因子激活血管内皮的炎性反应。Zoccali 等临床研究表明，原发性高血压患者的动脉硬化指数、C 反应蛋白（C-reactive protein，CRP）与血尿酸水平呈正相关，乙酰胆碱刺激的血管扩张反应与血尿酸水平呈负相关，说明尿酸可能通过激活炎性反应促进血管相关疾病的发生、发展。

随着对尿酸研究的深入，尿酸与心脑血管、呼吸、消化等多种器官和系统疾病之间的关系被逐渐认识，尿酸的病理生理作用也得到深化。本节仅阐述尿酸的促氧化和促炎作用，尿酸与各器官系统疾病的病理生理作用详见各章节。

参 考 文 献

蔡春生，朱红灿，2010. 尿酸对帕金森病保护作用的研究进展. 医学综述，16 (9):1369-1371.

方允中，郑荣梁，2002. 自由基生物学的理论与应用. 北京：科学出版社.

贾少丹，王颜刚，李慧凤，等，2008. 不同尿酸浓度与氧化应激和内皮损伤指标研究. 中华内科杂志，47(8): 638-641.

姜冬梅，张芙荣，朱军慧，等，2008. 尿酸对外周血内皮祖细胞数量与功能的影响. 中国病理生理杂志，24(10):2060-2062.

齐卡，冯哲，洪权，等，2010. 尿酸通过诱导线粒体钙稳态失衡介导内皮细胞炎症反应. 山东医药，50(20):15-18.

赵霞，姬秋和，汤朝武，2007. 不同浓度尿酸对体外培养人脐静脉血管内皮细胞增殖过程的影响. 中国组织工程研究与临床康复，11(6):1189-1191.

Amaro S, Urra X, Gómez-Choco M, et al, 2011. Uric acid levels are relevant in patients with stroke treated with thrombolysis. Stroke, 42(Suppl 1):S28-S32.

Ames BN, Cathcart R, Schwiers E, et al, 1981. Uric acid provides an antioxidant defense in humans against oxidant- and radical-caused aging and cancer: a hypothesis. Proc Natl Acad Sci USA, 78(11): 6858-6862.

Chen H, Zhang SM, Schwarzschild MA, et al, 2005. Physical activity and the risk of Parkinson disease. Neurology, 64(4):664-669.

Corry DB, Eslami P, Yamamoto K, et al, 2008. Uric acid stimulates vascular smooth muscle cell proliferation and oxidative stress via the vascular renin-angiotensin system. J Hypertens, 26(2):269-275.

Gersch C, Palii SP, Kim KM, et al, 2008. Inactivation of nitric oxide by uric acid. Nucleosides Nucleotides Nucleic Acids, 27(8): 967-978.

Gosling AL, Matisoo-Smith E, Merriman TR, 2014. Hyperuricaemia in the Pacific: why the elevated serum urate levels. Rheumatol Int, 34(6):743-757.

Graça-Souza AV, Silva-Neto MA, Oliveira PL, 1999. Urate synthesis in the blood-sucking insect rhodnius prolixus. Stimulation by hemin is mediated by protein kinase C. J Biol Chem, 274(14):9673-9673.

Hayden MR, Tyagi SC, 2004. Uric acid: A new look at an old risk marker for cardiovascular disease, metabolic syndrome, and type 2 diabetes mellitus: the urate redox shuttle. Nutr Metab(Lond), 1(1):10 .

Hink HU, Santanam N, Dikalov S, et al, 2002. Peroxidase properties of extracellular superoxide dismutase: role of uric acid in modulating in vivo activity. Arterioscler Thromb Vasc Biol, 22(9): 1402-1408.

Hooper DC, Scott GS, Zhorek A, et al, 2000. Uric acid, a peroxynitrite scavenger, inhibits CNS inflammation, blood-CNS barrier permeability changes, and tissue damage in a mouse model of multiple sclerosis. FASEB J, 14(5):691-698.

Houston M, Chumley P, Radi R, et al, 1998. Xanthine oxidase reaction with nitric oxide and peroxynitrite. Arch Biochem Biophys, 355(1): 1-8.

Johnson RJ, Sautin YY, Oliver WJ, et al, 2009. Lessons from comparative physiology: could uric acid represent a physiologic alarm signal gone awry in Western society. J Comp Physiol B, 179(1):67-76.

Kanellis J, Watanabe S, Li JH, et al, 2003. Uric acid stimulates monocyte chemoattractant protein-1 production in vascular smooth muscle cells via mitogen-activated protein kinase and cyclooxygenase-2. Hypertension, 41(6): 1287-1293.

Kang DH, Park SK, Lee IK, et al, 2005. Uric acid-induced C-reactive protein expression. J Am Soc Nephrol, 16(12): 3553-3562.

Kurra V, Eräranta A, Jolma P, et al, 2009. Hyperuricemia, oxidative stress, and carotid artery tone in experimental renal insufficiency. Am J Hypertens, 22(9): 964-970.

Kutzing MK, Firestein BL, 2008. Altered uric acid levels and disease states. J Pharmacol Exp Ther, 324(1):1-7.

Kuzkaya N, Weissmann N, Harrison DG, et al, 2005. Interactions of peroxynitrite with uric acid in the presence of ascorbate and thiols: implications for uncoupling endothelial nitric oxide synthase. Biochem Pharmacol, 70(3):343-354.

Leyva F, Chua TP, Anker SD, et al, 1998. Uric acid in chronic heart failure: a measure of the anaerobic threshold. Metabolism, 47(9):1156-1159.

Mastsuo T, Ishikawa Y,1999. Protective role of uric acid against photooxidative stress in the silkworm, Bombyx mori. Appl Entomol Zool, 34 (4):481-484.

Mollnau H, Wendt M, Szöcs K, et al, 2002. Effects of angiotensin II infusion on the expression and function of NAD(P)H oxidase and components of nitric oxide/cGMP signaling. Circ Res, 90(4): E58-65.

Niki E, Komuro E, Takahashi M, et al, 1988. Oxidative hemolysis of erythrocytes and its inhibition by free radical scavengers. J Biol Chem, 263(36): 19809-19814.

Patterson RA, Horsley ETM, Leake DS, 2003. Prooxidant and antioxidant properties of human serum ultrafiltrates toward LDL: important role of uric acid. J Lipid Res, 44(3):512-521.

Rao GN, Corson MA, Berk BC, 1991. Uric acid stimulates vascular smooth muscle cell proliferation by increasing platelet-derived growth factor A-chain expression. J Biol Chem, 266(13):8604-8608.

Reinisch A, Strunk D, 2009. Isolation and animal serum free expansion of human umbilical cord derived mesenchymal stromal cells (MSCs) and endothelial colony forming progenitor cells (ECFCs). J Vis Exp, (32):e1525.

Romanos E, Planas AM, Amaro S, et al, 2007. Uric acid reduces brain damage and improves the benefits of rt-PA in a rat model of thromboembolic stroke. J Cereb Blood Flow Metab, 27(1):14-20.

Sachse A, Wolf G,2007. Angiotensin II-induced reactive oxygen species and the kidney. J Am Soc Nephrol, 18(9): 2439-2446.

Sasaki T, Kawamura M, Ishikawa H, 1996. Nitrogen recycling in the brown planthopper, Nilaparvata lugens: Involvement of yeast-like endosymbionts in uric acid metabolism. J Insect Physiol, 42 (2):125-129.

Schulz E, Gori T, Münzel T, 2011. Oxidative stress and endothelial dysfunction in hypertension. Hypertens Res, 34(6): 665-673.

Scott GS, Spitsin SV, Kean RB, et al, 2002. Therapeutic intervention in experimental allergic encephalomyelitis by administration of uric acid precursors. Proc Natl Acad Sci USA, 99(25):16303-16308.

Sevanian A, Davies KJ, Hochstein P, 1991. Serum Urate as an antioxidant for ascorbic acid. Am J Clin Nutr, 54(6 Suppl):1129s-1134s .

Shah A, Keenan RT, 2010. Gout, hyperuricemia, and the risk of cardiovascular disease: cause and effect. Curr Rheumatol Rep, 12(2):118-124.

Shi Y, Evans JE, Rock KL, 2003. Molecular identification of a danger signal that alerts the immune system to dying cells. Nature, 425(6957):516-521.

Simic MG, Jovanovic SV,1989. Antioxidation mechanisms of uric-acid. J Am Chem Soc, 111(15):5778-5782.

Skinner KA, White CR, Patel R, et al,1998. Nitrosation of uric acid by peroxynitrite. Formation of a vasoactive nitric oxide donor. J Biol Chem, 273(38):24491-24497.

Snatos CX, Anjos EI, Augesto O, 1999. Uric acid oxidation by peroxynitrite: multiple reactions, free radical formation, and amplification of lipid oxidation. Arch Biochem Biophys, 372(2):285-294.

Spitsin SV, Scott GS, Mikheeva T, et al, 2002. Comparison of uric acid and ascorbic acid in protection against EAE. Free Radic Biol Med, 33(10):1363-1371.

Waring WS, Webb DJ, Maxwell SR, 2001. Systemic uric acid administration increases serum antioxidant capacity in healthy volunteers. J Cardiovasc Pharmacol, 38(3):365-371.

Watanabe S, Kang DH, Feng L, et al, 2002. Uric acid, hominoid evolution, and the pathogenesis of salt-sensitivity. Hypertension, 40(3):355-360.

Weisskopf MG, O'Reilly E, Chen H, et al, 2007. Plasma urate and risk of Parkinson's disease. Am J Epidemiol, 166(5):561-567.

Yu ZF, Bruce-Keller AJ, Goodman Y, et al, 1998. Uric acid protects neurons against excitotoxic and metabolic insults in cell culture, and against focal ischemic brain injury in vivo. Neurosci Res, 53(5):613-625.

Zoccali C, Maio R, Mallamaci F, et al, 2006. Uric acid and endothelial dysfunction in essential hypertension. J Am Soc Nephrol, 17(5): 1466-1471.

第 4 章

高尿酸血症形成的原因和机制

人体内尿酸按照来源分为内源性尿酸和外源性尿酸，内源性尿酸来源于体内小分子化合物的合成或核酸分解；外源性尿酸来源于人体摄入食物的分解。如前所述，在正常状态下，健康成年男性和女性的体内尿酸池分别为 800 ～ 1500mg 和 500 ～ 1000mg，每日尿酸池的 60% ～ 70% 经肾脏和肠道排泄。尿酸在人体内的生成和排泄是个复杂的过程，任何一个环节出现问题都可以影响血尿酸浓度。血尿酸浓度也存在晨高夜低的昼夜节律变化，还受性别、年龄、种族、饮食等多方面因素影响。成年男性较女性血尿酸浓度平均高约 56μmol/L，妇女绝经后血尿酸水平会大幅度上升，这是因为雌激素可以促进尿酸排泄，绝经后由于雌激素的下降导致血尿酸浓度升高，所以在临床可见许多男性接近成年后可发生高尿酸血症，而女性通常发生于绝经期后。

高尿酸血症的定义可分为生物化学定义及流行病学定义。高尿酸血症的生物化学定义指不论性别、年龄，血尿酸值超过 420μmol/L。生理条件下，血液中 98% 以上尿酸的存在形式是钠盐，游离的单钠尿酸盐的溶解度约为 380μmol/L，4% ～ 5% 的游离单钠尿酸盐与血浆蛋白可逆性结合，血清游离单钠尿酸盐的最大饱和度约为 420μmol/L。高尿酸血症的流行病学定义指血中尿酸浓度超过正常参考值的上限即为高尿酸血症，男性血尿酸参考值上限为 420μmol/L，女性为 360μmol/L。

第一节 原发性高尿酸血症的形成原因和机制

原发性高尿酸血症的形成可由尿酸排泄减少和生成增加两大类原因引起，其中排泄减少是原发性高尿酸血症的主要病因，约占 90%；尿酸生成增加仅占原发性高尿酸血症病因的 10%。

一、尿酸排泄减少

肾脏是尿酸代谢的重要场所，经过肾小球的滤过，肾小管的重吸收、分泌和分泌后重吸收，最后只有 6% ～ 12% 的尿酸排出体外。肾小管对尿酸的重吸收增加和（或）分泌减少是尿酸排泄减少的主要原因。大量研究表明，尿酸排泄减少与基因遗传相关，但有关的易感基因和发病机制仍不明确。

（一）尿酸转运蛋白调控基因突变引起尿酸排泄异常

尿酸排泄涉及尿酸转运蛋白的基因遗传多态性，是一个复杂的多基因表型，与多种遗传多态性位点有关。全基因组关联分析（genome-wide association study，GWAS）作为研究多基因疾病与复杂表型的重要方法，通过 GWAS 已不断发现与尿酸水平相关的易感基因，这些基因通过调控尿酸转运蛋白的功能来影响尿酸的排泄，最终影响血尿酸的水平。其中研究较多的是 *SLC2A9*、*SLC22A12* 和 *ABCG2* 为代表的尿酸转运蛋白的基因遗传多态性。

1. *SLC2A9* 基因　*SLC2A9* 基因编码对尿酸进行重吸收的相关蛋白 GLUT9 家族，主要影响尿酸重吸收的最后步骤。对 *SLC2A9* 基因的研究发现，*SLC2A9* 的单核苷酸多态性（single nucleotide polymorphisms，SNP）位点与肾脏尿酸低排泄率相关，如错义突变的 SNP 位点 rs16890979 与美国白种人和黑种人的尿酸水平及痛风密切相关；*GLUT9* 基因的 rs13137343 多态性和我国汉族男性原发性高尿酸血症有关。

2. *SLC22A12* 基因　*SLC22A12* 基因编码 URAT1。在人体，URAT1 失功能性突变可导致肾脏尿酸排泄率增高，血尿酸水平降低。URAT1 基因突变或 SNP 与肾尿酸排泄减少和高尿酸血症显著相关，是目前研究原发性高尿酸血症的热点易感基因之一。有研究发现 URAT1 基因启动子区 454A/T、−434T/C、−382C/T、−87C/T、+118G/A 多态性与第 3 内含子 11G>A 多态性和中国汉族人群高尿酸血症密切相关。

3. *ABCG2* 基因　*ABCG2* 基因编码尿酸分泌转运蛋白 ABCG2，ABCG2 分布于肾脏和肠道，其中 rs2231142（C > A）和 rs72552713（C > T）是两个最常见的 SNP 位点，均被证实与高尿酸血症有关，rs2231142 和 rs72552713 分别错义突变 Q141K 与 Q126x，导致蛋白功能降低 54% 和 100%，进而使肾小管排泄尿酸量减少。在人类，*ABCG2* 突变被认为是痛风和高尿酸血症的重要原因，有研究表明，至少 10% 的欧洲痛风患者都是由这种变异引起。需要注意的是，当肾脏 ABCG2 功能下降时可导致高尿酸血症；当肠道 ABCG2 功能下降时，肾脏尿酸负荷过重也可导致高尿酸血症。

（二）单基因遗传病对尿酸排泄的影响

多种单基因遗传病也可以表现为尿酸排泄异常，其中最常见的是常染色体显性遗传的家族性青年型高尿酸血症性肾病（familial juvenile hyperuricemic nephropathy，FJHN）。FJHN 的临床表现为尿酸排泄水平显著降低（平均为 4.4%±1.4%），青年发病的高尿酸血症和痛风，进展性间质小管病和肾功能不全，患者多在 40 ～ 70 岁就进展至终末期肾病。目前已知的致病基因为尿调蛋白（recombinant uromodulin，UMOD）、肾素、肝细胞核因子 1β（hepatocyte nuclear factor 1β，HNF1β），分别导致对应的 FJHN1 型（占 FJHN 的 40%）、FJHN2 型（占 FJHN 的 2.5%）及非典型 FJHN（占 FJHN 的 2.5%），其余 55% 的 FJHN 暂未能明确致病基因，称为 FJHN3 型。其他引起高尿酸血症的单基因遗传病还包括 Alström 综合征、远端小管渗透压梯度异常等疾病。

二、尿酸生成增多

过多摄入高嘌呤食物，或者嘌呤代谢紊乱均可以引起血尿酸增高，其中内源性嘌呤代谢紊乱是尿酸合成增多的主因。临床上常以限制嘌呤饮食5天后，尿酸排出量超过600mg/d，定义为尿酸生成增多。

嘌呤代谢过程中酶的缺陷是原发性高尿酸血症重要的原因。本章已详细介绍了嘌呤合成尿酸的从头合成和补救合成两种途径，均受到多种酶的影响，包括PRS、磷酸核糖焦磷酸酰基转移酶（phosphoribosyl pyrophosphate amidotransferase，PRPPAT）、HGPRT、黄嘌呤氧化酶（xanthine oxidase，XO）等。目前已知前3种酶缺陷为X伴性连锁遗传，其中PRS及HGPRT是最关键的两种酶，分别影响从头合成途径和补救合成途径，是影响嘌呤代谢的关键酶。

1. 嘌呤核苷酸从头合成途径过程中，如果存在酶的缺陷，则有可能影响嘌呤核苷酸的合成，从而影响尿酸的生成。目前比较公认的是PRS基因的突变，可引起PRS活性过高，加速嘌呤核苷酸的合成，从而引起尿酸生成增加，导致血尿酸升高。PRS由PRS基因编码，由分子量为34kD的催化亚单位（PRS1、PRS2）和2个结合亚单位（PAP，包括PRS结合蛋白PAP39、PAP41）组成的四聚体。PRPS1催化患者有活性PRPS1的转录调节功能障碍，正常结构的PRPS1转录增加。PRPS1超活性综合征是一种X连锁隐性遗传病，PRPP与嘌呤核苷酸合成过多，进而产生过多的次黄嘌呤核苷酸，最终导致血尿酸增多。患者表现为尿酸生成增多性高尿酸血症、痛风、肾结石，主要发病者为男性儿童和青少年，部分患者可有感音神经性耳聋。该类患者占所有痛风患者的1%～2%。

2. 在嘌呤核苷酸的补救合成途径过程中，如果HGPRT基因缺陷，IMP和GMP合成减少，可导致嘌呤碱利用减少、剩余量增加，从而引起高尿酸血症。次黄嘌呤鸟嘌呤磷酸核糖转移酶缺乏症患者表现出具有神经系统症状的高尿酸血症，这是一种罕见的X连锁隐性遗传病，致病基因为X染色体上的HGPRT1基因，一般只有男性儿童和成年人受影响，不同的HGPRT1突变导致不同程度酶活性残余及疾病谱特征，可分为3类，最严重的表现为经典的Lesch-Nyhan综合征（Lesch-Nyhan syndrome），这类患者高尿酸血症相关的肾脏及关节症状往往在早年发病，但是症状与HGPRT1的缺乏程度无明显关系。相反，神经系统症状包括肌张力障碍、轻到中度的智力发育迟滞及自残行为，这些症状的严重程度取决于酶的缺乏程度，这类患者的血尿酸浓度及尿中的排泄都明显增加，轻者临床仅表现为高尿酸血症，称为Kelley-Seegmiller综合征（Kelley-Seegmiller syndrome）；介于两者之间时，临床表现为高尿酸血症和神经系统异常，但无自残行为；严重者表现为精神异常，如智力低下，攻击性和破坏性行为，常咬伤自己的嘴唇、手和足趾，并对肢体自残，也称为自毁容貌征。

另外，有研究发现，N5，N10-亚甲基四氢叶酸还原酶（5，10-methylenetetrahydrofolate reductase，MTHFR）的活性改变可以使血尿酸水平升高。近年来，通过代谢综合征相关基因多态性研究发现，*MTHFR*基因C677T突变与高尿酸血症相关。Zuo等对271例日本老年男性患者的*MTHFR*基因与血尿酸的相关性进行研究发现，血尿酸水平高者r基因型检出率显著升高（$P=0.038$），提示*MTHFR*基因C677T可使血尿酸升高，是高尿酸血症的独立危险因素。

人类对尿酸的认识从现象走向本质，从流行病学走向分子基因学，实现了跨越式的进展。但是影响尿酸生成和排泄的基因学研究还有待深入，针对基因的治疗也值得人类进一步去探索。

第二节　继发性高尿酸血症的形成原因和机制

由于不良嗜好和某些疾病，或者药物导致血尿酸生成增多或者排泄减少，称为继发性高尿酸血症。常见有以下情况：

一、大量摄入高嘌呤食物

外源性摄入的嘌呤不能被机体利用，但短时间或长期大量摄入的高嘌呤食物或果糖经体内氧化代谢后可生成大量尿酸，当超出了肾脏的排泄能力时就可引起体内血尿酸水平升高，最终导致高尿酸血症。

二、饮酒

众所周知，饮酒是诱发痛风发作的重要原因，尤其是啤酒，含有较多的嘌呤，较其他酒类更易增加血尿酸水平，并诱发痛风发作。酒精诱发痛风发作机制早在 1965 年被报道，主要是酒精大量摄取后血乳酸浓度增高，可抑制尿酸在肾脏排泄，导致血中尿酸浓度增加。

三、肥胖

肥胖患者饮食摄入增加，消耗减少，导致过多的脂肪在腹部、内脏器官及皮下蓄积，增加新陈代谢中核酸总量，通过嘌呤代谢致使尿酸合成增加。此外，内脏脂肪过多积累可产生大量的游离脂肪酸（free fat acid，FFA），而过多的 FFA 将会使机体出现高胰岛素血症和胰岛素抵抗，最后使尿酸的生成增加和肾小管对尿酸的重吸收也增加，进一步升高尿酸水平。

四、运动

过度运动可引起血尿酸水平升高，主要有尿酸合成增加和肾脏排泄减少双重作用。血尿酸值的升高与运动强度有关，超过 60% 的高峰摄氧量运动可导致一过性血尿酸水平升高，而运动强度在 30% ～ 40% 的高峰摄氧量时则没有明显影响。主要由于运动强度超过无氧阈值（anaerobic threshold，AT）时，糖原分解增加，ATP 大量消耗，骨骼肌所需的 ATP 生成不足，导致肌源性高尿酸血症。同时，无氧运动产生大量乳酸，抑制尿酸在肾脏排泄。

五、药物

尿酸在肾脏经过肾小球的滤过、肾小管的重吸收、分泌和分泌后重吸收 4 个过程，影响上述过程的药物均可影响尿酸排泄。噻嗪类利尿剂、呋塞米、乙胺丁醇、吡嗪酰胺、小剂量阿司匹林、烟酸等药物可竞争性抑制肾小管排泄尿酸而引起高尿酸血症。

六、细胞分解代谢加快和内源性嘌呤增多疾病

许多疾病如淋巴或骨髓增殖性疾病，红细胞增多症，溶血性疾病，银屑病，Paget病，Ⅲ型、Ⅴ型、Ⅶ型糖原贮积病，横纹肌溶解，以及肿瘤放化疗时可因细胞核大量破坏、体内核酸大量分解而引起内源性嘌呤增加。此外，甲状腺功能亢进、癫痫状态也可引起ATP大量消耗，引起腺嘌呤碱增多，从而导致继发性血尿酸水平升高。

七、肾脏疾病

体内产生的尿酸大部分通过肾脏排出体外，肾功能不全时，尿酸从肾脏的排出量减少，将导致尿酸在体内淤积，引起高尿酸血症。常见肾脏疾病如急性肾炎、慢性肾炎、高血压肾病、糖尿病肾病、肾动脉硬化及其他肾脏疾病的晚期如肾结核、肾盂肾炎、肾盂积水等。另外，肾移植患者长期服用免疫抑制剂也常发生高尿酸血症，可能与免疫抑制剂抑制肾小管排泄尿酸有关。

八、代谢综合征

代谢综合征患者体内的高胰岛素水平也可阻碍肾近曲小管尿酸分泌，导致高尿酸血症。

九、其他

氯仿中毒、四氯化碳中毒、铅中毒、酸碱代谢失衡、乳酸酸中毒、糖尿病酮症或饥饿性酮症及妊娠反应等均可导致体内尿酸的合成增加或肾脏排泄减少，引起血尿酸水平升高。

尿酸代谢受遗传因素和环境因素共同作用，虽然内源性尿酸代谢紊乱或排泄障碍是导致高尿酸血症的主要原因，但是外源性尿酸代谢异常却是触发痛风等疾病急性发作的重要因素，因此重视继发性高尿酸血症病因筛查，及时去除和治疗继发性病因也是临床防治高尿酸血症的重要一环。

参 考 文 献

高尿酸血症相关疾病诊疗多学科共识专家组, 2017. 中国高尿酸血症相关疾病诊疗多学科专家共识. 中华内科杂志, 56(3): 235-248.

韩琳, 贾兆通, 李长贵, 2010. 人尿酸盐转运子1基因多态性与中国汉族人群高尿酸血症相关性研究. 中华内科杂志, 49(11): 925-929.

韩琳, 于清, 胡东明, 等, 2012. 中国汉族人尿酸盐转运蛋白1基因启动子区多态性与原发性高尿酸血症的关联研究. 中华内分泌代谢杂志, 28(1): 36-39.

李长贵, 胡东明, 吴秀英, 等, 2012. 葡萄糖转运蛋白9基因rs13137343多态性与中国汉族男性原发性高尿酸血症的相关性研究. 中华内分泌代谢杂志, 28(3): 213-214.

裴芳 , 裴华 , 夏中华 , 等 , 2019. 高尿酸血症和痛风的表观遗传学研究进展 . 生理科学进展 , 50(3) :175-180.

孙琳 , 王桂侠 , 郭蔚莹 , 2017. 高尿酸血症研究进展 . 中国老年学杂志 ,　37(4) :1034-1038 .

张冰清 , 曾学军 , 陈丽萌 , 2016. 遗传性肾脏尿酸排泄异常疾病 . 中华肾脏病杂志 , 32(5): 385-389.

张冰清 , 张昀 , 曾学军 , 2015. 痛风和高尿酸血症的遗传学背景 . 中华风湿病学杂志 , 19(1): 61-63.

中国医师协会肾脏内科医师分会 , 2017. 中国肾脏疾病高尿酸血症诊治的实践指南 (2017 版). 中华医学杂志 , 97(25): 1927-1936.

Dalbeth N, Merriman TR, Stamp LK, 2016. Gout. Lancet, 388(10055): 2039-2052.

Dehghan A, Köttgen A, Yang Q, et al, 2008. Association of three genetic loci with uric acid concentration and risk of gout: a genome-wide association study. Lancet, 372(9654): 1953-1961.

Enomoto A, Kimura H, Chairoungdua A, et al, 2002. Molecular identification of a renal urate anion exchanger that regulates blood urate levels. Nature, 417(6887): 447-452.

Grayson PC, Kim SY, LaValley M, et al, 2011. Hyperuricemia and incident hypertension: A systematic review and meta-analysis. Arthritis Care Res, 63(1) :102-110.

Hak AE, Choi HK, 2008. Menopause, postmenopausal hormone use and serum uric acid levels in US women: the Third National Health and Nutrition Examination Survey. Arthritis Res Ther, 10(5): R116.

Ichida K, Matsuo H, Takada T, et al, 2012. Decreased extra-renal urate excretion is a common cause of hyperuricemia. Nat Commun, 3:764.

Kuwabara M, Niwa K, Hisatome I, et al,2017. Asymptomatic hyperuricemia without comorbidities predicts cardiometabolic diseases: five-year japanese cohort study. Hypertension, 69(6):1036-1044.

Major TJ, Dalbeth N, Stahl EA, et al, 2018. An update on the genetics of hyperuricaemia and gout. Nat Rev Rheumatol, 14(6):341-353 .

Matsuo H, Nakayama A, Sakiyama M, et al, 2014. ABCG2 dysfunction causes hyperuricemia due to both renal urate underexcretion and renal urate overload. Sci Rep, 4:3755.

Richette P, Bardin T, 2010. Gout. Lancet,375(9711):318-328.

Sampat R, Fu R, Larovere LE, et al, 2011. Mechanisms for phenotypic variation in Lesch-Nyhan disease and its variants. Hum Genet, 129(1): 71-78.

So A, Thorens B, 2010. Uric acid transport and disease. J Clin Invest, 120(6): 1791-1799.

Terkeltaub R, Bushinsky DA, Becker MA, 2006. Recent developments in our understanding of the renal basis of hyperuricemia and the development of novel antihyperuricemic therapeutics. Arthritis Res Ther,8 (Suppl 1):S4.

Vitart V, Rudan I, Hayward C, et al, 2008. SLC2A9 is a newly identified urate transporter influencing serum urate concentration, urate excretion and gout. Nat Genet, 40(4): 437-442.

Woodward OM, 2015. ABCG2: the molecular mechanisms of urate secretion and gout. Am J Physiol Renal Physiol, Sep 15, 309(6): F485- F488.

第 5 章

低尿酸血症

高尿酸血症与痛风的关系已受到广泛关注，低尿酸血症长期以来被认为是一种没有临床意义的生化异常，因为其多在体检中发现，常不伴随症状。如前所述，尿酸有抗氧化作用，同时也具有促氧化和促炎作用，近年来随着研究的不断深入，人们发现高尿酸血症与多种心脑血管疾病和肿瘤等相关，但也逐渐发现血尿酸不是越低越好，低尿酸血症也日渐受到关注，目前国内外指南一致认为在降低尿酸治疗时血尿酸水平不能低于 180mmol/L。

第一节　低尿酸血症概述

低尿酸血症首次报道于 1950 年，其诊断界值临床上无统一标准，多数研究认定为血清中尿酸水平 ≤ 120mmol/L，也有部分研究采用 ≤ 150mmol/L。目前国内外指南认定为 ≤ 180mmol/L。临床上常忽略血尿酸水平的降低，其实低尿酸血症也是一种病理状态，流行病学研究发现低尿酸血症也可引起肾功能异常、机体发生恶性肿瘤的风险增加、老年性痴呆的发生率升高，同时尿酸水平降低也可反映出原发性或继发性肾小管疾病或严重肝脏疾病等。关于低尿酸血症的研究主要集中于日本和韩国，韩国一项对某三甲医院内 30 757 例患者进行血清尿酸水平分析发现，住院和门诊患者中低尿酸血症的患病率分别为 4.14%（299/7223）和 0.53%（125/23 534）。Kawasoe 等纳入日本某医疗中心健康检查的 246 923 位受试者，发现低尿酸血症的发生率为 0.46%（n=1135）。我国低尿酸血症的患病率其实并不低，尹逸丛等纳入 2015 年 12 月至 2016 年 4 月北京协和医院共 123 107 例患者，发现低尿酸血症的患病率为 0.8%（928 例），其中门诊、住院患者及健康体检者患病率依次为 0.6%（499/83176）、2.5%（390/15849）、0.2%（39/24082）。血清尿酸水平存在性别差异，研究中发现女性低尿酸血症患病比例高于男性，可能与雌激素促进尿酸排泄、雄激素刺激尿酸重吸收有关。

第二节　引起低尿酸血症的原因

尿酸排泄增加和（或）尿酸生成减少均可导致低尿酸血症，病因包括遗传性疾病及获得性因素，详见表 5-1。

表 5-1　导致低尿酸血症的疾病及因素

排泄增加导致的低尿酸血症

1. 肾性低尿酸血症（RHUC）

　（1）*URAT1/SLC22A12* 突变

　（2）*GLUT9/SLC2A9* 突变

　（3）未知突变类型

2. Fanconi 综合征

3. Wilson 病

4. 抗利尿激素分泌不当综合征（SIDAH）

5. 恶性肿瘤

6. 药源性疾病（如使用利尿剂等药物）

生成减少导致的低尿酸血症

1. 黄嘌呤尿症

　（1）黄嘌呤氧化还原酶（XOR）突变

　（2）钼辅因子硫化酶（MOCOS）突变

2. 钼辅因子缺乏症（MOCD）

3. 嘌呤核苷磷酸化酶（PNP）缺乏症

4. 磷酸核糖焦磷酸（PRPP）合成酶缺乏症

5. 严重肝病

6. 药物（如黄嘌呤氧化酶抑制剂别嘌醇等）

7. 营养不良

8. 特发性低尿酸血症伴尿酸分泌不足

一、遗传性疾病

（一）肾性低尿酸血症

肾性低尿酸血症（renal hypouricemia，RHUC）是一类罕见的综合征，属于常染色体隐性遗传的家族遗传病，遗传学已确定 *URAT1/SLC22A12* 和 *GLUT9/SLC2A9* 尿酸盐转运蛋白基因缺陷，肾小管重吸收功能丧失导致低尿酸血症。可分为 RHUC 1 型和 RHUC 2 型。

RHUC 1 型是由功能丧失突变引起的。*SLC22A12* 基因定位于染色体 11q13，并编码尿酸转运蛋白 URAT1。URAT1 与近端肾小管尿酸的重吸收有关。URAT1、R90H 的非功能性变体（rs121907896）和 W258X（rs121907892）是日本人群中导致 RHUC 的常见突变。Sakiyama 等研究发现，R90H 和 W258X 的 URAT1 非功能性等位基因可显著降低血清尿酸盐。携带一个或两个 URAT1 非功能性等位基因的男性，其血清尿酸水平可分别降低 2.19mg/dl、5.42mg/dl，携带一个或两个 URAT1 非功能性等位基因的女性，其血清尿酸水平分别降低 1.08mg/dl、3.89mg/dl，提示 URAT1 非功能性等位基因变异造成血清尿酸改变存在性别差异。其他基因突变如 E298D 突变（rs121907894）和 T217M 突变（rs121907893）也有报道，但较少见。

　　RHUC 2 型是由编码 GLUT9 的 SLC2A9 基因的失活突变引起的，该基因定位于染色体 4p15.3—p16。GLUT9 位于近端肾小管基膜，不仅是葡萄糖的转运蛋白，还是尿酸盐的转运蛋白，其表达减少导致转运功能下降，阻断细胞内底外侧膜尿酸流出，阻碍近端肾小管细胞对尿酸重吸收，从而出现排泄增加，导致低尿酸血症。Matsuo 等通过数据库对 GLUT9 基因的所有编码区域进行突变分析，发现两种不同的杂合错义突变，即 GLUT9L 中的 R380W 和 R198C，对应于 GLUT9S 中的 R351W 和 R169C。由于部分 RHUC 患者未发现 URAT1/SLC22A12 或 GLUT9/SLC2A9 突变，因此还需要进一步鉴定包括尿酸转运基因在内的致病基因。

（二）遗传性 Fanconi 综合征

　　Fanconi 综合征是由于各种因素导致的近曲小管转运功能障碍，造成氨基酸、葡萄糖、磷酸盐、碳酸氢盐、尿酸和其他溶质的过量排泄，造成氨基酸尿、肾性糖尿、低磷血症、代谢性酸中毒、低尿酸血症、蛋白尿和低钙血症性骨病（骨质疏松、骨畸形）的一组综合征，目前其发病机制尚不清楚。在儿童，由遗传性代谢异常（如胱氨酸病）引起 Fanconi 综合征最常见，而成人由多发性骨髓瘤和淋巴瘤等疾病引起最常见。

（三）肝豆状核变性（Wilson 病）

　　Wilson 病是一种少见的常染色体隐性遗传病，致病基因 ATP7B 导致 ATP 酶的功能缺陷或丧失，造成胆道排铜障碍，大量铜蓄积于肾脏可能导致继发的肾小管损伤。目前缺少肝豆状核变性与低尿酸血症的相关研究。

（四）黄嘌呤尿

　　黄嘌呤尿最早于 1954 年被报道，是一种由黄嘌呤脱氢酶 / 黄嘌呤氧化还原酶（xanthine dehydrogenase，XDH/xanthine oxidoreductase，XOR）缺失引起的罕见常染色体隐性遗传病。XDH/XOR 在嘌呤降解的代谢途径中催化次黄嘌呤转化为黄嘌呤，再催化黄嘌呤转化为尿酸，XDH/XOR 缺失导致黄嘌呤无法转化为尿酸，引起尿酸排泄明显减少（3～30mg/d）和尿黄嘌呤排泄增加。

　　黄嘌呤尿分为 I 型和 II 型两种亚型。典型的 I 型黄嘌呤尿与 XDH/XOR 缺乏症相关。而 II 型黄嘌呤尿涉及 XDH/XOR 和乙醛氧化酶 1（aldehyde oxidase 1，AOX1）双重缺乏引起，这两种酶的活性取决于钼辅因子硫化酶（molybdenum cofactor sulfurase，MOCOS）的存在，钼辅因子硫化酶蛋白向 XDH/XOR 和 AOX1 的钼辅因子提供硫原子。Sedda D 等研究发现，MOCOS 基因缺陷小鼠在 4 周龄时死于梗阻性肾病的肾衰竭，并合并有黄嘌呤尿、黄嘌呤沉积、黄嘌呤沉积、T-H 蛋白（Tamm-Horsfall protein，THP）沉积、肾小管细胞坏死伴中性粒细胞；相反，MOCOS 蛋白表达减少的杂合子小鼠没有明显的病理改变。典型的黄嘌呤尿可以很容易地通过别嘌醇负荷试验来识别。由于别嘌醇通过 XDH/XOR 和醛氧化酶转化为氧嘌呤醇，I 型黄嘌呤尿患者在别嘌醇给药后可在尿和血清中检测到氧嘌呤醇，但在 II 型黄嘌呤尿患者中却检测不到。

（五）钼辅因子缺乏症

钼辅因子缺乏症（molybdenum cofactor deficiency，MOCD）最早于 1978 年被报道，包括 MOCD-A、MOCD-B 和 MOCD-C 三种超罕见的常染色体隐性疾病，它们可导致亚硫酸盐中毒疾病，同时导致钼辅因子依赖性黄嘌呤脱氢酶、醛氧化酶的缺乏，可引起低尿酸血症。一项回顾性研究分析了 58 例 MOCD 存活或死亡患者的资料发现，尿尿酸水平、血清尿酸水平均低于 95% 可信区间的正常下限，符合低尿酸血症的诊断。

（六）嘌呤核苷磷酸化酶缺乏症

嘌呤核苷磷酸化酶（purine nucleoside phosphorylase，PNP）缺乏症是一种罕见的常染色体隐性免疫缺陷疾病，典型临床表现是神经功能障碍。PNP 对于去除 DNA 分解的代谢物和诱导嘌呤再循环至关重要。Kütükçüler 等报道了 4 名受试者，均提示合并低尿酸血症（< 120μmol/L），指出在低尿酸水平、淋巴细胞减少和神经学表现相关的频繁严重感染患者中需强调 PNP 缺乏引起的联合免疫缺陷早期诊断的重要性。

（七）磷酸核糖焦磷酸合成酶缺乏症

PRPP 合成酶和腺苷转移酶是嘌呤合成限速酶，而脯氨酸多肽 PRPS 在 PRPP 合成过程中起主要作用。目前主要包括 DFN2 综合征、腓骨肌萎缩症及阿 - 斯综合征，其中阿斯综合征患者 PRPS 活性降低最严重，这类患者血尿酸水平较健康个体明显降低。

二、获得性因素

（一）抗利尿激素分泌不当综合征

抗利尿激素分泌不当综合征（syndrome of inappropriate secretion of antidiuretic hormone，SIADH）是由抗利尿激素分泌异常增多或其活性作用超常所致，是低钠血症的常见原因之一。恶性肿瘤（尤其是肺部及纵隔肿瘤）、神经系统疾病、肺部疾病、药物（吗啡、氯丙嗪、卡马西平等）等因素均可诱发。Taniguchi 等用特利加压素（又称三甘氨酰赖氨酸加压素）处理的大鼠模型中发现，刺激精氨酸加压素 1 受体（vasopressin receptor polyclonal antibody 1a，V1a）可诱导 GLUT9 水平下调，以及 ABCG2 和磷酸盐转运蛋白（Na^+ dependent phosphate transporter 1，NPT1）水平上调，所有这些变化都显著引起肾尿酸清除率增加，导致低尿酸血症，故而推测低尿酸血症与 V1a 受体刺激相关。

（二）药物

由 RHUC 或黄嘌呤尿引起的低尿酸血症是罕见的，但药物诱发的低尿酸血症相对常见，尤其是合并用药较多的住院患者，在我国及韩国研究中都可以观察到住院患者低尿酸血症发生率高于门诊患者。主要是因为药物影响 URAT1、GLUT9 这两种蛋白，从而诱导出低尿酸血症。URAT1 是许多排尿酸药物的目标，如丙磺舒、苯溴马隆和氯沙坦，但临床上较少出现低于正常水平的血尿酸。与低尿酸血症相关的药物主要分为 5 类：抗抑郁药、抗惊厥药、抗精神病药、细胞毒性药物和镇痛药。另外，近年药物所致 Fanconi 综合征的报道越来越多，应在临床工作中引起足够的重视。

（三）其他

严重的肝病患者，如胆管癌、病毒性肝炎和原发性胆汁性肝硬化，黄嘌呤氧化酶的合成会明显减少而导致低尿酸血症；营养不良患者尿酸合成原料不足导致尿酸水平偏低；细胞外液容量增加，如大量补液，导致近端小管对尿酸和钠重吸收减少，也会诱发低尿酸血症。

第三节　低尿酸血症的危害和治疗

单纯低尿酸血症多数没有明显的临床症状，但是尿酸作为机体最丰富的抗氧化剂，具有保护血管内皮作用。若长期偏低可能增加运动诱发的急性肾衰竭（exercise-induced acute renal injury，EIARI）及泌尿系统结石风险，也可能对心脑血管系统等造成损伤。

一、低尿酸血症的危害

（一）急性肾损伤

低尿酸血症引起急性肾损伤常见于幼儿及青年，多发生于剧烈运动，尤其是短跑后，可出现腰痛、腹痛、腹股沟区疼痛，伴随恶心、呕吐、疲乏，甚至出现神经症状，在肾衰竭急性期，血尿酸水平可在正常范围内，而肾功能改善后都出现明显的低尿酸血症。Ichida 等研究遗传性低尿酸血症患者中 EIARI 患病率约为 6.5%。其发病具有突然性，容易误诊、漏诊。

肾性低尿酸血症者运动后为何容易诱发肾损伤，目前尚无明确机制，主要考虑与尿酸抗氧化活性相关。因为尿酸是人体内最丰富的保护内皮细胞的抗氧化剂，运动时氧自由基显著增加，加剧机体氧化应激发生，此时正常尿酸水平能维持血管内皮扩张，而在遗传性低尿酸血症患者中，过低的尿酸水平无法清除增加的氧自由基，最终导致肾动脉剧烈收缩，进而引起缺血性肾损伤。有学者认为尿酸沉积也是引起 EIARI 的原因，因为运动后尿酸生成及分泌增加，同时伴有血容量下降易使肾小管中尿酸沉积，尿酸的溶解度下降而形成尿酸结晶，当尿酸结晶阻塞肾小管时出现肾功能损伤，但目前尚缺乏远端肾小管和集合管内尿酸结晶形成引起急性肾小管阻塞而致肾衰竭的证据。一项日本研究显示，所有 EIARI 患者后续肾功能均能恢复，但有 24% 的患者出现复发性急性肾损伤。虽然复发性急性肾损伤患者的肌酐清除率正常，但病理学显示肾小管基膜增厚和间质纤维化等慢性病理学改变，所以未来发展为慢性肾脏病也是有可能的。

（二）泌尿系统结石

尿液中尿酸盐的过度排泄经常导致尿酸晶体的形成，导致低尿酸血症患者的泌尿系统结石。Ichida 等研究表明，遗传性低尿酸血症患者的泌尿系统结石患病率约为 8.5%，但该研究样本量较小（71 例），还可能包含了无症状结石。Kuwabara 等开展的一项横断面研究却发现，低尿酸血症本身不会增加男性或女性的尿石症，这与已知的研究相悖。

（三）低尿酸血症与心血管疾病

一直以来我们都认为血清尿酸水平与心血管疾病风险呈线性关系，但 Cang 等研究发现，动脉粥样硬化风险高的患者血清尿酸水平与全因死亡率和心血管死亡率之间呈 U 形关系，长期低尿酸水平（男性 ≤ 180μmol/L 或女性 ≤ 165μmol/L）是全因死亡和心血管疾病死亡的独立危险因素。一项日本研究也发现血清尿酸水平与心血管死亡率之间存在 J 形或 U 形关系，这些都提示我们合适的血清尿酸水平可能在一定程度上对心血管疾病有益，但具体水平尚未可知。低尿酸血症引起心血管风险增加原因未知，可能与尿酸作为机体内分布最广泛的抗氧化剂相关，它与过氧化氢和羟基自由基相互作用，可以有效清除体内的自由基，从而保护血管内皮细胞。另外，低尿酸血症增加全因死亡的原因还可能与合并恶性肿瘤、糖尿病及药物等因素有关。Kuwabara 等研究发现，血清尿酸水平 < 120μmol/L 且不合并心脏疾病的女性更容易发生慢性肾脏疾病和高血压，但在其研究中低尿酸血症患者较少（女性 15 例），后续需要大样本研究进一步明确。

（四）低尿酸血症与神经系统疾病

一项研究证实加入尿酸培养的大鼠海马神经元免受谷氨酸和氰化钠损伤诱导的细胞死亡。Chamorroa 等研究显示，外源性给予尿酸对脑卒中溶栓治疗的患者具有潜在神经保护作用。这些研究都表明，一定浓度的血清尿酸水平可以在一定程度上对神经系统起保护作用。但多数临床研究显示缺血性脑卒中的发生率、复发率和死亡率随着血尿酸水平的升高而升高，所以目前低尿酸水平对脑卒中的影响仍不明确。

Euser 等研究显示调整部分心血管危险因素后，血清尿酸水平升高与痴呆风险降低相关。多个荟萃分析也显示，痴呆和阿尔茨海默病患者的血清尿酸水平比健康患者低，合适的尿酸水平可以降低阿尔茨海默病和帕金森病等神经退行性疾病风险。然而上述几个研究虽然包含低尿酸血症患者，但未将其独立分析，故而仅能说明较低的尿酸水平对阿尔茨海默病和帕金森病存在影响，并可能与死亡率相关，但低尿酸血症对这些疾病的影响依据仍不足。

（五）低尿酸血症与肿瘤

尿酸过高或过低都可能导致癌症的发生。多项研究发现低血尿酸人群癌症发生率和死亡率增加；同时多项小样本研究发现血尿酸升高也可提高抗癌药物治疗疗效。因此，尿酸对癌症来说也是一把双刃剑。

二、治疗

低尿酸血症通常不引起临床症状，多数情况下无须治疗。但对于低尿酸血症引起的复发 EIARI 患者，有建议同时使用别嘌醇和口服抗氧化补充剂来预防 EIARI 发作。在低尿酸血症患者中使用别嘌醇的目的是减少尿酸的产生和在肾小管中沉淀的风险。对于低尿酸血症引起的泌尿系统结石，用柠檬酸盐化合物碱化尿液是一种有效的治疗方法，同时建议饮用大量液体进行预防。

高尿酸血症作为多种心脑血管疾病的危险因素已受到人们关注，但低尿酸血症因没有明显症状容易被忽视，希望通过本文能在临床工作中识别出低尿酸血症的病因，减少因低尿酸血症引起肾衰竭和心脑血管等疾病可能造成的损害。未来希望有更多的基础研究与临床试验来探索尿酸对心脑血管疾病有益的血尿酸水平，从而指导临床工作。

参 考 文 献

刘德平，2016. 低尿酸血症. 中国心血管杂志，21(2):104-106.

杨怡，李彦欣，2020. PRPS1 基因及其突变与相关临床综合征的研究进展. 国际输血及血液学杂志，43(1):82-88.

尹逸丛，吴洁，禹松林，等，2018. 北京协和医院低尿酸血症患病率情况调查. 中华检验医学杂志，41(3):237-241.

Amaro S, Urra X, Gómez-Choco M, et al, 2011. Uric acid levels are relevant in patients with stroke treated with thrombolysis. Stroke, 42(1 Suppl):S28-S32.

Bhasin B, Stiburkova B, De Castro-Pretelt M, et al, 2014. Hereditary renal hypouricemia: a new role for allopurinol. Am J Med, 127(1):e3-e4.

Coca SG, Singanamala S, Parikh CR, 2012. Chronic kidney disease after acute kidney injury: a systematic review and meta-analysis. Kidney Int, 81(5):442-448.

de Brouwer APM, Williams KL, Duley JA, et al, 2007. Arts syndrome is caused by loss-of-function mutations in PRPS1. Am J Hum Genet, 81(3):507-518.

Euser SM, Hofman A, Westendorp RGJ, et al, 2009. Serum uric acid and cognitive function and dementia. Brain, 132(Pt 2):377-382.

Ichida K, Hosoyamada M, Kamatani N, et al, 2008. Age and origin of the G774A mutation in SLC22A12 causing renal hypouricemia in Japanese. Clin Genet, 74(3):243-251.

Ichida K, Yoshida M, Sakuma R, et al, 1998. Two siblings with classical xanthinuria type 1: significance of allopurinol loading test. Intern Med, 37(1):77-82.

Kang E, Hwang SS, Kim DK, et al, 2017. Sex-specific relationship of serum uric acid with all-cause mortality in adults with normal kidney function: an observational study. J Rheumatol,44(3):380-387.

Kawasoe S, Ide K, Usui T, et al, 2019. Distribution and characteristics of hypouricemia within the Japanese general population: a cross-sectional study. Medicina (Kaunas), 55(3): 61.

Khan AA, Quinn TJ, Hewitt J, et al, 2016. Serum uric acid level and association with cognitive impairment and dementia: systematic review and meta-analysis. Age (Dordr), 38(1): 16.

Kütükçüler N, Bölük E, Tökmeci N, et al, 2020. Recurrent infections, neurologic signs, low serum uric acid levels, and lymphopenia in childhood: Purine nucleoside phosphorylase deficiency, an emergency for infants. Turk Pediatri Ars, 55(3):320-327.

Kuwabara M, Hisatome I, Niwa K, et al, 2020. The optimal range of serum uric acid for cardiometabolic diseases: a 5-year japanese cohort study. J Clin Med, 9(4):942.

Matsuo H, Chiba T, Nagamori S, et al, 2008. Mutations in glucose transporter 9 gene SLC2A9 cause renal hypouricemia. Am J Hum Genet, 83(6):744-751.

Ohta T, Sakano T, Igarashi T, et al, 2004. Exercise-induced acute renal failure associated with renal hypouricaemia: results of a questionnaire-based survey in Japan. Nephrol Dial Transplant, 19(6):1447-1453.

Otani N, Ouchi M, Misawa K, et al, 2022. Hypouricemia and Urate Transporters. Biomedicines, 10(3): 652.

Sakiyama M, Matsuo H, Shimizu S, et al,2016. The effects of URAT1/SLC22A12 nonfunctional variants, R90H and W258X, on serum uric acid levels and gout/hyperuricemia progression. Sci Rep, 6: 20148.

Sedda D, Mackowiak C, Pailloux J, et al, 2021. Deletion of mocos induces xanthinuria with obstructive nephropathy and major metabolic disorders in mice. Kidney, 360, 2(11): 1793-1806.

Shepshelovich D, Schechter A, Calvarysky B, et al, 2017. Medication-induced SIADH: distribution and characterization according to medication class. Br J Clin Pharmacol, 83(8):1801-1807.

Son CN, Kim JM, Kim SH, et al, 2016. Prevalence and possible causes of hypouricemia at a tertiary care hospital. Korean J Intern Med, 31(5):971-976.

Tana C, Ticinesi A, Prati B, et al, 2018. Uric acid and cognitive function in older individuals. Nutrients, 10(8): 975.

Taniguchi K, Tamura Y, Kumagai T, et al, 2016. Stimulation of V1a receptor increases renal uric acid clearance via urate transporters: insight into pathogenesis of hypouricemia in SIADH. Clin Exp Nephrol, 20(6):845-852.

Waring WS, McKnight JA, Webb DJ, et al, 2006. Uric acid restores endothelial function in patients with type 1 diabetes and regular smokers. Diabetes, 55(11):3127-3132.

Yeun JY, Hasbargen JA, 1995. Renal hypouricemia: prevention of exercise-induced acute renal failure and a review of the literature. Am J Kidney Dis, 25(6):937-946.

Zhang W, Iso H, Murakami Y, et al, 2016. Serum uric acid and mortality form cardiovascular disease: epoch-japan study. J Atheroscler Thromb, 23(6):692-703.

第二篇

尿酸与相关疾病

2

尿酸代谢异常是全身性代谢性疾病，可累及多系统、多器官。高尿酸血症或低尿酸血症临床上可以没有任何表现，常和其他疾病相伴相生，或者触发和加重其他系统疾病，如神经系统、心血管系统、泌尿生殖系统等。本篇将从相关研究来阐述尿酸与全身各系统相关疾病之间的关系，并探讨机制和防治措施。

第 6 章

尿酸与神经系统疾病

在人体中，尿酸是一种天然的、独特的水溶性抗氧化物，它能提高细胞膜的脂质抗氧化，清理活性自由基，减少细胞的凋亡，抑制自由基导致的器官退变，维持机体的免疫防御能力，对人类大脑和神经系统具有重要的保护作用。同时尿酸又有氧化应激和促炎作用，能使脂质过氧化，可损伤血管并加速斑块形成，加快动脉粥样硬化，促进血栓形成。本章根据目前有限的研究来阐述尿酸与脑动脉粥样硬化（cerebral atherosclerosis，CAS）、脑卒中、认知功能和多发性硬化之间的关系。

第一节　尿酸与脑动脉粥样硬化

众多的流行病学研究结果显示血尿酸水平升高和心脑血管疾病相关联。研究发现血尿酸水平升高，动脉粥样硬化的发病率也上升。尿酸能促使动脉粥样硬化的发生、发展；另外动脉粥样硬化（atherosclerosis，AS）也会间接导致血尿酸水平升高，两者相互作用，恶性循环。

一、高尿酸血症与脑动脉粥样硬化的关系及相关研究

许多研究认为高尿酸血症是脑动脉粥样硬化的危险因素。Leary 等大型的前瞻性研究表明，血尿酸水平与 CAS 的严重程度密切相关，高尿酸血症可以作为预测 CAS 严重程度的重要因素。我国于峰等发现高尿酸脑梗死组的动脉粥样硬化斑块发生率显著高于正常尿酸脑梗死组，而且动脉粥样硬化程度随血尿酸水平的升高呈加重趋势。我国王婷等研究了血尿酸水平、糖尿病、超重、脂蛋白 a 升高与急性脑梗死患者颈动脉粥样硬化斑块的关系，发现年龄、高脂血症和高尿酸血症可评估 CAS 的严重程度。Kawamoto 等通过超声检查老年高尿酸血症患者颈动脉内 - 中膜的厚度，发现血尿酸与颈动脉内 - 中膜厚度呈正相关；我国阙永康等通过对中青年急性脑梗死患者的研究发现，与无脑动脉粥样硬化斑块组比较，有斑块组和不稳定斑块组的血尿酸均明显升高；Maliavskaia 等针对慢性无症状高尿酸血症儿童进行了一项前瞻性研究，发现合并高血尿酸儿童比正常血尿酸儿童 AS 发生率升高，认为儿童慢性无症状高尿酸血症是 AS 的危险标志物。

Neogi 等一项纳入 4866 例患者的研究发现，高尿酸血症与男性颈动脉斑块的发生率呈正相关，而与女性颈动脉斑块的发生率无关，提出性别会影响尿酸和颈动脉斑块之间的相关性；Kawamoto 等研究也同样得出高尿酸血症与男性颈动脉斑块之间的关系，而在女性群体却未发现尿酸与颈动脉斑块之间的相关性；我国何源等开展的研究也得出了相似的结论。但是我国李岩等研究认为女性的高尿酸血症可以预测 5 年内颈动脉分叉处新斑块的形成，而男性则不能预测。Takayama 等研究认为高尿酸血症作为 CAS 的独立危险因素，与性别无关。直到目前，高尿酸血症与 CAS 的关系基本确立，但是否与性别有关仍存在争议。

二、高尿酸血症促进脑动脉粥样硬化的可能机制

（一）尿酸的直接作用

尿酸直接作用于血管，导致动脉粥样硬化，综合相关研究有以下几种机制。基于体外培养人血管内皮细胞及单核细胞，吴振等研究了尿酸对人血管内皮细胞的损伤作用，结果表明高尿酸不仅可以直接损害血管内皮细胞，还可以通过单核细胞间接造成血管内皮细胞的破坏，促使其释放炎症因子，单核 / 巨噬细胞黏附，引起炎性反应，导致 AS 发生、发展。高血尿酸也能促进单核细胞合成 IL-1、IL-6 和 TNF-α 等炎症因子，增强巨噬细胞的吞噬作用，促进巨噬细胞对 AS 血管的浸润，发挥致炎作用；在尿酸代谢过程中，黄嘌呤氧化酶可以促进活性氧自由基的产生，活性氧会抑制内皮细胞增殖，引起内皮功能障碍，促进 LDL 氧化，在 AS 的形成中起到重要作用；血尿酸也会诱导中性粒细胞产生相关介质，激活血小板释放更多血管活性物质，如 5- 羟色胺等，损伤血管内皮细胞，加速脂质沉淀，诱导 LDL 的氧化，破坏内皮功能并诱导炎性反应，促进 AS 的发生，并引起血栓形成；还有研究显示，当血尿酸水平过高时，尿酸可以通过活化肾素 - 血管紧张素系统引起血管内皮细胞及平滑肌细胞的炎症，促进 AS 的发生、发展。

（二）尿酸盐结晶诱导的炎性反应

尿酸难溶于血，因此尿酸在血液中容易过饱和而析出，可与免疫球蛋白 G（immunoglobulin G，IgG）抗体、免疫球蛋白 M（immunoglobulin M，IgM）抗体、免疫球蛋白 A（immunoglobulin A，IgA）抗体等结合形成尿酸盐结晶（monosodium urate crystals，MSU）。MSU 在血管内皮细胞内的沉积可促进白细胞与内皮细胞的黏附，刺激体内的炎症因子，引发血管内膜的炎性损害。有研究证明，高于一定浓度的尿酸会引起 MSU 沉积在血管壁上，诱发局部的炎症，引起内皮细胞损伤和形态学改变，并刺激内皮细胞产生与 AS 密切相关的炎症介质，促进 AS 的发生；MSU 使内皮细胞引发炎症的最佳浓度是 1184μmol/L，尿酸盐浓度越高，内皮细胞产生的炎症介质越多，表明高水平的 MSU 具有较高的细胞毒性，并导致细胞凋亡；MSU 还可以作为内源性的危险信号，诱导自身免疫反应，引发非感染状态下的炎性反应。MSU 还可活化 NALP3 而诱导蛋白酶 1，增加 IL-18 和 IL-1 的分泌，造成全身的炎症反应；另外，MSU 还可以通过经典和替代的通路活化机体的补体系统，从而引起炎症，促发和促进

AS 的发生和发展。

（三）高脂血症促进高尿酸血症及 AS 的进程

血脂异常是 AS 和心血管事件的危险因素，高尿酸血症是近年来关注的 AS 的危险因素。然而，这两个因素是相互联系的，即脂代谢紊乱，特别是甘油三酯的增加可导致血尿酸的上调。我国孙丽英等调查了 1215 例男性的尿酸、血脂及痛风的相关性，发现血尿酸与血甘油三酯呈显著正相关。血脂异常引起高尿酸血症的可能机制是血脂的上调会导致脂质的堆积，LDL 减少 *HUAT* 基因的表达，抑制肾脏清除尿酸，同时，脂蛋白中的胆固醇、甘油三酯能抑制肾小管细胞的 HUAT 的核糖核酸表达，损伤肾脏功能，导致尿酸升高。此外，体内血脂和酸性代谢产物的增加可以竞争性地抑制尿酸分泌，抑制尿酸排泄；血脂异常的人常同时有血管病变，破坏肾脏血管，干扰尿酸的代谢，从而升高血尿酸水平；血脂异常的人也常合并嘌呤的高代谢，引起尿酸的生成增多，随着血尿酸水平的升高，MSU 会在胰岛细胞内析出，引发高胰岛素血症、胰岛素抵抗、载脂蛋白的代谢异常，抑制脂蛋白酶的活性和甘油三酯分解代谢，升高血脂水平，呈现恶性循环。总之，高脂血症不仅易引起动脉壁的脂质积聚和浸润，而且也可增加血尿酸水平，从而高尿酸会协调高血脂使动脉内膜进一步损伤，引起动脉壁厚度增加，加重氧化应激、炎性反应，进一步促进脂质浸润，两者共同作用，加速和加剧 AS 的进程。

三、高尿酸血症合并 CAS 治疗研究

从尿酸形成的两大机制来看，高尿酸血症治疗主要考虑两个因素：一是促进肾脏清除尿酸能力而不加重肾脏的负担；二是抑制尿酸的生成。尿酸产生的关键酶是黄嘌呤氧化酶，在人体中，别嘌醇是次黄嘌呤的异构体，可抑制黄嘌呤氧化酶，其活性代谢物也是一种黄嘌呤氧化酶抑制物。别嘌醇可抑制次黄嘌呤代谢产物尿酸的产生而降低尿酸，同时可抑制氧化反应，下调血管炎性介质，阻止补体和血小板活化，启动凝血过程，维持内皮功能，起到防治 AS 的作用。Meléndez-Ramírez 等应用别嘌醇治疗高尿酸血症合并 AS 的患者后，发现血尿酸显著下降，同时能扩张肱动脉的管腔。当然，长时间应用大量的别嘌醇可能会导致肾小管间质的损伤，因此应用别嘌醇的合适剂量和时间有待进一步验证。另外 Tanaka 等研究发现，血尿酸水平的降低并不能延缓无症状高尿酸血症患者颈动脉内膜的增厚，提示降低血尿酸浓度可能无法减缓颈动脉粥样硬化的进展，也无法对脑血管疾病起保护作用。

目前，大多数研究认为尿酸和 CAS 的多种危险因素都有很强的相关性，但是由于各研究的主要方法不同，研究的结果也有较大差异。多数学者认为高尿酸血症在 CAS 过程中起着直接和（或）间接的作用，高尿酸血症是 CAS 的独立危险因素。但是，也有研究认为高尿酸血症只是代谢异常的一种现象，与 CAS 无明显相关性，CAS 只是多种危险因素长期作用于血管壁并使其受损的病变。目前，对 CAS 的预测缺乏典型、大规模的临床研究和动物模型，常见的 CAS 危险因素不能完美解读 CAS 的发生机制和成因，血尿酸与 CAS 的相关性还没有一个明确的结论，争议较多，因此需要进行更多大规模的前瞻性研究。

第二节　尿酸与缺血性脑卒中

脑血管疾病发生率逐年升高，威胁人类健康。在美国，卒中是第三大死因，每 18 个死亡人群中就有 1 人死于卒中。脑血管病在我国也已经成为死亡的主要原因。许多流行病学调查显示，高尿酸血症作为脑血管病的一个新的危险因子，与缺血性脑卒中（ischemic stroke，IS）发生增多、不良后果和猝死相关。但另有一些研究表示，由于血尿酸是一种具有清除自由基和抗氧化功能的抗氧化剂，急性 IS 血尿酸升高可能起到了保护神经细胞的作用，改善脑卒中预后，降低脑卒中复发。

一、尿酸与缺血性卒中的关系及研究现状

（一）高尿酸血症是 IS 危险因素的相关研究

大量的国内外研究表明，高尿酸血症可增加 IS 的风险，血尿酸 > 416.5μmol/L 是 IS 的独立危险因素，高尿酸血症与缺血性脑血管病呈正相关，尿酸水平升高，脑梗死发生率越高，脑梗死范围越大。Bos 等鹿特丹研究纳入了 4385 例 55 岁以上无心肌梗死及脑血管病的健康志愿者，随访 8.4 年，探讨基线血尿酸与 IS 和心肌梗死的关系，结果发现分组中血尿酸最高的志愿者比血尿酸水平最低的志愿者出现 IS 的风险增加了 1.77 倍；Hozawa 等纳入 13 413 例没有心脑缺血事件的健康志愿者，随访 12.6 年，观察基线血尿酸及有无使用利尿剂对 IS 风险的影响，结果发现高尿酸血症是未应用利尿剂者发生 IS 的预测因素，但在应用利尿剂的人中则没有预测价值；我国台湾一项前瞻性研究纳入年龄在 35 岁以上的 90 393 例成年人，随访了 8.2 年，并在校正了性别、年龄、体重指数、高血压、血脂、饮酒、糖尿病和吸烟等混杂因素后，发现血尿酸是人群中发生 IS 的独立预测因子（$P=0.02$）；Holme 等在 AMORIS 研究中发现，血尿酸是心肌梗死、心力衰竭和 IS 的危险因素，认为血尿酸升高会增加出血性卒中、IS 的发生风险；Freedman 等和 Lehto 等研究发现，2 型糖尿病患者血尿酸 > 295μmol/L 可使脑梗死风险增加 2 倍；Kivity 等研究认为，血尿酸可以作为筛查健康人群的心脑血管危险标志物，以评估心脑血管事件发生的风险。然而，Kim 等对 16 项前瞻性研究（大于 23 万受试者）进行系统回顾和荟萃分析，结果发现对于卒中的发病率，高尿酸血症患者比正常尿酸患者明显升高（OR=1.41），校正高血压、血脂异常、糖尿病等已知危险因素后，高尿酸血症患者的 IS 发生率仍偏高，但无显著性差异，该研究进一步分析发现，只有当高尿酸血症合并肥胖、高血压和糖尿病等心血管高危因素时，尿酸对 IS 和心血管病发生风险的评估才具有价值。

（二）高尿酸血症与 IS 的预后和死亡相关的研究

多数临床研究表明，血尿酸与 IS 的预后相关，更多研究显示血尿酸与 IS 预后不良呈正相关。Weir 等临床研究发现，随着脑卒中住院患者的基线血尿酸升高，发病后 90 天的预后变差，且缺血性血管事件的复发率随着血尿酸的升高而上升。Heo 等临床研究认为，当尿酸浓度 > 470mmol/L 时，早期死亡的风险为 87%。较多临床研究发现，高尿酸血症可独立预测急性卒中后早期死亡的风险，其与早期死亡的风险呈正相关，

女性患者这种相关性尤为明显。

（三）高尿酸血症在 IS 急性期神经保护作用的相关研究

大部分研究支持高尿酸血症是 IS 的危险因素，并增加卒中发生、发展及猝死的风险。然而，有少量研究则认为尿酸是一种良好的抗氧化剂，在急性 IS 中具有神经保护作用，脑卒中急性期血尿酸升高是脑卒中患者取得良好预后的因素，而且这种关系与年龄、心血管危险因素、利尿剂使用及肾损害无关。Chamorro 等纳入 881 例急性 IS 患者的前瞻性研究，结果显示卒中后血尿酸与良好临床转归的概率呈正相关，而血尿酸与脑卒中患者入院时的神经功能缺失和脑梗死面积呈负相关。Brouns 等研究了 199 例卒中患者，在其发病第 1 天、第 3 天、1 个月、3 个月后分别检测血尿酸水平，将测定的血尿酸与入院时的美国国立卫生院卒中量表评分（National Institute of Health Stroke Scale, NIHSS）、发病后 3 天脑梗死面积、发病后 3 个月的改良预后量表评分及死亡等进行相应的研究，结果发现血尿酸下降幅度与神经功能缺失程度、脑梗死面积及不良后果呈正相关，提示急性期高血尿酸水平可保护脑梗死周围的缺血组织，抑制脑梗死面积扩大，使其有较好的预后。

Romanos 等动物研究发现，IS 早期的大鼠给予尿酸（16mg/kg）可缩小脑梗死面积，改善神经功能。因此，有学者推测给予外源性尿酸可能会增强人体抗氧化功能，减轻缺血再灌注损伤进程中黄嘌呤氧化酶的负反馈效应，增强神经保护作用，减轻脑卒中急性缺血损伤。Amaro 等一个小样本研究发现应用了外源性尿酸（肉食、海鲜）加上 rt-PA 治疗的急性 IS 患者脂质过氧化水平较低，使用外源性尿酸可能会延长溶栓治疗的时间窗，而不会出现任何严重的不良事件。之后 Amaro 等设计了 URICO-ICTUS Ⅲ 期试验，采用安慰剂对照、随机、双盲、多中心观察了 421 例发病后 4.5h 内的卒中患者，在静脉注射 rt-PA 溶栓治疗的基础上，结合外源性尿酸治疗，对照组仅静脉滴注等量的溶栓剂，并随访卒中患者的预后，结果发现在标准溶栓治疗的基础上加用外源性尿酸，或可降低残余风险，但未获得统计学差异。

二、高尿酸血症影响 IS 的机制

根据现有的研究，高尿酸血症影响 IS 发生的机制归纳如下：

（一）尿酸的神经毒性机制

高浓度的尿酸作为氧化剂，与高血压、高血糖、血脂异常等许多心脑血管病的高危因素有关，可能通过以下途径导致脑缺血事件。

1. 促进脂质过氧化　尿酸可介导氧自由基的形成，诱导低密度脂蛋白的氧化，氧化的 LDL-C 在促进 AS 和 IS 的发生、发展中起重要作用。

2. 造成血管内皮功能障碍　高浓度的尿酸可导致内皮素增多、一氧化氮合成减少，或促进一氧化氮向谷胱甘肽等分子的转化，减少一氧化氮生成。而一氧化氮是一种能扩张血管的化学分子，一氧化氮的减少会引起血管收缩、血流速度改变，造成血管内皮紊乱，加重血管的病变。同时，尿酸可增加血管内皮局部氧化剂的产生，对血管内皮造成损伤。

3. 促炎效应   尿酸激活平滑肌细胞的核因子 κB（nuclear factor kappa-B，NF-κB）、丝裂原活化蛋白激酶及环氧化酶引起 MCP-1 等多种炎性介质和细胞因子的生成。尿酸还可引起血管平滑肌细胞、内皮细胞的炎症介质升高，促进 CRP 释放。炎症反应贯穿 AS 和 IS 的全过程。同时尿酸微结晶析出并沉积在血管壁上，加重局部炎症反应和相关免疫反应，造成血管内膜损伤。

4. 促进血管平滑肌增殖   研究表明可溶性尿酸可通过 MAPK 途径促进血管平滑肌增殖。在多种因素刺激下，尿酸能激活 MAPK，诱导血管平滑肌增殖，增加血管阻力，造成血压升高、AS 发生，促发 IS。

5. 引起血栓形成   尿酸和 MSU 能减弱红细胞形态变化，血液黏稠度提高；另外，尿酸可激活血小板，诱导其黏附、聚集，引发凝血反应，促进血栓的形成；尿酸还可以刺激中性粒细胞产生氧化物、蛋白酶，进一步上调血栓事件的风险。

6. 降低清除自由基能力   尿酸容易堆积在小动脉壁上，损伤小动脉内膜。它能通过氧化反应增加自由基的产生，下调血抗氧化剂的水平，削弱清理自由基的作用。

7. 活化肾素 - 血管紧张素系统   前面已多次提到尿酸可增加血管紧张素 Ⅱ 的产生。血管紧张素 Ⅱ 可引起水钠潴留，增加血管阻力，血压升高，造成缺血事件。

8. 细胞毒性   血液中的尿酸可以凭借肾脏尿酸-阴离子运送体进入血管平滑肌细胞、内皮细胞，直接发挥尿酸的细胞毒性。

总之，尿酸是通过多种方式来影响 AS 和脑缺血事件。它不仅加速脂质过氧化，诱导血管内皮炎症因子的产生和血管平滑肌细胞的增殖，参与 AS 和 IS 的发生和发展，而且对细胞有直接毒性作用，并通过凝血反应和肾素-血管紧张素系统等增加血管阻力，促进血栓形成，促发和加重 IS。

（二）尿酸的神经保护机制

如前所述，尿酸具有双面性，正常浓度的尿酸是天然的抗氧化剂，具有很强的抗氧化性。在人体内，血尿酸的含量不但远远高于其他内源性抗氧化剂，如维生素 E、维生素 C 等，而且其抗氧化能力也明显比其他抗氧化剂强。细胞研究观察到尿酸主要通过内源性抗氧化剂的自动调节机制来抑制 ROS 的生成，且依靠维持细胞内钙离子的浓度和协调线粒体的跨膜电位等方式来避免神经细胞受损。较多研究显示，氧化应激涉及脑缺血再灌注损伤的过程。在这个过程中，血液中抗氧化剂的含量迅速下降，并促进脑内氧化物的产生，从而加重局部脑损伤，扩大脑梗死范围。尿酸可能通过抑制过氧亚硝基阴离子、羟基、超氧阴离子等活性自由基的释放，稳定钙离子水平，保护线粒体功能，阻断脂质过氧化等途径而发挥神经保护功能。正常浓度的尿酸能清除血液的大部分自由基，而当脑组织缺血时，黄嘌呤脱氢酶会转化为黄嘌呤氧化酶，产生更多的尿酸，此时尿酸是一种可再生的抗氧化物，能促进自由基的排出，降低氧化反应，保护缺血半暗带脑组织，缩小梗死面积。有研究者认为，应激状况下高尿酸血症的出现和尿酸整体抗氧化作用的增强或许是人体一种代偿的保护反应。

在 IS 急性期，尿酸低预后差同样可能是由于尿酸具有抗氧化能力，能防止血管内皮细胞一氧化氮合酶灭活，避免血管内皮受损。IS 的急性期触发了一系列繁杂的代谢活动，生成了很多氧自由基，破坏了中枢神经系统，尿酸除了具有很强的抗氧化作用外，还能防止超氧化物歧化酶被氧化而失活，正因如此，尿酸可以在急性 IS 时起到保护神经细胞的作用。

尿酸对 IS 的双重作用机制与尿酸在一定条件下起促氧化或是抗氧化的作用相关。当人体内总抗氧化作用偏低时，尿酸作为抗氧化剂的神经保护功能就凸显出来。高尿酸血症患者发生急性 IS 时，机体的氧化反应导致血液中的抗氧化剂明显下降，体内抗氧化作用显著下调，此时合适浓度的尿酸水平将显示出神经保护作用，但较高及较低的尿酸水平均显现出神经损害作用。较高水平的尿酸进一步促进氧化剂的产生，从而加重卒中患者的神经损伤。IS 后较低浓度的尿酸抗氧化能力偏低，不能提供足够的抗氧化能力，IS 预后不良的风险提高。这些机制可能解释了尿酸在 IS 中既可作为促发因素，又可发挥保护作用的研究现状。

三、降尿酸治疗对 IS 的影响

Singh 等发现高尿酸血症患者使用别嘌醇治疗后罹患脑梗死的风险显著降低，对脑卒中类型进行亚组分析后提示接受别嘌醇治疗时间越长的患者罹患脑梗死的风险亦越低。但是也有研究提示，别嘌醇治疗与罹患脑卒中风险的关系无统计学意义，Zhang 等研究了不同降尿酸药物对痛风患者脑梗死发病率的影响，结果显示接受别嘌醇治疗与接受非布司他治疗发生脑卒中的风险无显著差异。

总之，现有的大多数研究显示了尿酸参与了 IS 发生、发展和预后的全过程，高尿酸血症对 IS 急性期起着损伤性作用或起着神经保护作用，其机制和影响需要进一步探索和研究。鉴于卒中急性期高尿酸血症与 IS 的关系，有必要进一步研究外源性尿酸干预治疗与卒中预后的关系，以期进一步确定 IS 急性期尿酸水平的干预界值。

第三节　尿酸与出血性脑卒中

出血性脑卒中（intracerebral hemorrhage，ICH）是指非创伤性脑实质内血管破裂引起的出血，占全部脑卒中的 20% ～ 30%，急性期死亡率为 30% ～ 40%。其发生的原因主要与脑血管的病变有关，与高血压、高血脂、糖尿病、吸烟等密切相关。脑出血患者常因情绪激动、过度用力等诱发而突然发病，早期死亡率高。大多数幸存者有运动障碍、认知障碍、言语障碍、吞咽困难等后遗症。脑出血是临床常见急症，如上所述致残率和病死率均高，是危害人类健康的主要疾病之一。

脑微出血（cerebral microbleed，CMB）是颅内的微小血管损伤后导致的微量出血，部位多在大脑的皮质、皮质下白质、基底节、丘脑、小脑及脑干等。随着近年来影像学技术的发展，CMB 的检出率逐渐提高，大量研究发现 CMB 不仅是缺血性脑卒中、ICH 等疾病的危险因素，还可以直接导致认知功能障碍。高血压、年龄、动脉硬化、脑白质疏松、腔隙性脑梗死等因素与 CMB 的发生密切相关。目前研究认为，CMB 病理是脑小血管病变，包括小动脉硬化、管壁脂肪玻璃样变（又称脂透明膜病）和淀粉样变性等。52% 首次脑出血及 83% 复发脑出血患者颅内存在脑微出血灶。因此，CMB 被认为是原发性 ICH 复发的危险因素。

血清尿酸水平的升高与冠心病、高血压、外周血管疾病和出血性脑卒中的发生及预后相关。近年来，人们认为高尿酸水平是脑卒中发生和预后不良的独立预测因素，但是目前的研究大多关注在脑梗死方面，对血尿酸与 ICH 和 CMB 的关系研究较少，两者之间的相关性也有争议。

一、尿酸与脑出血的关系及研究现状

（一）尿酸对 ICH 的影响和相关研究

目前国内外针对尿酸与 ICH 的研究多为横断面研究和回顾性研究，血清尿酸水平与 ICH 风险、预后之间的关系存在争议，结论不统一。Lan 等研究报道，与健康对照组相比，ICH 患者的血尿酸水平更高；Asterios 等在一项纳入了 55 例急性 ICH 患者的研究中，经多因素回归分析发现入院时高尿酸水平是 ICH 的独立危险因素；Karagiannis 等纳入 497 例 ICH 患者进行常规生化结果分析也发现高尿酸是 ICH 患者早期死亡的危险因素；我国张军艳等研究显示，大面积 ICH 组的尿酸水平显著升高，与小面积 ICH 组相比具有统计学意义，不同出血量组间随着出血量的升高，与血尿酸水平呈直线相关关系；我国有几项小样本研究提示 ICH 急性发作期血尿酸水平和 ICH 严重程度相关，急性期尿酸水平较高的 ICH 患者，预后较差，并将高尿酸血症作为预后转归的评价标准之一。Wu 等研究显示，尿酸水平降低与急性缺血性卒中患者的预后不良相关，但与 ICH 患者无关。Zhike 等一项荟萃分析将 345 例 ICH 患者和 535 例健康对照者进行研究，结果显示总体 ICH 与健康对照组尿酸比较无统计学差异，但 65 岁以上的 ICH 患者的尿酸水平高于健康对照组；另设亚组分析了种族（亚洲人和白种人）、性别（男性和女性）在 ICH 与健康对照组间的尿酸水平也没有发现有统计学意义。该荟萃分析显示血清尿酸水平没有增加总体 ICH 的风险，但血清尿酸水平升高可能是老年人 ICH 的潜在危险因素。总之，目前关于尿酸水平与 ICH 发病、预后及年龄、性别差异的研究不多，尚需大样本观察结果来证实。

（二）尿酸对 CMB 的影响和相关研究

目前针对尿酸与 CMB 的研究并不多，在合并 CMB 的缺血性脑卒中领域可见一些报道。我国周志明等研究发现，合并 CMB 的急性脑梗死患者的尿酸水平显著高于无 CMB 的急性脑梗死患者；Ryu 等也报道了类似的研究结果。Karagiannis 等分析了 724 例缺血性脑卒中患者的血压和血尿酸水平，并用磁共振梯度回波 T_2 加权成像检查 CMB 情况，结果发现 CMB 与高血压、高尿酸血症呈正相关，提示血尿酸升高可能是 CMB 的独立危险因素；我国时建铨等研究发现急性脑梗死患者 CMB 严重程度与血尿酸水平呈正相关，提示高尿酸血症可能是 CMB 发生及严重程度的影响因素；Chi 等一项横断面研究纳入了 2686 例健康体检人群，其中男性 1403 例和女性 1283 例，所有受试者均进行 MRI 检查 CMB 情况，发现血清尿酸值与男性 CMB 患病率较高有关，但与女性患者无关。

二、尿酸和脑出血相互影响及可能机制

Karagiannis 等研究提示急性脑出血出血量越大，神经功能缺损评分越严重，血尿酸水平越高。脑出血后血尿酸水平升高机制可能是血肿直接机械压迫周围脑组织，导致周围脑组织缺血性坏死，局部组织缺氧，乳酸产生增加，抑制尿酸排泄，导致体内尿酸水平升高；另外脑出血量越大，脑水肿越严重，血压升高越显著，肾血流量越低，则尿酸排泄量越少，尿酸盐重吸收增加，也可导致血尿酸水平升高；再者，尿酸还可趋化粒细胞，使其黏附于内皮细胞，通过细胞色素系统和黄嘌呤氧化酶系统，促进氧自由基和过氧化氢的产生，加重脑出血病变的氧化损伤。体外实验表明，高浓度尿酸能促进内皮细胞释放 TNF-α，TNF-α 作为一种炎症因子，可诱导白细胞介素的释放，导致并参与体内多种炎症反应。这些炎症因子及其引起的炎症反应会进一步加重血肿周围组织的缺血性损伤，加重脑水肿，导致 ICH 预后不良，增加死亡率。

三、降低尿酸治疗对脑出血的影响

Karagiannsi 和 Newman 等认为尿酸超过 420μmol/L 可增加严重事件的发生率，包括二次脑卒中、心肌梗死和血管性死亡。急性脑出血患者处于应激状态可促进肾上腺素分泌，促使机体血压升高、血糖升高以维持新陈代谢；而脑出血过程中继发的缺血缺氧又会升高血尿酸浓度，引发氧自由基升高，从而加重脑出血及并发症的发生。因此，降低血尿酸水平可能会减少脑出血的再发生率，改善脑出血患者的预后。

虽然高尿酸血症导致脑出血的机制尚未十分明确，脑出血急性期血尿酸水平与预后的关系研究也较少，但可以明确高尿酸血症与脑出血之间存在一定的关系。多数高尿酸血症患者终身无症状，因此我们需要重视高尿酸患者的干预，尤其是无症状高尿酸血症患者，以减少出血性脑卒中事件的发生。

第四节　尿酸与认知功能障碍

认知是指人脑接受外界信息，经过加工处理转换成内在的心理活动，从而获取知识及应用知识的过程。认知包括感觉、知觉、记忆、思维、想象、语言、视空间、执行、计算和理解判断等方面。认知功能障碍（cognitive impairment，CI）是指上述几项认知功能中的一项或多项受损，当上述认知域有 2 项或以上受累，并影响个体的日常或社会能力时，可诊断为痴呆。

近年来，尿酸与认知功能障碍关系的研究也逐渐成为热点，不同的研究和学说站在两个对立面，尿酸对认知既有保护作用，又有损害作用。如前所述，尿酸是一种活性氧清除剂，可能在对抗痴呆中发挥保护作用。Euser 等研究数据显示，在纠正几个心血管危险因素后，血清尿酸水平升高与痴呆风险降低相关（调整年龄、性别和心血管病危险因素后，HR 为 0.89）；Houlihan 等也认为，较高的血尿酸水平可能对记忆相关行为有促进作用，且与尿酸的转运基因 SLC2A9、记忆相关基因 LBC1936 有关。但也有学者认为高尿酸血症是大脑认知功能障碍的重要危险因素之一，并且提出尿酸和脑

白质的萎缩相关，高尿酸血症对于脑白质萎缩和记忆缺陷可能是一个独立的危险因素。Schretlen 等研究表明，老年人血清高尿酸水平表现出认知功能和工作记忆的受损，合并认知功能障碍的老年患者中，其血尿酸水平显著高于认知功能正常的老年患者，高尿酸是老年认知障碍的危险因素，是导致老年认知功能减退的重要因素。

很多神经系统疾病都可以导致认知功能障碍，目前研究比较多的是阿尔茨海默病、帕金森病导致的认知功能障碍，以及脑血管病所致的认知功能障碍，即血管性痴呆。

一、尿酸与认知功能障碍的关系

（一）尿酸与阿尔茨海默病

阿尔茨海默病（Alzheimer disease，AD）是以日常生活能力下降、行为异常及认知功能障碍为特征的中枢神经系统疾病，是痴呆最常见的一种类型。Kim 等研究发现，氧化损伤可能与 AD 的发病机制有关，即 AD 患者产生大量的自由基，而人体无法及时清除，导致疾病的发生，而尿酸作为一种抗氧化剂，可能与 AD 的认知功能障碍呈负相关。Ye 等对 271 例健康人群、596 例轻度认知功能障碍（mild cognitive impairment，MCI）患者及 197 例 AD 患者的研究显示，高水平尿酸对 MCI 有保护作用；另有多项研究也证实了尿酸作为一种重要的非酶抗氧化剂，可能对 MCI 的发展起到保护作用；2009 年 Irizarry 等研究认为，MCI 不是一个单一的疾病过程，这种异质性可能与尿酸水平相关，高尿酸水平可能会减慢 MCI 认知功能下降的速度，从而延缓其向痴呆的发展。Euser 等开展的一项基于人群的前瞻性观察发现，11 年随访期间，随着血清尿酸水平升高，罹患痴呆风险降低。最近 Lu 等的研究也证实人群的痛风与发展 AD 的风险成反比关系，支持了所谓潜在的尿酸神经保护作用。此外，Wang 等研究认为，肥胖与尿酸及 MCI 相关，在肥胖人群中，低尿酸水平与高 MCI 风险之间有重要联系。这些研究，虽然具体机制尚不明确，但均提示了尿酸对痴呆可能有保护性作用。因此，使用尿酸前体药物治疗或可延缓 AD 等痴呆疾病的发展，然而目前仅在动物实验方面有一些基因及蛋白表达方面的研究，大规模临床试验尚未开展。

当然，也存在结果相反的研究。我国周霞等发现，在校正性别、年龄及体重指数等因素后，不论是皮质下血管性轻度认知损害还是皮质下血管性痴呆的患者，其血尿酸水平均高于对照组，提高尿酸水平使得痴呆风险降低的做法显然缺乏进一步的证据支持。

（二）尿酸与帕金森病

帕金森病（Parkinson disease，PD）是好发于中老年人的一种常见中枢神经系统变性疾病，调查研究显示，PD 患者中有 17%～ 57% 会伴发认知功能障碍。在 PD 动物模型中，尿酸显示出对氧化应激诱导的神经保护作用，类似的神经保护作用已在其他神经系统疾病如多发性硬化和脊髓损伤的动物模型中被观察到。Schwarzschild 等对 804 例初期 PD 患者进行前瞻性研究，对其血尿酸水平由低到高分为 5 个水平，平均随访时间 21.4 个月，在对性别、年龄进行校正之后发现，血尿酸处于最高水平（≥ 400μmol/L）的 PD 患者在随访时间内到达终点事件的比例是最低水平（< 255μmol/L）

患者的一半，说明高的血尿酸水平患者在临床症状和体征方面进展相对较慢，推测较高水平的血尿酸可能延缓 PD 的病程进展；Wang 等将 PD 患者分为认知功能障碍患者及无认知功能障碍患者两组，然后对两组患者的血清尿酸水平进行分析，并对相关因素进行多重线性分析，结果显示血清尿酸与认知障碍之间存在相关性，低血清尿酸水平预示更严重的认知功能障碍；相反，另有一组针对 343 例 PD 患者的研究数据表明，血清尿酸水平对 PD 的痴呆风险没有显著影响。

（三）尿酸与血管性痴呆

脑血管病是神经系统最常见的疾病，发病率、致残率及死亡率都很高。脑血管疾病导致的认知损害非常常见。前面已阐述了尿酸和卒中的发生率与病死率的关系，目前尿酸对脑血管病所致的认知损害也有两种不同的观点。有学者认为尿酸作为一种抗氧化剂，它通过维持内皮一氧化氮合酶的活性来保护内皮功能。一项前瞻性研究纳入 317 例溶栓治疗的脑卒中患者，结果显示，较高尿酸水平的患者接受再灌注治疗后预后较好，证明尿酸的抗氧化功能在 rt-PA 溶栓治疗过程中起到潜在的神经保护作用。动物实验也证实，血栓栓塞后的尿酸在大鼠大脑中具有神经保护作用，可以降低梗死面积，改善神经功能，减弱炎症反应，延长 rt-PA 的疗效。但也有学者认为尿酸在脑血管病所致认知功能障碍中起着负面作用。动脉粥样硬化是脑血管病最常见的致病因素，高尿酸血症和高血压、高血脂、高血糖等同于脑血管病危险因素，动脉粥样硬化的大脑血管会引起相应的脑组织缺血缺氧、酸中毒、氧自由基生成，而海马对缺血、缺氧最为敏感，因此最终将导致大脑认知功能的损害。

在上述的研究中，尿酸水平与 AD、帕金森病和脑血管病所致的认知功能障碍的关系均表现出"双面效应"，提示了尿酸水平对于认知功能的影响可能存在一个合理区间，这种"双面效应"可能与尿酸在体内"同地不同时"表现出来的氧化或抗氧化作用相关。

二、尿酸影响认知功能障碍相关机制

Comin 等研究发现，认知功能障碍与活性氧水平增加及抗氧化水平降低相关。尿酸具有抗氧化性质，具体来说，它是过氧亚硝酸盐和羟基自由基的有效清除剂，可以减少氧化应激，并且在体外具有金属螯合剂性质，因此，尿酸的神经保护作用可能是由于抑制线粒体功能的氧自由基积累，抑制过氧化物酶的细胞毒活性，并修复自由基诱导的 DNA 损伤。Shao 等研究显示，高嘌呤饮食触发了促炎细胞因子的表达，激活 TLR4/NF-κB 途径，并在 Wistar 大鼠的海马中增加胶质增生，导致认知功能障碍。因此，虽然血清尿酸是抗氧化剂并且可能具有神经保护性质，但尿酸升高也伴随着增加认知功能障碍风险的疾病，如脑动脉粥样硬化、脑卒中等。已经证明，可溶性尿酸可以通过模仿内部"危险信号"来发挥促炎活性，从而刺激成熟树突状细胞的免疫活性，而炎症反应参与了认知功能障碍的发病过程。

尿酸对认知既有保护作用，又有损害作用，尿酸是机体重要的抗氧化剂，但目前研究发现尿酸对自由基的清除能力具有局限性，在一定情况下，它通过多种途径破坏机体氧化 - 还原平衡系统，导致机体处于氧化应激状态。尿酸对认知功能障碍的作用机制非常复查，尚需等待进一步研究。

三、尿酸与认知功能障碍治疗方面的研究

Waugh 等研究显示，口服维生素 C 联合使用尿酸代谢前体如肌苷，有可能预防或延缓 AD 及遗忘性 MCI 的进展。因此，临床上对血尿酸水平偏低的 PD 患者进行升高尿酸早期干预可能会延缓 PD 患者认知功能障碍，改善患者的生活质量，然而高尿酸所造成的高痛风、高心脑血管事件的风险，使得这样的临床试验无法得到进一步的开展。

总的来说，尿酸既对神经元具有一定的保护作用，同时又对神经系统疾病的发生、发展有一定的促进作用，而这些疾病的发生又可能导致认知功能障碍。这种两面性提示了至少在血尿酸和认知功能这方面看来，并不像血脂一样，越低越好，而是存在一个界值，从而进一步探索这个界值，相信此会成为将来研究的一个方向。当人们都认为，及早发现并采取相应的预防、治疗措施能有效阻止高尿酸血症对各系统的影响时，确定合理的尿酸控制范围可能更加有助于减少患者认知功能障碍的发生。

第五节　尿酸与多发性硬化

多发性硬化（multiple sclerosis，MS）是一种免疫介导的，以中枢神经系统白质的慢性炎性脱髓鞘为病理特点的脱髓鞘性疾病，病灶多在近皮质的脑室周围，主要特征为病变的时间多发性和空间多发性，20～40 岁为发病高峰期，女性多于男性，其致残率较高。病因暂不明确，可能与病毒感染、自身免疫、遗传、环境等因素有关。临床分为临床孤立综合征（clinically isolated syndrome，CIS）、复发缓解型、原发进展型、继发进展型和其他类型。

尿酸与 MS 的关系开始被人类关注始于 1998 年，Hopper 等分析了加拿大医学数据库中的总共 2000 多万的 MS 病例，发现只有 4 个病例同时患有痛风。由此推测高尿酸血症对 MS 的作用机制不同于对关节、心脑血管等疾病，尿酸可能可以预防 MS 发生，即 MS 与尿酸之间极有可能呈负相关。

一、尿酸与多发性硬化的关系及相关研究

自 1998 年 Hopper 等发现 MS 患者极少合并痛风之后，又有多项研究统计分析了 MS 患者血清尿酸的水平，大部分研究报道 MS 患者血清尿酸水平较健康对照组降低。Toncev 等同时对比研究了 MS 患者血脑屏障功能和血清尿酸水平的关系，结果发现有复发症状的 MS 患者血清尿酸水平显著低于病情处于缓解期的 MS 患者，且 MRI 上显示有活动性病灶表现的患者血清尿酸水平显著低于 MRI 尚无活动性病灶表现者。我国向亚运研究发现，复发缓解型多发性硬化（relapsing-remitting multiple sclerosis，RRMS）患者处于复发期时血尿酸水平低于缓解期。这些都说明了 MS 的病程与血清尿酸水平呈负相关的趋势。董艳玲等研究发现经激素治疗后，随着血清尿酸水平的升

高，MS 患者的神经功能缺损评分也随之降低，从而推导出血清尿酸水平与 MS 的活动程度有着明确的关系。另有多个研究结果显示，女性 MS 患病率高于男性，由于女性生活习惯、内分泌因素，其在 20～40 岁时尿酸水平不高，直到停经后血尿酸值才开始上升，而 MS 的起病年龄在 20～40 岁，50 岁以上少见，这也在一定程度上可以推测 20～40 岁时较低的尿酸水平导致了女性患者发病率比男性患者高，间接证明血尿酸水平降低是 MS 独立的危险因素。

CIS 是指呈现单时相的中枢神经系统脱髓鞘事件，其被认为是 MS 的前期病变。Ljubisavljevic 研究发现，与对照组相比 CIS 和 MS 两组的血清尿酸水平均显著降低，这说明在患者还未诊断 MS 时，尿酸水平就已出现了降低，由此可推测尿酸降低的同时可能是 MS 的原发致病因素之一。

二、尿酸水平影响多发性硬化的机制

近来大量的研究发现，氧化应激及硝化应激反应参与了 MS 的病程，尤其在炎性脱髓鞘反应中起重大作用。尿酸是 $ONOO^-$ 的天然清除剂和人体内的主要抗氧化剂之一。目前认为尿酸对神经组织的保护机制主要包括以下途径：①尿酸清除自由基作用。血尿酸作为一种氧化剂可清除多种自由基，包括清除 $ONOO^-$。$ONOO^-$ 的强氧化性可直接损害神经组织，同时破坏 DNA 链，使其断裂，破坏蛋白、核酸中的重要生物活性物质，促使细胞凋亡。血尿酸具有清除 $ONOO^-$ 作用，这使其可以保护受到 $ONOO^-$ 损伤的神经组织。②尿酸可保护血脑屏障的完整性。MS 发病的其中一个重要病理机制就是血脑屏障的破坏。有研究表明，炎症细胞在 MS 患者的脑病灶中主要存在于小、微静脉周围，说明是血脑屏障的破坏导致炎症细胞可以通过外周循环系统进入中枢神经系统，从而导致病变，这正是 MS 发病的关键因素之一。而尿酸能阻止炎症细胞的迁移，防止血脑屏障破坏。有研究发现，在 MS 动物模型即实验性脑脊髓炎（experimental allergic encephalomyelitis，EAE）中，在病变发生前使用尿酸治疗可阻止免疫细胞进入中枢神经系统内。同时在使用尿酸治疗已发病的 EAE 模型中发现，尿酸可透过血脑屏障到达发生炎症反应的区域，阻止 $ONOO^-$ 产生破坏，促进疾病的改善。虽然通常情况下尿酸不易透过血脑屏障，但在 MS 及 EAE 发病过程中由于血脑屏障通透性增加，尿酸更加易于到达受损的部位来发挥作用。③促进星形胶质细胞发挥保护神经元作用。有研究显示，在尿酸存在的情况下，星形胶质细胞才能发挥其保护神经的作用，提示除上述的尿酸保护神经的方式外，尿酸还可以通过促进星形胶质细胞作用的机制来保护神经元，但具体作用机制仍不明确。因为这几项研究的样本较少，缺乏说服力，需要进行大规模的试验来进一步研究评估。

三、治疗方面的研究

MS 标准治疗药物包括糖皮质激素、β 干扰素 -1b、醋酸格拉替雷和那他株单抗等。在治疗 MS 同时都有升高血尿酸的作用，提示通过升高血尿酸来发挥作用可能是上述几项药物治疗 MS 的机制之一。然而，口服尿酸治疗 MS 的前期临床研究并没有见到预期的效果，这可能是尿酸会在肠道中氧化降解导致。还有一项临床研究通过每天口服肌苷来升高血清尿酸水平，观察其对 RRMS 的疗效，结果发现口服肌苷提高血尿酸水平使 MS 患者有一定的受益，随着血尿酸水平升高，增强 MRI 扫描病灶数目减少，患者神经残疾程度同时得到改善。

如前所述，尿酸水平过高也可能导致一系列风险，如促氧化作用、促炎作用，使机体发生痛风、心脑血管疾病等。另外，Brien 等动物实验研究产前尿酸暴露对犬胎儿神经发育的影响，结果显示尿酸可导致胎盘炎症发生及免疫细胞浸润，出生后幼犬脑组织小胶质细胞数量增加、星形胶质细胞活化、神经元前体细胞数量减少，小胶质细胞活化生成多种促炎因子及单核/巨噬细胞趋化因子，使神经血管单元浸润于慢性炎症微环境中致病。有专家认为，尿酸发挥抗/促氧化作用取决于尿酸水平及其在细胞内还是细胞外，循环中生理水平的尿酸或外源性给予尿酸治疗可能发挥抗氧化的神经保护作用，而内源性尿酸水平升高常代表受损脑组织核酸代谢增加、自由基生成、氧化应激水平升高，从而损害神经细胞。故对于 MS 患者升高血尿酸水平治疗或许有受益，但是血尿酸水平并不是越高越好，MS 患者升尿酸治疗时血尿酸水平应该维持在哪个界线，目前还有待更多的研究。

血尿酸水平与 MS 之间存在着密切的关系，目前绝大多数结果是正面的积极作用。血尿酸的水平可反映 MS 患者的病情活动性，同时可作为一个客观指标来评价 MS 患者神经功能残障水平，临床上可通过动态检测尿酸水平来帮助了解疾病进展，并指导治疗。另外，性别导致的尿酸水平不同可能是影响 MS 患者男女发病率及复发率不同的原因之一。提高血尿酸水平有可能使 MS 患者受益，但是否应给予升高血尿酸水平进行治疗 MS，以及对于 MS 患者预后最佳的血尿酸水平是多少合适还有待进一步研究。

参 考 文 献

阿赛古丽，张纯，2011. 高校老年知识分子高尿酸血症与伴发代谢综合征的相关性. 中国老年学杂志，31(19): 3663-3665.

曹亚莉，2012. 血管老化与动脉粥样硬化. 中国心血管病研究，10(7): 546-549.

陈芬兰，周淑平，2010. 高血压患者颈动脉粥样硬化与血清胆红素、尿酸及高敏 C 反应蛋白的关系探讨. 赣南医学院学报，30(1):33-34.

陈胜海，2011. 脑出血急性期血压水平与继续出血及预后的关系. 中国临床神经科学，19(5):529-531.

陈颖，苗志敏，阎胜利，等，2009. 各种脂质对肾小管上皮细胞人尿酸盐转运子基因表达的影响. 中华内分泌代谢杂志，25(1): 22-24.

单宝菊，罗海彦，2010. 高尿酸血症与缺血性卒中及其危险因素. 国际脑血管病杂志，18(10): 768-772.

党晓霞，蔡琴，赵旅，2002. 高血压病患者颈动脉粥样硬化程度与血尿酸水平的相关性研究. 中华心血管病杂志，30(3):151.

董艳玲，李吕力，李瑶宣，等，2011. 多发性硬化患者甲基强的松龙鞘内注射治疗前后血清尿酸水平变化及临床意义. 中国临床新医学，4(1):14-16.

方芳，蒋安杰，晏勇，等，2010. 炎症因子及脂质代谢在阿尔茨海默病和血管性痴呆中的临床意义. 中国老年学杂志，30(24):3632-3633.

方忻，游凯，林其燧，等，2013. 中国正常人血尿酸调查及与血脂的关系. 中华内科杂志，22(3): 434-438.

冯彩霞，许秀举，2009. 血尿酸与脑梗死和脑出血的关系研究. 包头医学院学报，25(5):46-48.

高聪，谢富华，区腾飞，等，2008. 地黄合剂在多发性硬化患者中抗炎性反应及调节免疫平衡机制探讨. 中华神经医学杂志，7(9):923-927.

管益国，赵金龙，陈勇，等，2008. 平湖地区不同男性人群血尿酸与血脂水平的调查. 现代预防医学，35(3): 535-536.

何源，2008. 老年人高尿酸血症与颈动脉粥样硬化. 重庆医学，37(8):850-851.

侯蕾蕾，贺圣文，张东方，2012. 高尿酸血症与动脉粥样硬化关系的 Meta 分析. 预防医学论坛，18(2): 81-83, 86.

邝健，麦炜颐，黄裕立，等，2009. 别嘌醇治疗中青年高血压病合并高尿酸血症. 中山大学学报 (医学科学版)，30(6):762-766.

李风增，张莉萍，陈辉，2010. 脑出血急性期血凝相关指标对急性脑出血的预后研究. 检验医学与临床，7(10):906-907.

李红艳，秦历杰，李静宇，等，2021. 降尿酸治疗对脑梗死患者血管内皮功能的影响. 中华急诊医学杂志，30(6):5.

李静，潘宏彬，2011. 别嘌呤醇在心血管疾病中的应用. 中国医药科学，1(12): 42-43.

李敏，郑雪娜，蒋兴亮，2010. 尿酸与氧化应激的关系. 中华临床医师杂志 (电子版)，4(10):1942-1945.

李实，李彤，2005. 胆红素与尿酸的抗氧化作用. 中国实验诊断学，9(1):158-159.

李岩，赵冬，刘静，等，2008. 高尿酸血症与新发颈动脉粥样硬化斑块的关系. 中华内科杂志，47(11):906-909.

刘芳，赵兴军，孟颖，等，2018. 复发缓解型多发性硬化患者急性发作期血清尿酸与肌酐的水平变化及意义. 中国实用神经疾病杂志，21(12):1309-1313.

卢春燕，余敏，曾智，2004. 不同浓度尿酸对人脐静脉内皮细胞代谢的影响及胰岛素的协同损害作用. 华西医学，19(3):417-419.

鲁敏晔，2011. 脑梗死和脑出血与血尿酸的关系研究. 中国现代医生，49(26):139-140.

邱雅慧，薛凌，高月，2012. 老年慢性充血性心力衰竭患者 160 例血尿酸水平. 中国老年学杂志，32(8): 1689-1690.

阙永康，杨大金，2012. 中青年急性脑梗死患者血尿酸与颈动脉斑块及其稳定性的关系. 临床和实验医学杂志，11(12): 912-913.

沈武钢，邱晓平，2010. 脑梗死与脑出血患者的相关危险因素对比研究. 临床和实验医学杂志，9(1):14-15.

时建铨，蒋腾，赵红东，等，2016. 影响急性大动脉粥样硬化性脑梗死患者脑微出血严重程度的危险因素分析. 中风与神经疾病杂志，33(6):509-512.

水生权，高蕾，吴素红，2015. 高尿酸血症与老年人认知功能障碍的相关性研究. 中国医药导报，12(23): 113-116.

宋倩，王勇强，王兵，2017. 血尿酸与髋部骨折患者伴深静脉血栓及肺栓塞形成的相关性分析. 吉林医学，38(2): 295-297.

孙丽英，牛秀波，李建博，等，2005. 2004 年河北省沧州市 1215 例男性血尿酸、血脂水平分析及痛风发病率的相关调查. 中国医学检验杂志，6 (2) : 135-157.

田林郁，周东，2004. 多发性硬化和尿酸水平的病例对照研究. 中华神经科杂志，37(1):44.

王婷，吴卫平，2011. 老年人颈动脉内膜 - 中层厚度增厚与斑块形成的相关危险因素分析. 中西医结合心脑血管病杂志，9(4):442-444.

吴新荣，臧路平，刘志刚，2010. 抗高尿酸血症药物作用靶点研究进展. 中国药理学通报，26(11): 1414-1417.

吴振，王颜刚，于江苏，2012. 尿酸盐致血管内皮细胞损伤的机制. 中国分子心脏病学杂志，12(1): 43-46.

向亚运, 2016. 多发性硬化及视神经脊髓炎患者血尿酸水平变化的临床研究. 重庆: 重庆医科大学.

谢君杰, 易汛, 2012. 高尿酸血症与其他代谢性疾病的相关关系分析. 重庆医学, 41(1):67-68.

许艳秋, 王慧词, 李令令, 等, 2015. 氧化应激与多发性硬化. 脑与神经疾病杂志, 23(3):234-236.

闫洁, 李月春, 王宝军, 2011. 氧化应激、氧化低密度脂蛋白和脂蛋白相关磷脂酶 A2 与动脉粥样硬化. 国际脑血管病杂志, 19(3):237-240.

叶心国, 徐峻峰, 万汉英, 2016. 帕金森病伴认知障碍患者血尿酸变化及相关因素分析. 卒中与神经疾病, 23(4):267-270.

于峰, 姚晓霞, 韩伏苝, 2012. 高尿酸血症与颈动脉、股动脉粥样硬化及脑梗死的关系. 中国实用神经疾病杂志, 15(8): 14-16.

张国成, 王静, 2005. 老年高血压患者血尿酸水平与颈动脉硬化的临床研究. 中国老年学杂志, 25(19):1407.

张军艳, 吴新艳, 栗延伟, 等, 2013. 尿酸与脑梗死和脑出血的相关性研究. 中国伤残医学, 21(4): 33-34.

张潇, 2020. 血清尿酸水平与多发性硬化和视神经脊髓炎的相关性研究. 医学信息, 33(16):91-94.

张玉霜, 贾建平, 2011. 多发性硬化患者血清尿酸水平变化及与致残状况相关性研究. 中风与神经疾病杂志, 28(11):1022-1024.

张志, 何晓英, 谭华, 2012. 血尿酸水平在急性脑出血的变化和病情严重程度的研究. 陕西医学杂志, 41(8):1069-1070.

郑玉梅, 2012. 体检人群尿酸与血脂关系的分析. 临床和实验医学杂志, 11(2): 133.

中华医学会内分泌学分会, 2020. 中国高尿酸血症与痛风诊疗指南 (2019). 中华内分泌代谢杂志, 36(1):1-13.

周霞, 王龙, 刘寒, 等, 2014. 皮质下缺血性血管病患者血清胆红素和尿酸水平与认知损害的关系. 中华神经科杂志, 47(5):305-310.

周志明, 杨松, 岳炫烨, 等, 2010. 急性脑梗死患者脑微出血相关因素分析. 中华医学杂志, 90(7): 451-453.

Amaro S, Cánovas D, Castellanos M, et al, 2010. The URICO-ICTUS study, a phase 3 study of combined treatment with uric acid and rt-PA administered intravenously in acute ischaemic stroke patients within the first 4.5h of onset of symptoms. Int J Stroke, 5(4): 325-328.

Amaro S, Soy D, Obach V, et al, 2007. A pilot study of dual treatment with recombinant tissue plasminogen activator and uric acid in acute ischemic stroke. Stroke, 38(7): 2173-2175.

Amaro S, Urra X, Gómez-Choco M, et al, 2011. Uric acid levels are relevant in patients with stroke treated with thrombolysis. Stroke, 42(1 Suppl):S28-S32.

Ames BN, Cathcart R, Schwiers E, et al, 1981. Uric acid provides an antioxidant defense in humans against oxidant- and radical-caused aging and cancer: a hypothesis. Proc Natl Acad Sci USA, 78(11):6858-6862.

Anderson RF, Harris TA, 2003. Dopamine and uric acid act as antioxidants in the repair of DNA radicals: implications in Parkinson's disease. Free Radic Res, 37(10):1131-1136.

Badimon L, Vilahur G, 2007. Platelets, arterial thrombosis and cerebral ischemia. Cerebrovasc Dis, 24(Suppl.1):30-39.

Bagnati M, Perugini C, Cau C, et al, 1999. When and why a water-soluble antioxidant becomes pro-oxidant during copper-induced low-density lipoprotein oxidation: a study using uric acid. Biochem J, 340(Pt 1):143-152.

Bai L, Burnett RT, Kwong JC, et al, 2018.Long-term exposure to air pollution and the incidence of multiple sclerosis:a population-based cohort study.Environ Res, 166:437-443.

Becker LB, 2004. New concepts in reactive oxygen species and cardiovascular reperfusion physiology. Cardiovasc Res, 61(3): 461-470.

Becker MA, Jolly M, 2006.Hyperuricemia and associated diseases.Rheum Dis Clin N Am, 32 (2):275-293.

Biscaglia S, Ceconi C, Malagù M, et al, 2016.Uric acid and coronary artery disease:an elusive link deserving further attention.Int J Cardiol, 213(12):28-32.

Bos MJ, Koudstaal PJ, Hofman A, et al, 2006. Uric acid is a risk factor for myocardial infarction and stroke: the Rotterdam study. Stroke, 37(6): 1503-1507.

Brien ME, Boufaied I, Girard S, 2019.OR21:Non-infectious inflammation during pregnancy is associated with fetal growth restriction and altered neurodevelopment. Am J Reprod Immunol, 81(S1):36-37.

Campbell E, Coulter EH, Paul L, 2018.High intensity interval training for people with multiple sclerosis:a systematic review.Mult Scler Relat Disord, 24:55-63.

Cankurtaran M, Yesil Y, Kuyumcu ME, et al, 2013. Altered levels of homocysteine and serum natural antioxidants links oxidative damage to Alzheimer's disease. J Alzheimers Dis, 33(4):1051-1058.

Cao Z, Zhu X, Huang H, 2016. Analysis of the correlation between serum uric acid level and micro brain bleeding in patients with ischemic stroke.Modern Journal of Integrated Traditional Chinese & Western Medicine, 25(4):258-259.

Chamorro A, Obach V, Cervera A, et al, 2002. Prognostic significance of uric acid serum concentration in patients with acute ischemic stroke. Stroke, 33(4): 1048-1052.

Chen H, Li F, Wang X, et al, 2011. Retrospective analysis of the predictive effect of routine biochemical results on the prognosis of intracerebral hemorrhage. Acta Neurochir Suppl, 111:403-406.

Chen JH, Chuang SY, Chen HJ, et al, 2009. Serum uric acid level as an independent risk factor for all-cause, cardiovascular, and ischemic stroke mortality: a Chinese cohort study. Arthritis Rheum, 61(2):225-232.

Chen XQ, Burdett TC, Desjardins CA, et al, 2013. Disrupted and transgenic urate oxidase alter urate and dopaminergic neurodegeneration. Proc Natl Acad Sci USA, 110(1):300-305.

Chen Z, Su Z, Pang W, et al, 2017. Antioxidant status of serum bilirubin and uric acid in patients with polymyositis and dermatomyositis. Int J Neurosci, 127(7):617-623.

Cherubini A, Polidori MC, Bregnocchi M, et al, 2000. Antioxidant profile and early outcome in stroke patients. Stroke, 31(10): 2295-2300.

Cipriani S, Desjardins CA, Burdett TC, et al, 2012. Urate and its transgenic depletion modulate neuronal vulnerability in a cellular model of Parkinson's disease. PLoS One, 7(5):e37331.

Comin D, Gazarini L, Zanoni JN, et al, 2010. Vitamin E improves learning performance and changes the expression of nitric oxide-producing neurons in the brains of diabetic rats. Behav Brain Res, 210(1):38-45.

Corry DB, Eslami P, Yamamoto K, et al, 2008. Uric acid stimulates vas-cular smooth muscle cell proliferation and oxidative stress via the vascular rennin-angiotensin system. J Hypertens, 26(2):269-275.

Davies KJ, Sevanian A, Muakkassah-Kelly SF, et al, 1986. Uric acid-iron ion complexes. A new aspect of the antioxidant functions of uric acid. Biochem J, 235(3):747-754.

Dawson J, Quinn TJ, Harrow C, et al, 2009. The effect of allopurinol on the cerebral vasculature of patients with subcortical stroke; a randomized trial.Br J Clin Pharmacol, 68(5): 662-668.

de Oliveira EP, Burini RC, 2012.High plasma uric acid concentration:causes and consequences. Diabetol Metab Syndr, 4:12.

Delmastro HM, Ruiz JA, Gromisch ES, et al, 2018. Quantification characteristics of digital spiral analysis for understanding the relationship among tremor and clinical measures in persons with multiple sclerosis.J Neurosci Methods, 307:254-259.

Denoble AE, Huffman KM, Stabler TV, et al, 2011. Uric acid is a danger signal of increasing risk for osteoarthritis through inflammasome activation. Proc Natl Acad Sci USA, 108(5):2088-2093.

DerSimonian R, Laird N, 1986. Meta-analysis in clinical trials. Control Clin Trials, 7(3):177-188.

Dimitroula HV, Hatzitolios AI, Karvounis HI, 2008. The role of uric acid in stroke: the issue remains unresolved. Neurologist, 14(4): 238-242.

Du Y, Chen CP, Tseng CY, et al, 2007.Astroglia-mediated effects of uric acid to protect spinal cord neurons from glutamate toxicity.Glia, 55(5):463-472.

Durrieu G, Dardonville Q, Clanet M, et al, 2018.Cervical dysplasia in a patient with multiple sclerosis treated with natalizumab.Fundam Clin Pharmacol, 33(1):125-126.

Erdogan D, Gullu H, Yildirim E, et al, 2006. Low serum bilirubin levels are independently and inversely related to impaired flow mediated vasodilation and increased carotid intima-media thickness in both men and women. Atherosclerosis, 184(2): 431-437.

Euser SM, Hofman A, Westendorp RG, et al, 2009. Serum uric acid and cognitive function and dementia. Brain, 132(Pt 2):377-382.

Everse J, Coates PW, 2004. The cytotoxic activity of lactoperoxidase: enhancement and inhibition by neuroactive compounds. Free Radic Biol Med, 37(6):839-849.

Fagone P, Mazzon E, Cavalli E, et al, 2018.Contribution of the macrophage migration inhibitory factor superfamily of cytokines in the pathogenesis of preclinical and human multiple sclerosis:in silico and in vivo evidences.J Neuroimmunol, 322:46-56.

Fu Y, Yan YP, 2018.Emerging role of immunity in cerebral small vessel disease.Front Immunol, 9:67.

Gallagher LG, Ilango S, Wundes A, et al, 2018.Lifetime exposure to ultraviolet radiation and the risk of multiple sclerosis in the US radiologic technologists cohort study.Mult Scler, 25(8):1162-1169.

Gertler MM, Gam SM, levine SA, 1951. Serum uric acid in relation to age and physique in health and in coronary heart disease. Ann Intern Med, 34 (6):1421.

Ghei M, Mihailescu M, Levinson D, 2002.Pathogenesis of hyperuricemia:Recent advances.Curr Rheumatol Rep, 4(3):270-274.

Glantzounis GK, Tsimoyiannis EC, Kappas AM, et al, 2005. Uric acid and oxidative stress. Curr Pharm Des, 11(32):4145-4151.

Gong L, Zhang QL, Zhang N, et al, 2012. Neuroprotection by urate on 6-OHDA-lesioned rat model of Parkinson's disease: linking to Akt/GSK3β signaling pathway. J Neurochem, 123(5):876-885.

González-Aramburu I, Sánchez-Juan P, Sierra M, et al, 2014. Serum uric acid and risk of dementia in Parkinson's disease. Parkinsonism Relat Disord, 20(6):637-639.

Gromisch ES, Portnoy JG, Foley FW, 2018.Response to screening ability of cognitive function by two measures in patients with multiple sclerosis.J Neurol Sci, 391:154-155.

Gür M, Sahin DY, Elbasan Z, et al, 2013. Uric acid and high sensitive C-reactive protein are associated with subclinical thoracic aortic atherosclerosis. J Cardiol, 61(2): 144-148.

He H, Hu Z, Xiao H, et al, 2018.The tale of histone modifications and its role in multiple sclerosis.Hum Genomics, 12(1):31.

Heo SH, Lee SH, 2010. High levels of serum uric acid are associated with silent brain infarction. J Neurol Sci, 297(1-2): 6-10.

Hink H U, Santanam N, Dikalov S, et al, 2002. Peroxidase properties of extracellular superoxide dismutase role of uric acid in modulating in vivo activity. Arterioscler Thromb Vasc Biol, 22(9):1402-1408.

Holme I, Aastveit AH, Hammar N, et al, 2009. Uric acid and risk of myocardial infarction, stroke and congestive heart failure in 417, 734 men and women in the Apolipoprotein MOrtality RISk study (AMORIS). J Intern Med, 226(6):558-570.

Hooper DC, Bagasra O, Marini JC, et al, 1997. Prevention of experimental allergic encephalomyelitis by targeting nitric oxide and peroxynitrite: implications for the treatment of multiple sclerosis. Proc Natl Acad Sci USA, 94(6):2528-2533.

Hooper DC, Spitsin S, Kean RB, et al, 1998. Uric acid, a natural scavenger of peroxynitrite, in experimental allergic encephalomyelitis and multiple sclerosis.Proc Natl Acad Sci USA, 95(2) :675-680.

Houlihan LM, Wyatt ND, Harris SE, et al, 2010. Variation in the uric acid transporter gene (SLC2A9) and memory performance. Hum Mol Genet, 19(11):2321-2330.

Hozawa A, Folsom AR, Ibrahim H, et al, 2006. Serum uric acid and risk of ischemic stroke: the ARIC Study. Atherosclerosis, 187(2):401-407.

Irizarry MC, Raman R, Schwarzschild MA, et al, 2009. Plasma urate and progression of mild cognitive impairment.Neurodegener Dis, 6(1-2):23-28.

Ishizaka N, Ishizaka Y, Toda E, et al, 2007. Higher serum uric acid is associated with increased arterial stiffness in Japanese individuals. Atherosclerosis, 192(1):131-137.

Jeong SM , Yoo TG , Nam YS , et al, 2017. Sex-dependent effects of uric acid on cerebral microbleed: a cross-sectional study in the general population. Eur J Neurol, 24(10):1300-1306.

Jin M, Yang F, Yang I, et al, 2012. Uric Acid, hyperuricemia and vascular diseases. Front Biosci, 17(2): 656-669.

Kanbay M, Yilmaz MI, Sonmez A, et al, 2011. Serum uric acid level and endothelial dysfunction in patients with nondiabetic chronic kidney disease. Am J Nephrol, 33 (4) : 298-304.

Kanellis J, Watanabe S, Li JH, et al, 2003. Uric acid stimulates monocyte chemoattractant protein-1 production in vascular smooth muscle cells via mitogen-activated protein kinase and cyclooxygenase-2. Hypertension, 41(6):1287-1293.

Kang DH, Han L, Ouyang XS, et al, 2005. Uric acid causes vascular smooth muscle cell proliferation by entering cells via a functional urate transporter. Am J Nephrol, 25(5): 425-433.

Kang DH, Park SK, Lee IK, et al, 2005. Uric acid-induced C-reactive protein expression: implication on cell proliferation and nitric oxide production of human vascular cells. J Am Soc Nephrol, 16(12):3553-3562.

Karagiannis A, Mikhailidis DP, Tziomalos K, et al, 2007. Serum uric acid as an independent predictor of early death after acute stroke. Circ J, 71(7): 1120-1127.

Kawamoto R, Tomita H, Oka Y, et al, 2006.Relationship between serum uric acid concentration, metabolic syndrome and carotid atherosclerosis.Inten Med, 45(9):605-614.

Kim SY, Guevara JP, Kim KM, et al, 2009. Hyperuricemia and risk of stroke: a systematic review and meta-analysis. Arthritis Rheum, 61(7):885-892.

Kim TS, Pae CU, Yoon SJ, et al, 2006. Decreased plasma antioxidants in patients with Alzheimer's disease.Int J Geriatr Psychiatry, 21(4):344-348.

Kivity S, Kopel E, Maor E, et al, 2013. Association of serum uric acid and cardiovascular disease in healthy adults. Am J Cardiol, 111(8):1146-1151.

Kok VC, Horng JT, Chang WS, et al, 2014. Allopurinol therapy in gout patients does not associate with beneficial cardiovascular outcomes: a population-based matched-cohort study. PLoS One, 9(6): e99102.

Krishnan E, 2010. Inflammation, oxidative stress and lipids: the risk triad for atherosclerosis in gout. Rheumatology (Oxford), 49(7):1229-1238.

Krishnan E, Pandya BJ, Chung L, et al, 2011. Hyperuricemia and the risk for subclinical coronary atherosclerosis-data from a prospective observational cohort study. Arthritis Res Ther, 13(2):R66.

Kuo CF, See LC, Yu KH, et al, 2013. Significance of serum uric acid levels on the risk of all-cause and cardiovascular mortality.Rheumatology (Oxford), 52(1): 127-134.

Lagowska-Lenard M, Stelmasiak Z, Bartosik-Psujek H, 2010. Influence of vitamin C on markers of oxidative stress in the earliest period of ischemic stroke. Pharmacol Rep, 62(4):751-756.

Lan-Ying C, Shao-Lan W, 2008. The Relationship between acute cerebral infarction and intracerebral hemorrhage with serum lipid, uric acid and blood coagulation indexes. Chinese Journal of Stroke, Vol 3, No. 6, 394-398.

Li M, Hou WS, Zhang XW, et al, 2014.Hyperuricemia and risk of stroke: a systematic review and meta-analysis of prospective studies. Atherosclerosis, 232(2):265-270.

Ljubisavljevic S, Stojanovic I, Vojinovic S, et al, 2013. Association of serum bilirubin and uric acid levels changes during neuroinflammation in patients with initial and relapsed demyelination attacks. Metab Brain Dis, 28(4):629-638.

Lloyd-Jones D, Adams RJ, Brown TM, et al, 2010. Heart disease and stroke statistics--2010 update: a report from the American Heart Association.Circulation, 121(7):e46-e215.

Love S, 1999. Oxidative stress in brain ischemia. Brain Pathol, 9(1):119-131.

Lu N, Dubreuil M, Zhang Y, et al, 2016. Gout and the risk of Alzheimer's disease: a population-based, BMI-matched cohort study. Ann Rheum Dis, 75(3):547-551.

Maliavskaia SI, Lebedev AV, Ternovskaia VA, 2007. Chronic asymptomatic hyperuricemia as a marker of atherogenic risk in children. Kardiologiia, 47(3):62-66.

Markowitz CE, Spitsin S, Zimmerman V, et al, 2009.The treatment of multiple sclerosis with inosine.J Altern Complement Med, 15 (6) :619-625.

Meisinger C, Koenig W, Baumert J, et al, 2008. Uric acid levels are associated with all-cause and cardiovascular disease mortality independent of systemic inflammation in men from the general population: the MONICA/ KORA cohort study. Arterioscler Thromb Vasc Biol, 28(6): 1186-1192.

Meléndez-Ramírez G, Pérez-Méndez O, López-Osorio C, et al, 2012.Effect of the treatment with allopurinol on the endothelial function in patients with hyperuricemia.Endocr Res , 37(1): 1-6.

Ndrepepa G, Braun S, King L, et al, 2013. Uric acid and prognosis in angiography-proven coronary artery disease. Eur J Clin Invest, 43(3) : 256-266.

Neogi T, Ellison RC, Hunt S, et al, 2009. Serum uric acid is associated with carotid plaques:the national heart, lung, and blood institute family heart study. J Rheumatol, 36(2):378-384.

Newman EJ, Rahman FS, Lees KR, et al, 2006. Elevated serum urate concentration independently predicts poor outcome following stroke in patients with diabetes . Diabetes Me tab Res Rev, 22(1): 79-82.

Nieto FJ, Iribarren C, Gross MD, et al, 2000. Uric acid and serum antioxidant capacity : a reaction to atherosclerosis？ Atherosclerosis, 148 (1):131-139.

O'Leary DH, Polak JF, Kronmal RA, et al, 1999. Carotid-artery intima and media thickness as a risk factor for myocardial infarction and stroke in older adults. N Engl J Med, 340(1): 14-22.

Patterson RA, Horsley ET, Leake DS, 2003. Prooxidant and antioxidant properties of human serum ultrafiltrates toward LDL: important role of uric acid. J Lipid Res, 44(3):512-521.

Pérez de la Ossa N, Sobrino T, Silva Y, et al, 2010. Iron-related brain damage in patients with intracerebral hemorrhage. Stroke, 41(4): 810-813.

Proctor PH, 2008. Uric acid: neuroprotective or neurotoxic? Stroke, 39(5):e88.

Puddu P, Puddu GM, Cravero E, et al, 2012. The relationships among hyperuricemia, endothelial dysfunction, and cardiovascular diseases: molecular mechanisms and clinical implications. J Cardiol, 59(3): 235-242.

Rao GN, Corson MA, Berk BC, 1991. Uric acid stimulates vascular smooth muscle cell proliferation by increasing platelet-derived growth factor A-chain expression. J Biol Chem, 266(13):8604-8608.

Romanos E, Planas AM, Amaro S, et al, 2007. Uric acid reduces brain damage and improves the benefits of rt-PA in a rat model of thromboembolic stroke. J Cereb Blood Flow Metab, 27(1): 14-20.

Rudan D, Polasek O, Kolcić I, et al, 2010. Uric acid: the past decade. Croat Med J, 51(1): 1-6.

Ruggiero C, Cherubini A, Ble A, et al, 2006. Uric acid and inflammatory markers. Eur Heart J, 27(10):1174-1181.

Ruggiero C, Cherubini A, Miller E Ⅲ, et al, 2007. Usefulness of uric acid to predict changes in C-reactive protein and interleukin-6 in 3-year period in italians aged 21 to 98 years. Am J Cardiol, 100(1):115-121.

Rundles RW, Wyngaarden JB, Hitchings GH, et al, 1969. Drugs and uric acid. Annu Rev Pharmacol, 9:345-362.

Ryu WS, Kim CK, Kim BJ, et al, 2013. Serum uric acid levels and cerebral icrobleeds in patients with acute ischemic stroke.PLoS One, 8 (1):e55210.

Sánchez -Lozada LG, Soto V, Tapia E, et al, 2008. Role of oxidative stress in the renal abnormalities induced by experimental hyperuricemia. Am J Physiol Renal Physiol, 295: F1134-f1141.

Sautin YY, Johnson RJ, 2008. Uric acid: the oxidant-antioxidant paradox.Nucleosides Nucleotides Nucleic Acids, 27(6):608-619.

Schlotte V, Sevanian A, Hochstein P, 1998.Effect of uric acid and chemical analogues on oxidation of human low density lipoprotein in vitro. Free Radic Biol Med , 25(7):839-847.

Schretlen DJ, Inscore AB, Vannorsdall TD, et al, 2007. Serum uric acid and brain ischemia in normal elderly adults. Neurology , 69(14):1418-1423.

Schwarzschild MA, 2008.Serum urate as a predictor of clinical and radiographic progression in parkinson disease.Arch Neurol, 65(6):716-723.

Scott GS, Hooper DC, 2002.The role of uric acid in protection against peroxynitrite-mediated pathology.Med Hypotheses, 56 (1):95-100.

Seet RC, Kasiman K, Gruber J, et al, 2010. Is uric acid protective or deleterious in acute ischemic stroke? A prospective cohort study. Atherosclerosis, 209(1): 215-219.

Shah A, Keenan RT, 2010. Gout, hyperuricemia, and the risk of cardiovascular disease:cause and effect. Curr Rheumatol Rep, 12(2):118-124.

Shao X, Lu W, Gao F, et al, 2016. Uric acid induces cognitive dysfunction through hippocampal inflammation in rodents and humans. J Neurosci, 36(43):10990 -11005.

Sharma R, Gupta VP, Dhaliwal U, 2007. Screening for retinopathy of prematurity in developing countries. J Trop Pediatr, 53(1) :52-54.

Shi Y, Evans JE, Rock KL, 2003. Molecular identification of a danger signal that alerts the immune system to dying cells. Nature , 425(6957): 516-521.

Singh JA, Yu S, 2016. Allopurinol and the risk of stroke in older adults receiving medicare. BMC Neurol, 16(1): 164.

Spitsin S, Koprowski H, 2008.Role of uric acid in multiple sclerosis// Rodriguez M, Advances in multiple Sclerosis and Experimental Demyelinating Diseases.Berlin:Springer.

Strazzullo P, Puig JG, 2007. Review Uric acid and oxidative stress: relative impact on cardiovascular risk. Nutr Metab Cardiovasc Dis, 17(6):409-414.

Strazzullo P, Puig JG, 2007. Uric acid and oxidative stress: relative impact on cardiovascular risk. Nutr Metab Cardiovasc Dis, 17(6):409-414.

Sun CC, Luo FF , Wei L, et al, 2012. Association of serum uric acid levels with the progression of Parkinson' s disease in Chinese patients.Chin Med J (Engl), 125 (4):583-587.

Suzuki T, 2007. Nitrosation of uric acid induced by nitric oxide under aerobic conditions. Nitric Oxide, 16(2):

266-273.

Takayama S, Kawamoto R, Kusunoki T, et al, 2012.Uric acid is an independent risk factor for carotid atherosclerosis in a Japanese elderly population without metabolic syndrome. Cardiovasc Diabetol, 10(11):2.

Tanaka A , Taguchi I , Teragawa H , et al, 2020. Febuxostat does not delay progression of carotid atherosclerosis in patients with asymptomatic hyperuricemia: a randomized, controlled trial. PLoS Med, 17(4):e1003095.

Toncev G, Milicic B, Toncev S, et al, 2002.Serum uric acid levels in multiple sclerosis patients correlate with activity of disease and blood-brain barrier dysfunction.Eur J Neurol, 9 (3) :221-226.

Trachtman H, Valderrama E, Futterweit S, 1991. Nephrotoxicity of allopurinol is enhanced in experimental hypertension.Hypertension, 17(2) : 194-202.

Turri M, Teatini F, Donato F, et al, 2018.Pain modulation after oromucosal cannabinoid spray (SATIVEX®) in patients with multiple sclerosis:a study with quantitative sensory testing and laser-evoked potentials. Medicines (Basel), 5(3):59.

Uemura Y, Miller JM, Matson WR, et al, 1991. Neurochemical analysis of focal ischemia in rats. Stroke, 22(12):1548-1553.

van der Star BJ, Vogel DYS, Kipp M, et al, 2012.In vitro and in vivo models of multiple sclerosis.CNS Neurol Disord Drug Targets, 11(5):570-588.

Verhaaren BF, Vernooij MW, Dehghan A, et al, 2013. The relation of uric acid to brain atrophy and cognition: the Rotterdam Scan Study. Neuroepidemiology, 41(1):29-34.

Wang F, Zhao M, Han Z, et al, 2017. Hyperuricemia as a protective factor for mild cognitive impairment in non-obese elderly. Tohoku J Exp Med, 242(1):37-42.

Wang G, Zuo T, Li R, 2020.The mechanism of Arhalofenate in alleviating hyperuricemia-Activating PPAR γ thereby reducing caspase-1 activity.Drug Dev Res, 81(7):859-866.

Wang XJ, Luo WF, Wang LJ, et al, 2009. Study on uric acid and the related factors associated with cognition in the patients with Parkinson's disease. Zhonghua Yi Xue Za Zhi, 89(23):1633-1635.

Waugh WH, 2008. Inhibition of iron -catalyzed oxidations by attainable uric acid and ascorbic acid levels: therapeutic implications for Alzheimer's disease and late cognitive impairment. Gerontology, 54(4):238-243.

Weir CJ, Muir SW, Walters MR, et al, 2003. Serum urate as an independent predictor of poor outcome and future vascular events after acute stroke.Stroke, 34(8): 1951-1956.

Williams-Gray CH, Foltynie T, Brayne CE, et al, 2017.Evolution of cognitive dysfunction in an incident Parkinson's disease cohort. Brain, 130 (7):1787-1798.

Wu H, Jia Q, Liu G, et al, 2014. Decreased uric acid levels correlate with poor outcomes in acute ischemic stroke patients, but not in cerebral hemorrhage patients. J Stroke Cerebrovasc Dis, 23(3):469-475.

Yang D, Su Z, Wu S, et al, 2016. Low antioxidant status of serum bilirubin, uric acid, albumin and creatinine in patients with myasthenia gravis. Int J Neurosc, 126(12):1120-1126.

Ye BS, Lee WW, Ham JH, et al, 2016. Does serum uric acid act as a modulator of cerebrospinal fluid Alzheimer's disease biomarker related cognitive decline. Eur J Neurol, 23(5):948-957.

Yu ZF, Bruce-Keller AJ, Goodman Y, et al, 1998. Uric acid protects neurons against excitotoxic and metabolic insults in cell culture, and against focal ischemic brain injury in vivo. J Neurosci Res, 53(5):613-625.

Zhang B, Gao C, Yang N, et al, 2010. Is elevated SUA associated with a worse outcome in young Chinese patients with acute cerebral ischemic stroke? BMC Neurol, 10(1): 82.

Zhang B, Yang N, Lin SP, et al, 2017.Suitable concentrations of uric acid can reduce cell death in models of OGD and cerebral Ischemia-Reperfusion injury.Cell Mol Neurobiol, 37(5):931-939.

Zhang HN, Guo JF, He D, et al, 2012. Lower serum UA levels in Parkinson's disease patients in the Chinese population.Neurosci Lett, 514(2):152-155.

Zhang M, Solomon DH, Desai RJ, et al, 2018. Assessment of cardiovascular risk in older patients with gout initiating febuxostat versus allopurinol: population-based cohort study. Circulation, 138(11): 1116-1126.

Zharikov S, Krotova K, Hu HB, et al, 2008. Uric acid decreases NO production and increases arginase activity in cultured pulmonary artery endothelial cells. Am J Physiol Cell Physiol, 295(5) :C1183-C1190.

Zhou Z, Liang Y, Lin J, et al, 2018. Serum uric acid concentrations and risk of intracerebral hemorrhage: a systematic review and meta-analysis. Atherosclerosis, 275:352-358.

Zoccali C, Maio R , Mallamaci F, et al, 2005. Uric acid and endothelial dysfunction in essential hypertension. J Am Soc Nephrol, 17(5) : 1466-1471.

第 7 章

尿酸与心血管系统疾病

随着人们生活水平的提高、饮食结构及生活方式的改变，心血管疾病的发病率逐年上升，已成为威胁人类健康的首要疾病。高血压、高血脂、高血糖、吸烟、胰岛素抵抗及肥胖是一致公认的心血管疾病的主要危险因素。随着相关流行病学研究的开展，发现血尿酸水平和心血管疾病也存在明显的相关性，但两者并不是单一呈正向关系，而呈 U 形曲线，即高尿酸和低尿酸患者发生心血管事件的概率都会增加，而只有血尿酸水平在 $300 \sim 420\mu mol/L$ 的人群发生心血管事件较少。本章重点阐述尿酸与高血压、冠心病、外周血管疾病、心力衰竭、代谢综合征等心血管系统疾病之间的关系。

第一节　尿酸与高血压

早期的研究普遍认为，高尿酸血症是高血压或其他一些疾病发展过程中的继发结果。然而，随着深入的研究，特别是细胞实验、动物实验等机制的研究，发现高尿酸血症也参与高血压的发生、发展，而且血尿酸水平能有效预测高血压的发生风险及预后，是高血压的独立危险因素和预测因子，因此对高尿酸血症的干预有望成为有效降血压的一个新靶点。

一、高尿酸血症与高血压的关系

高尿酸血症和高血压的相关性源于 100 多年前。1879 年 Frederick 首次提出尿酸参与高血压发生发展的学说。1889 年 Haig 提出高尿酸血症是高血压、糖尿病等疾病发生的根本原因，低嘌呤饮食可作为预防高血压的一项措施。1966 年 Cannonet 等在 *NEJM* 上发表了 47% 的高血压患者同时患有高尿酸血症的流行病学研究结果。美国 1990 ~ 2002 年国家健康与营养调查发现在无高血压病的成年人群中，高尿酸血症与高血压前期呈正相关；童年时期较高的血清尿酸水平和成年后较高的血压水平相关；高尿酸血症可先于高血压发生，青少年高血压前期有明显的高尿酸血症，尤其是出现微量白蛋白尿时高尿酸血症患者高血压发生率更高。我国 Zhang 等一项前瞻性队列研究结果也显示，血尿酸水平与高血压的发生呈正相关。可见人群中高血压与高尿酸血症常相互并存，且互为因果。

二、尿酸影响高血压的研究及作用机制

（一）尿酸对血压水平的影响

Johnson 等在大鼠饲料中添加尿酸酶抑制剂使血尿酸水平升高，几周后发现血压也明显升高。反之，在饲料中加用降尿酸药物后，血尿酸水平降低的同时，血压也出现下降趋势，这一项动物研究让人们对尿酸在高血压中的作用有了新的理解和定位。Framingham 对研究人群进行血压连续监测，发现血清尿酸水平可以独立预测高血压的发生。Chen 等在社区人群前瞻性队列研究中共入选 7220 人，其中男性占 73.8%，平均年龄 37 岁，平均随访 4 年，结果显示血清尿酸水平与高血压的发生呈正相关。另一项基于人群的研究也发现血清尿酸水平增高能预测高血压的发生，同时还发现尿酸与新发的原发性高血压具有更强的相关性。Hungaran 等纳入 17 624 例青少年人群的研究发现，高尿酸血症与高血压进展密切相关。波士顿队列研究发现成人高血压的发生风险与其血清尿酸水平呈线性相关。一项共入选 3073 例男性，年龄 35～57 岁，基线血尿酸水平 > 420μmol/L，且不伴糖尿病、糖耐量异常或者代谢综合征，平均随访 6 年的前瞻性队列研究发现，随访期间高尿酸血症人群较正常尿酸水平人群血压渐进增加，在研究终止时，分析显示调整血清肌酐、体重指数、年龄、血压、吸烟、饮酒、蛋白尿等变量后，与尿酸水平正常的人群比较，没有糖耐量异常和代谢综合征的伴高尿酸血症的基线血压正常人群，其高血压发病风险增加 80%（OR=1.81，95% CI 1.59～2.07）；而且发现尿酸水平每增加一个单位，其高血压的发生率增加 9%（OR=1.09，95% CI 1.02～1.17）。The Normative Aging 研究入选 2280 例男性，平均随访 21.5 年，经过调整其他变量如代谢综合征、肾功能、酗酒等因素后，发现基线尿酸水平是预测高血压发生风险的可靠指标。PAMELA 研究进一步揭示了高尿酸血症与高血压的因果关系，该项研究结果显示血清尿酸水平每增加 59.5μmol/L，高血压的发病风险增加约 30%；血清尿酸水平和收缩压呈线性相关，尿酸每增加 59.5μmol/L，收缩压增加 27mmHg。以上这些结果提示血清尿酸水平高的个体，其高血压的发生风险是增加的，这一作用独立于其他已知的危险因素。高尿酸血症患者高比例伴发高血压，说明高尿酸血症不只是高血压的结果，而应该是高尿酸血症是高血压发生和发展的一个独立危险因素。Grayson 等荟萃分析结果同样支持高尿酸血症与高血压的发病风险相关，同时也发现这种风险在年轻人群及女性群体中更为常见，但目前不同年龄段的尿酸水平与高血压的相关性仍存在争议。Leite 等和 Feig 等研究显示，尿酸水平与高血压的相关性在中年人群中较老年人群更显著；而 Rovda 等在儿童和青少年群体开展的研究发现，血尿酸水平在该类人群中与高血压存在强相关性，在正常血压、轻度高血压及中重度高血压患者中，高尿酸血症的比例分别为 9.5%、49%、73%。Moscow 青少年高血压研究显示血压正常的青少年中 9.5% 有高尿酸血症（> 480μmol/L），临界高血压青少年中 49% 有高尿酸血症，中重度高血压青少年 73% 有高尿酸血症。一项比较了青少年（13～18 岁）伴原发性高血压和血压正常两组之间血清尿酸水平的小型研究，结果发现高血压组血清尿酸水平升高且肾素活性增加。一项平均随访 13 年的

Hungarian 儿童健康研究共入选 17 624 例青少年，发现进展为高血压的显著危险因素之一是高尿酸血症。综上所述，尿酸与不同性别和年龄高血压相关性值得进一步探索。

Zeng 等发现血压昼夜节律紊乱组心律失常检出率和靶器官损害程度明显高于血压昼夜节律正常组。在对 215 例初诊原发性高血压患者的研究中，Afsar 等发现，血尿酸水平升高可显著增加夜间非杓型血压的发病风险，该研究首次报道了尿酸与血压节律紊乱的相关性。

（二）高尿酸血症引起高血压的机制

尿酸有维持血压的生理作用，但是尿酸过多也会通过氧化应激、炎性反应和脂质代谢紊乱等机制损害血管内皮功能，从而引起高血压等心血管疾病的发生、发展。

1. 高尿酸血症导致一氧化氮合成减少　一氧化氮合成抑制时，可上调内皮细胞血管紧张素转换酶活性，增加一氧化氮和超氧阴离子的生成，引起血管收缩，导致持续且显著的高血压。一氧化氮水平减低亦影响血管平滑肌细胞的增生、细胞外基质沉积、巨噬细胞黏附和移行的调节，从而导致阻力动脉和大动脉重构，引起血压升高。高尿酸血症引起一氧化氮合成减少主要通过以下机制：高尿酸血症可以促使机体 ROS 生成增多，ROS 诱导的氧化应激可引起一氧化氮生物利用度或信号的减少，影响血管张力，导致血管内皮功能障碍；高尿酸血症也可使肾脏致密斑的一氧化氮合成酶表达下调，导致由其介导的一氧化氮生成减少；尿酸还可以直接作用于内皮细胞，使 L- 精氨酸的摄取被阻断，影响精氨酸转变成一氧化氮，导致一氧化氮水平下降。

2. 高尿酸血症导致血管平滑肌细胞增殖迁移　血管平滑肌细胞表达有机阴离子转运体 URAT1 摄取尿酸，尿酸进入平滑肌细胞后激活特异性细胞丝裂原活化蛋白激酶，诱导环氧化酶 2，进而刺激局部血栓素的生成，上调血小板源性生长因子的表达，引起血管平滑肌细胞的增殖和迁移，最终导致血管重构。Price 等及 Corry 等的研究表明，尿酸对血管平滑肌细胞的增殖和迁移作用呈时间和浓度依赖性。

3. 高尿酸血症导致胰岛素抵抗　血尿酸水平升高，直接损伤胰岛 B 细胞，导致胰岛素合成减少、受体的敏感性降低，出现胰岛素抵抗。胰岛素抵抗时，机体出现代偿性胰岛素分泌增多。胰岛素刺激主动脉内皮细胞合成和分泌内皮素，导致外周血管阻力增加，促进肾小管对水钠重吸收，引起血压升高。

4. 高尿酸血症激活 RAS　尿酸培养血管平滑肌细胞（vascular smooth muscle cell, VSMC）发现，尿酸除了可诱导 VSMC 增殖，还可诱导血管紧张素和血管紧张素 Ⅱ 表达，兴奋局部 RAS。尿酸还可诱导内皮功能不良和炎症反应，肾脏间质 T 细胞和巨噬细胞浸润引起肾脏缺血及肾血管收缩，入球小动脉和出球小动脉阻力增加，导致皮质肾血管收缩，肾素表达增加，激活 RAS，均可促发血压增高。Feig 等共将 60 例 1 级高血压且合并高尿酸血症的青少年随机分成两组，分别给予别嘌醇和安慰剂治疗，6 周后发现在别嘌醇治疗组中 20 例血压恢复到正常水平，并且其血浆肾素活性显著降低；而在安慰剂组，只有 1 例患者血压恢复正常。我国研究认为，尿酸对血压昼夜节律的影响可能是通过激活 RAS 进行的。

5. 高尿酸血症导致肾脏病变　肾脏是尿酸排泄的重要场所，尿酸增高超过肾脏排泄能力则可形成尿酸盐结晶和尿酸结石。尿酸盐结晶可以沉积于肾小管、肾间质直接造成肾小管间质炎症、纤维化的增加，导致肾脏疾病；也可以形成尿酸结石，引起肾后性梗阻；同时高尿酸血症时多数伴有胰岛素抵抗，也会直接或间接导致肾脏损伤。另外，高尿酸还可以诱导氧化应激、一氧化氮水平下降，促使和加重肾脏小动脉病变。因此，高尿酸导致肾脏损伤是高血压发生和发展的重要的病理过程。

三、高血压影响尿酸代谢的研究及作用机制

（一）高血压对尿酸代谢的影响

Johnson 等研究发现，在青少年人群中，89% 的原发性高血压患者有尿酸水平升高，30% 的继发性高血压患者合并尿酸水平升高；在未治疗的高血压患者和正在使用利尿剂治疗的高血压患者中合并高尿酸血症的比例分别为 25% 和 50%；而在急进型高血压中，高尿酸血症的发病率则高达 75%；在临界高血压患者中，特别是存在微量蛋白尿的患者中，也发现尿酸增高。Lee 等研究表明，高血压前期 [收缩压 130 ～ 140mmHg 和（或）舒张压 80 ～ 90mmHg] 伴有微量蛋白尿的患者比无蛋白尿的患者尿酸水平更高。在成人高血压人群中，特别是已有微量蛋白尿的患者中都普遍存在高尿酸血症。

（二）高血压引发高尿酸血症发生的可能机制

1. **高血压导致肾脏病变**　尿酸在肾脏经历肾小球滤过、肾小管重吸收、分泌、再重吸收 4 个步骤，最后经尿排出的尿酸占肾小球滤过量的 6% ～ 12%。因此，高血压的肾脏损害、尿酸排泄减少是引发高尿酸血症的重要机制之一。

2. **噻嗪类利尿剂的使用**　噻嗪类利尿剂可引起血尿酸水平升高，主要机制为噻嗪类利尿剂能增加尿酸在近端小管的重吸收，一方面是缘于肾脏血管收缩，灌注阻力增加导致的肾血流量减少，另一方面也可以通过近端小管的有机阴离子转运蛋白 4（organic anion transporter 4，OAT4）直接与尿酸竞争再吸收。

3. **胰岛素抵抗**　高血压患者常合并血胰岛素水平升高，研究表明胰岛素能刺激尿酸在近端小管重吸收增加，这可能也是高血压患者血尿酸水平升高的另一个原因。

4. **尿酸产生增加**　高血压患者周围小血管收缩，血流灌注减少导致组织缺血缺氧、乳酸生成增加，进而引起尿酸的产生增多。

四、高尿酸血症合并高血压的治疗

（一）降压药物的选择

多项研究显示，除氯沙坦及钙通道阻滞药可以降低血尿酸水平外，其他降压药物包括 ACE 抑制剂、除氯沙坦之外的其他血管紧张素 Ⅱ 受体阻滞剂、利尿剂、β 受体阻滞剂等都有升高血尿酸水平的副作用。

1. **钙通道阻滞药**　该类药物具有扩张入球小动脉和出球小动脉作用，因此可以通过增加尿酸排泄显著降低血清尿酸水平。但研究显示，并不是所有的钙通道阻滞剂都具有降低尿酸的作用，氨氯地平、非洛地平具有降低血清尿酸水平的功能，但是硝苯地平和维拉帕米却没有显示这方面的作用。英国一项收集了 1 775 505 例成人病例的相

关数据，评价应用抗高血压药物使用后痛风发作风险，显示钙通道阻滞药相对风险为0.87（95% CI 0.82 ～ 0.93）。

2. 氯沙坦　LIFE 研究平均 4.8 年的随访结果发现，氯沙坦组与阿替洛尔组相比血清尿酸水平明显降低，而且认为氯沙坦组心血管获益 29% 来自于血尿酸水平的降低。同样来自英国的评价应用抗高血压药物使用后痛风发病风险的相关数据，氯沙坦相对风险为 0.78（95%CI 0.67 ～ 0.92）。中国医学科学院阜外医院的一项研究发现氯沙坦减少健康人群、高血压患者及肾脏移植服用环孢素患者肾脏近曲小管对尿酸的重吸收，增加尿酸排泄，降低血清尿酸水平；但是长期服用氯沙坦后，氯沙坦降低血清尿酸的作用减弱。另外一项高血压研究把受试者分成三组，氯沙坦 50 ～ 100mg 组，氯沙坦50mg 联合氢氯噻嗪 12.5mg 组，以及坎地沙坦 8 ～ 16mg 组，结果显示氯沙坦组血清尿酸水平下降，氯沙坦联合氢氯噻嗪组对血清尿酸水平没有影响，坎地沙坦组却明显增加了血清尿酸水平。其他的临床研究也验证了氯沙坦具有阻断利尿剂、降低尿酸肾脏排泄率、增加血清尿酸水平的作用。氯沙坦是 ARB 类药物中唯一一种可以降低血清尿酸水平的药物，其机制目前认为可能是通过氯沙坦本身而不是其活性代谢产物起作用，主要作用于近曲小管上皮细胞刷状缘膜的尿酸转运体，其抑制尿酸的重吸收、降低尿酸的作用呈剂量依赖性。

3. 利尿剂　所有的袢利尿剂、噻嗪类利尿剂和醛固酮受体拮抗剂都可以导致血清尿酸水平升高。主要机制为利尿剂可以增加肾脏近曲小管对尿酸的重吸收，可以与尿酸竞争肾小管的分泌位点，减少尿酸排泄率，以及血容量减少，直接减少肾脏尿酸排泄。来自英国的评价使用利尿剂后痛风发病风险的相关数据表明，利尿剂相对风险为 2.35（95%CI 2.19 ～ 2.53）。因此，高血压合并高尿酸血症患者需谨慎使用利尿剂。

4. 其他降压药物　英国评价应用降压药物后痛风发病风险显示，ACEI 相对风险为1.25（95%CI 1.17 ～ 1.22）；非氯沙坦 ARB 相对风险为 1.31（95%CI 1.17 ～ 1.47）；β受体阻滞剂相对风险为 1.49（95%CI 1.40 ～ 1.59）。从作用机制来看，ACEI 类药物通过减少肾脏近曲小管对尿酸的重吸收，能增加肾脏尿酸排泄率，降低血清尿酸水平，但是多项研究结果却显示 ACEI 虽有增加肾脏清除率的作用，但即使在最高剂量组其降低血清尿酸水平也没能达到统计学意义。ACEI 联合氢氯噻嗪的研究发现，血清尿酸水平显著升高。在一项使用吲达帕胺与培哚普利的复方制剂和安慰剂随机双盲对照试验中，也显示吲达帕胺与培哚普利的复方制剂显著增加血清尿酸水平。也有的研究显示非氯沙坦 ARB 类药物如缬沙坦、坎地沙坦、替米沙坦、厄贝沙坦对血清尿酸水平影响不明显。与利尿剂相比，β 受体阻滞剂在相同降压效果的剂量下对尿酸水平的影响比较小，目前 β 受体阻滞剂引起尿酸增高的机制仍然不明。

（二）降尿酸治疗的起始与目标值

根据《中国高尿酸血症与痛风诊疗指南（2019）》，无症状性高尿酸血症合并高血压等心血管危险因素或心血管疾病时，血尿酸 > 480μmol/L 应给予降尿酸药物治疗。无心血管危险因素或心血管疾病的高尿酸血症，血尿酸 > 540μmol/L 应给予降尿酸药物治疗。治疗的目标是使血尿酸 < 360μmol/L。若患者有痛风且反复发作，即使尿酸

正常也需要进行降尿酸治疗，目标值为血尿酸 < 300μmol/L。

Feig 等小型随机临床试验显示，在新诊断的青年高血压中，别嘌醇治疗可显著降低血压水平，但缺少大型研究来证实。近年来，新的强效降尿酸药物的出现提高了高尿酸血症患者药物治疗的可能性，但对高血压及心血管疾病获益研究甚少。王雱开展了一项研究，在降压治疗的基础上加用降尿酸药治疗，观察其对高血压患者非杓型血压形态的影响，治疗 24 周结果表明，与对照组相比，降尿酸组将非杓型血压纠正为杓型血压的比例明显上升。降尿酸治疗可有效改善异常的血压节律，也间接说明尿酸水平升高是血压节律异常的重要原因之一。

血尿酸水平是高血压发生、发展的一个独立危险因素，反过来高血压也增加高尿酸血症的发生率。高血压与高尿酸相互影响，早期筛查，合理使用降压药物和降尿酸药物，将有助于血压达标和血尿酸下降，减少心血管病事件的发生。

第二节　尿酸与冠心病

根据《中国心血管健康与疾病报告（2021）》显示我国冠心病发病率急速上升，10 年来男性冠心病发病率增加了 42.2%，女性增加了 12.5%，冠心病防治俨然成为一项重大的公共卫生问题。人们开始关注改变冠心病的危险因素，试图以此来扭转冠心病全球性的增长趋势。尿酸和已知冠心病危险因素之间的联系较为复杂，特别是在样本量有限的情况下，很难阐明它对冠心病的直接影响。虽然不同的研究得出的结果存在差异，但大多数研究支持尿酸是冠心病的危险因素。另外多项研究和荟萃分析也显示，合并高尿酸血症将显著增加冠心病的死亡率。

一、高尿酸血症和冠心病发病率的关系

Min 等对 13 项研究共入选 70 382 人，其中冠心病患者 6666 人，进行了 18 项相关数据的荟萃分析，结果发现高尿酸血症与冠心病发病率之间有显著关联，随机效应模型显示正相关（OR=1.13，95% CI 1.05 ～ 1.21）。但 Min 等荟萃分析结果还显示，血清尿酸水平每升高 60μmol/L 没有增加总体人群的冠心病发病率的风险，根据性别进行亚组分析后发现，在男性群体中没有统计学意义（OR=0.93，95%CI 0.72 ～ 1.20，I^2= 34.3%），在女性群体中却出现了统计学意义（OR=1.22，95%CI 0.83 ～ 1.80，I^2= 0%），因此是否与性别相关还需进一步研究。但 Brodov 等研究却显示，血尿酸水平每升高 60μmol/L，冠心病风险将增加 1.45 倍。Krishnan 等对 2498 例受试者的血尿酸水平及冠状动脉 CT 血管造影（CT angiography，CTA）结果进行观察分析发现，血尿酸水平和冠状动脉钙化的程度呈正相关，校正年龄、种族、血压水平、C 反应蛋白水平等因素后结果显示，血尿酸最高 25% 的人群（男性 > 393μmol/L，女性 > 274μmol/L）与最低 25% 的人群（男性 < 291μmol/L，女性 < 196μmol/L）相比，冠心病的发病率显著增高（OR=1.87），认为高尿酸血症是亚临床冠心病的独立危险因素。Tomás Miranda-Aquino 等对 300 例无症状高尿酸血症患者的观察研究中也得出类似的结论，

即无症状性高尿酸血症患者冠状动脉钙化发生率较高，并且与复杂的冠状动脉病变显著相关（OR=3.4，$P \leqslant 0.001$）。

二、高尿酸血症影响冠心病的作用机制

（一）促氧化作用

氧化应激与缺血再灌注损伤、心肌纤维化、左心室重构、心肌收缩力减弱及心功能受损等密切相关。氧化应激还可通过增加胰岛素抵抗、促使内皮功能紊乱等，加速血管内外环境失衡的进展，导致动脉粥样硬化、血管钙化和心脏供血受损。同时尿酸在促进脂肪氧化的同时可减弱高密度脂蛋白胆固醇（high-density lipoprotein cholesterol，HDL-C）对血管壁的保护，加速动脉粥样硬化的产生。

（二）影响血管内皮细胞功能

在分子水平，尿酸刺激高迁移率族蛋白 1（high mobility group box 1 protein，HMGB1）/糖基化终产物受体蛋白（receptor for advanced glycation endproduct，RAGE）信号通路，从而抑制 eNOS 表达和介导细胞内质网应激，产生炎症细胞因子，其产物可导致内皮功能受损。黄嘌呤氧化酶是生成尿酸的关键酶，该酶可以影响一氧化氮的信号通路，引起内皮功能紊乱。在人体实验中证实 XO 抑制剂可以改善内皮功能，可见该酶对内皮正常功能的维持发挥着重要作用，而一旦冠状动脉血管出现损伤时，内皮细胞的 XOR 活性可明显升高，甚至达 200% 以上，并影响内皮介导的血管舒张功能。eNOS 是血管一氧化氮合成的关键酶，我国学者对急性冠脉综合征（aacute coronary syndrome，ACS）患者 eNOS 基因多态性研究发现，汉族人群中 eNOS 基因多态性与 ACS 不相关，而与 ACS 组患者血清尿酸水平相关，证明尿酸在 eNOS 基因水平影响一氧化氮合成，引起内皮功能紊乱。

（三）炎症介质的产生和血管炎症作用

最新一项基础研究显示，尿酸通过参加血管炎症及细胞增殖破坏内皮细胞功能，导致血管内皮损伤，促进血小板聚集，引起动脉粥样硬化及血栓形成，促使动脉粥样硬化的发生和发展。高尿酸血症时单尿酸盐微结晶析出沉积于血管壁，通过 Toll 样受体介导激活 NALP3 炎症小体，促进 IL-1β 合成，从而引起血管内膜损伤及炎症反应，最终激活血小板和凝血系统，增加微血管血栓的形成。高尿酸血症常伴有 CRP 水平升高，CRP 通过激活补体系统而导致血管内皮坏死，促使巨噬细胞等炎症细胞进入血管内皮，导致血管内皮损伤，促进血小板聚集，引起动脉粥样硬化及血栓形成。另外血管病变导致组织缺氧，乳酸生成增多，导致竞争性尿酸排泄减少，进一步促使血尿酸水平升高，形成恶性循环。

三、冠心病合并高尿酸血症治疗研究

Chen 等一项病例匹配队列研究发现，冠心病合并高尿酸血症患者存活率比血尿酸正常的患者低，经校正后未治疗的高尿酸血症冠心病患者全因死亡风险增加（OR=1.24，95%CI 0.97 ～ 1.59），心血管死亡危险增加（OR=2.13，95%CI 1.34 ～ 3.39）；经过降

尿酸治疗后高尿酸血症合并冠心病患者的全因死亡风险相对于未治疗高尿酸血症合并冠心病患者减低（OR=0.60，95%CI 0.41～0.88），提示降尿酸治疗可能会给减少冠心病合并高尿酸血症患者全因死亡风险带来积极的帮助。

降低尿酸治疗有助于降低心血管风险。一项在太平洋西北部的退伍军人事务医疗中心注册的高尿酸血症患者的队列研究提出，别嘌醇治疗降低了 23% 的全因死亡率；Guan 等观察到别嘌醇治疗可显著改善急性心肌梗死患者经皮冠状动脉腔内成形术（percutaneous transluminal coronary angioplasty，PTCA）后即刻和术后 6min 的射血分数及心脏指数。

Athyros 在 2004 年对 GRACE 的研究中发现，阿托伐他汀可以降低血尿酸水平。2007 年 Athyros 对 GRACE 研究进行事后亚组分析，探讨阿托伐他汀对冠心病合并代谢综合征的影响，结果发现使用阿托伐他汀组血尿酸水平显著下降，肾小球滤过率也得到显著提高，据此认为阿托伐他汀将是冠心病、高脂血症合并血尿酸水平升高患者合理的选择。

总之，高尿酸血症与冠心病发病率和死亡率有关，这一作用在女性中似乎更明显，目前研究认为积极降尿酸治疗可降低高尿酸血症合并冠心病患者的全因死亡风险。降尿酸药物是否可作为一种新的冠心病治疗药物，以及降尿酸治疗能否成为一个降低心血管终点事件的有效措施还缺乏高质量循证医学证据，但明确的是冠心病患者应重视血尿酸水平管理，必要时予以适当干预。

第三节　尿酸与心律失常

一、尿酸与室性心律失常

（一）尿酸引起室性心律失常的机制

最近的研究表明，血尿酸升高既可通过氧化应激和炎症介质诱导心房与心室心肌的电生理及结构重塑，亦可通过激活肾素 - 血管紧张素系统引起内皮细胞的衰老和凋亡，进而引起室性心律失常等疾病。有研究证实，左心室扩张、左心室肥厚程度、左心室收缩舒张功能与室性心动过速（室速）的发生存在相关性。血清尿酸升高会引起左心室心肌损伤增加，这可能与室速的发生有关。但是血尿酸水平升高引起室速的详细病理机制尚不清楚。

（二）尿酸与室性心律失常的相关研究

Letsas 等报道了尿酸水平的升高与心房颤动的持续存在相关。他们认为尿酸诱导的炎症和氧化应激与心房颤动底物的发生有关。Yamada 等对 167 例经超声心动图诊断心室肥厚的患者进行了观察性研究，根据 24h 动态心电图监测是否记录到室性心动过速分为室性心动过速组、非室性心动过速组，结果发现，室性心动过速组的尿酸水平显著高于非室性心动过速组，多元 Logistic 回归分析显示，血清尿酸水平是室性心动过速发生的独立预测因素。最近日本一项研究纳入 56 例接受预防性 ICD 植入的心力衰竭患者，以血清尿酸362.95μmol/L为界，将患者分成高、低尿酸血症组，经过（30±8）个月的随访发现，22例（39%）患者因发作室性心动过速接受了ICD治疗，更多发生在高尿酸血症组。多因素分析发现，高水平尿酸是上述患者启动ICD治疗的预测因子（OR=1.826），提示合并高尿酸血症的心力衰竭患者更易发生室性心律失常。土耳其一项前瞻性研究纳入115例17岁以上的肥厚型心肌病（HCM）患者及80例健康人，其间均进行体表心电图、24h动态心电图监测，研究主要重点事件为室性心律失常，平均随访（31.7±12.7）个月，HCM患者中24例发生室性心动过速，91例未发生，发生室性心动过速组平均尿酸水平明显高于未发生室性心动过速组。提示在HCM患者中，尿酸水平升高者有更高的室性心动过速发生率。美国一项回顾性队列研究从医疗保险受益人群中随机选取28 755例无基础心血管疾病及室性心律失常者，研究别嘌醇的使用与室性心动过速的关系，研究结局为室性心律失常的发生。结果显示，相比不使用者，使用别嘌醇者发生室性心动过速的风险明显更低（OR=0.82），且研究范围内使用时间越长，室性心动过速风险越低，从而得出结论，服用别嘌醇且服用时间6个月以上与低风险的室性心动过速相关；但研究未能表明室性心动过速低风险是否与低水平的尿酸相关。综上所述，在器质性心脏病如HCM、心力衰竭患者中，高水平的尿酸与室性心动过速发生相关。在无器质性心脏病患者中，使用别嘌醇者发生室性心动过速的风险更低，这是否与血清尿酸水平相关需要未来更多前瞻性的研究证实。尿酸水平升高会导致室性心动过速（VT）的发生风险增加，从而引起心源性猝死。因此，我们研究了左心室肥厚（LVH）患者血清尿酸水平与VT发生之间的关系。方法：研究对象包括167例经超声心动图检测出左心室肥厚（LVH）的患者[110例男性，平均年龄（67.4±12.7）岁]。根据24h动态心电图监测是否出现VT（超过5次，n=27）或是否出现VT（n=140），将患者分为两组。超声心动图检测各组左室射血分数（LVEF）、左室舒张末期内径（LVDd）、E/A比、透射血流速度减速时间。此外，比较各组血尿素氮（BUN）、肌酐、估计肾小球滤过率（eGFR）、钠、钾、血红蛋白、总胆红素和尿酸。结果：超声心动图结果未显示两组之间的差异。而VT组BUN、尿酸水平明显高于非VT组。VT组eGFR明显低于非VT组（$P < 0.01$）。多因素Logistic回归分析发现尿酸水平是VT发生的独立预测因素。

血清尿酸（SUA）可导致包括心律失常在内的心血管疾病，降低尿酸可降低心律失常发病风险。有研究显示，别嘌醇治疗后会降低心房颤动及室性心律失常患者的患病风险。KAN等研究中，房室传导阻滞组和对照组HUA的发生率分别为42.19%和20.31%。结果病例组SUA水平明显高于对照组[（402.13±140.08）mmol/L vs（351.17±87.81）mmol/L]。这些结果表明，血清尿酸水平是预测LVH患者室性心律失常的有效指标。

二、尿酸与房室传导阻滞

（一）尿酸引起房室传导阻滞的机制

尿酸是嘌呤核苷酸代谢的终产物。研究表明，高尿酸是心血管疾病的一个危险因素。它可能会引起房室束 - 浦肯野系统纤维化，进而引起房室结、房室束及其分支的传导延迟或停止，氧化应激被认为是一个重要的病理生理学机制。研究表明，HUA 引起的房室传导阻滞可能与心肌纤维化有关，纤维化与炎症相互作用增加了心律失常的风险。

（二）尿酸与房室传导阻滞的相关研究

Cicero 等从 Brisighella 心脏研究组选取 1639 例健康人，研究尿酸水平与常见心电图改变的关系，结果没有发现尿酸水平与房室传导阻滞、束支阻滞存在相关性，但随后的研究表明二者存在相关性。Mantovani 等的一项回顾性研究纳入 967 例住院的 2 型糖尿病患者，根据尿酸水平的三分位数分为三组，分析其标准心电图及其他临床资料发现，267 例（27.6%）存在心脏传导受损（包括不同程度的房室传导阻滞、束支及分支传导阻滞），尿酸水平在第三分位的患者传导阻滞的发生率高于其他两组（35.8% vs 25.0% vs 22.3%，$P < 0.000\ 1$），校正其他危险因素后结果仍有显著性差异。一项我国的研究表明，将房室传导阻滞（atrioventricular block，AVB）与病态窦房结综合征（sick sinus syndrome，SSS）患者作为研究组，健康体检者作为对照组，研究发现 AVB 和 SSS 组中患者的 SUA 水平均明显高于对照组。尿酸与 AVB 显著相关（OR=2.863，95%CI 1.305 ～ 6.279，$P=0.009$），即使在校正混杂因素后（OR=2.609，95%CI 1.081 ～ 6.296，$P= 0.033$）。AVB 仅 HUA 与三度房室传导阻滞间存在显著相关性（OR=3.411，95%CI 1.452 ～ 8.016，$P=0.005$）。对 AVB 组进一步分组发现 SUA 水平与三度房室传导阻滞具有显著相关性，而与一度及二度房室传导阻滞未见明显相关性。关于 SUA 水平与房室传导阻滞的相关性原因，有多种可能的相关机制。

三、尿酸与 QT 间期延长

近年来有研究表明高尿酸血症与 QTc 间期延长相关，SUA 和 QTc 之间的相关性为心脏性猝死（SCD）的发现提供了新的解释，并对临床实践中高尿酸血症患者的管理策略具有重要意义。

Ozyllmaz 的前瞻性研究显示，在 HCM 患者中，高水平的尿酸与其 5 年内 SCD 高风险相关，提示在 HCM 者中，高尿酸血症与 SCD 相关。近些年也有其他研究显示高尿酸与 SCD 相关。Guo 等选取 11 206 例普通人，研究其血清尿酸水平与 QTc 间期的关系，标准心电图中 QTc 间期在女性＞ 460ms，男性＞ 450ms 定义为长 QTc 间期。结果显示，无论在男性或女性，尿酸水平均与 QTc 间期显著相关。将血清尿酸水平分成四分位进行分析发现，在男性，尿酸水平最高的四分位较最低四分位组发生长 QTc 间期的风险更高（OR=1.402，95% CI 1.073 ～ 1.831），在女性则没有发现这种关联。一项我国的研究纳入负荷频发室性期前收缩（PVC）患者 67 例，将入选患者分为期前收缩负荷 20%（高负荷组），证实不同负荷频发室性期前收缩患者尿酸、左心室心肌质量指数和 QT 间期之间都具有相关性，高负荷组 QTCB（QT 间期）、LVMI（左心室心肌质量指数）、尿酸水平明显高于低负荷组（$P < 0.01$），PVC 患者随着期前收缩负荷的增加，QTc 间期延长，左心室肥厚程度加重，尿酸水平升高，并且对期前收缩负荷的影响尿

酸比 QTc 大。一项队列研究在 2012～2013 年辽宁省农村地区招募了 11 206 名年龄为 35 岁及以上的中国研究参与者。按照尿酸水平分为三组。在男性中，SUA 与 QTc 间期都具有相关性。在男性参与者中，模型危险因素校正后，与最低四分位组别相比，在 SUA 最高的组中，SUA 与延长 QTc 间期的风险增加相关（OR=1.402，95%CI 1.073～1.831）。在所有模型中，女性的 SUA 与延长的 QTc 间期之间没有显著的关系。高 SUA 的男中性 QTc 间期延长的风险较高。

第四节　尿酸与心房颤动

心房颤动（atrial fibrillation，AF）简称房颤，是常见的心律失常之一，通常是心脏疾病，如高血压性心脏病、冠心病、风湿性心脏病等的并发症，但随着血栓栓塞、心力衰竭等不良事件的增多，已被作为一个独立疾病对待。识别房颤的危险因素对降低发病率、死亡率至关重要，高血压、冠心病、风湿性心脏病、甲状腺功能亢进、糖尿病、高龄这些都已被证实是房颤的危险因素，近年来，一些研究认为尿酸与房颤也密切相关。

一、尿酸与房颤的关系及相关研究

高尿酸血症自 1951 年被 Gertler 等描述为心血管疾病的可能危险因素。Letsas 研究发现，房颤患者血尿酸水平较高（$P < 0.001$），尿酸在永久性房颤患者中可以作为独立预测因素（OR=2.172）。Valbusa 等通过对门诊糖尿病患者进行心电图筛查随访，结果发现有 10.5% 的患者出现新发房颤，而高尿酸血症是新发房颤的危险因素（OR=2.42，95%CI 1.8～3.4，$P < 0.001$）。Kawasoe 等在日本人群的研究中也发现房颤发病率随血尿酸水平升高而升高。ARIC（atherosclerosis risk in communities）研究通过对非房颤人群的随访发现，血清尿酸水平高者（$> 420\mu mol/L$）发生房颤风险明显高于正常血清尿酸水平者（$< 300\mu mol/L$）（$P < 0.01$），提出血尿酸水平可作为预测房颤发生的独立危险因素（OR=1.16，95%CI 1.06～1.26，$P < 0.001$）；在这研究中还发现尿酸在黑色人种及女性群体中预测房颤发生的价值更强。日本学者 Suzuki 等指出在高尿酸血症中男性新发房颤概率为 21.6%，女性为 16.0%；在校正各种心血管危险因素后，发现女性高尿酸血症与房颤的发生更为密切（OR=1.888，95%CI 1.278～2.790），而男性却无此关联，因此提出高尿酸血症人群发生房颤与性别相关的假设。相反，Nyrnes 等进行的研究却认为与性别无关，不论是男性还是女性尿酸水平升高均对房颤的发生有影响。

二、尿酸与房颤射频消融术后复发的相关研究

尿酸不仅和房颤的发生有关，有研究提示对房颤射频消融后复发的可能也存在影响。He 等对 330 例阵发性房颤患者随访发现，术前高尿酸血症是术后房颤复发的危险因素（OR=2.804，95%CI 1.466～5.362，$P=0.002$）。另一项 Canpolat 等的前瞻性研究，纳入 363 例首次行冷冻消融术的阵发性房颤患者随访（19.2±6.1）个月，亦发现

术前血尿酸水平是房颤术后复发的独立预测因素（OR=1.96，95% CI 1.49 ～ 2.59，$P <$ 0.001），且其预测房颤复发的灵敏度为 85.7%，特异度为 83.7%，认为术前血清尿酸水平是预测房颤射频消融术后复发较好的生物学标志物。然而，Zhao 等纳入 4 篇队列研究的荟萃分析，却得出术前血尿酸水平与房颤射频消融术后复发并无关联。考虑目前相关性研究较少，同时存在干扰结果的混杂因素，对血尿酸水平与房颤射频消融术后复发是否存在联系仍不能明确，有待大规模循证医学进行论证。

三、高尿酸血症导致房颤的可能机制

尿酸影响房颤发生的机制尚未能阐明，如前所述尿酸可引起氧化应激、炎症反应和内皮功能障碍，而氧化应激、炎症反应又可改变心房肌细胞的电生理特征，促进异位兴奋灶、折返环的形成，从而导致房颤的发生与复发。

1. **尿酸转运蛋白激活引起心房重构**　细胞内尿酸水平升高会激活特定途径引起细胞变性，而其中尿酸转运蛋白起关键作用。通过尿酸转运蛋白激活细胞内积累的尿酸，可以影响细胞增殖时 CRP 表达和减少血管平滑肌细胞 NO 的产生，这些过程均可被尿酸转运蛋白抑制剂羧苯磺丙胺抑制。尿酸转运蛋白在近曲肾小管上皮细胞中起到调控尿酸水平的关键作用，它还被发现广泛表达于血管平滑肌细胞、内皮细胞、脂肪细胞和胰岛 B 细胞，是否表达于心房肌细胞目前尚不明了。若心房肌细胞内发生尿酸沉积，可能导致心房电重构及结构重构，而这些重构是房颤发生和维持的基础。但关于尿酸激活的心房重构假说目前仍缺少相关的研究支持。

2. **尿酸促炎作用促发心房肌纤维化**　越来越多的研究证实房颤患者心房细胞内存在不同程度的炎症反应。Yamashita 等发现在房颤患者左心耳组织中炎症因子、黏附分子、巨噬细胞迁移均升高，提出了房颤发生与炎症浸润相关。George 等实验证明，血清尿酸通过免疫介导心房肌内皮细胞损伤，促进炎症反应发生及进一步加重，从而造成心房肌细胞跨膜电位的不稳定。Gicquel 等首次对其炎症机制进行详细阐述，提出尿酸结晶通过激活巨噬细胞中 NALP3 的途径，促进成纤维细胞向肌成纤维细胞增殖和分化。我国 Zhen 等研究发现尿酸水平升高可上调炎性细胞因子的表达，活化 NF-κB 激活炎性细胞因子如白细胞介素 -6（IL-6）、白细胞介素 -8（IL-8）、白细胞介素 -10（IL-10）和肿瘤坏死因子 α（TNF-α），通过促进细胞外基质蛋白的积累，胶原蛋白大量产生，触发纤维化重塑，破坏纤维束连续性，从而破坏心房传导，促发房颤发生。

3. **尿酸促氧化引发心脏电活动改变**　Strazzullo 等研究认为血清尿酸水平升高可直接损伤内皮功能，并增加氧化应激过程。房颤时氧化应激主要通过线粒体途径、黄嘌呤氧化酶途径及 NADPH 氧化酶途径实现。在人心房细胞内超氧自由基生成时黄嘌呤氧化还原酶起关键作用，它也是尿酸代谢的关键酶。血尿酸水平升高时会引起该酶活性增强，利于超氧自由基生成，加重心肌氧化应激程度，引起心脏电活动改变及结构改变。

4. **肾素 - 血管紧张素 - 醛固酮系统激活引发房颤**　尿酸通过刺激细胞增殖，上调血管紧张素原、血管紧张素转换酶、血管紧张素 Ⅱ 受体的细胞表达，提高血管紧张素

Ⅱ受体水平，促进 RAAS 的局部活化，而血管紧张素Ⅱ受体具有致心律失常作用，其不仅与蛋白激酶 C（protein kinase C，PKC）、细胞外调节蛋白激酶（extracellular regulated protein kinases 1/2，ERK1/2）和 NF-κB 途径增强的细胞外基质蛋白质产生引起的房颤相关，而且与氧化应激和炎症引发的各种离子通道的变化有关。在临床研究中，氯沙坦联合降尿酸药物可降低房颤的发生，其机制可能与抑制 RAAS 激活有关。

四、降尿酸治疗对房颤的影响

高尿酸血症可能促进房颤的发生，然而使用降尿酸药物是否可以减少房颤发生在已有的研究中证据有限。Yang 等研究发现别嘌醇可以通过降低糖尿病大鼠模型的氧化应激水平、抑制钙调蛋白质依赖的激酶（calcium/calmodulin-dependent protein kinase Ⅱ，CaMK Ⅱ）活性和下调钠钙交换体（Na^+/Ca^{2+} exchanger，NCX）蛋白表达来改善心房电重构。这些研究表明，通过抑制黄嘌呤氧化酶的抗氧化治疗可能是未来改善心房电重塑的重要方法，可能会减少房颤的发生、发展。Li 等研究发现，非布司他可抑制阵发性房颤兔模型发病过程中的黄嘌呤氧化酶的激活和氧化应激，并减弱阵发性心房颤动诱导的局部内皮功能障碍，降低凝血酶 - 抗凝血酶复合物水平，从而推测其具有减少房颤血栓形成风险的作用。

综上所述，现有的研究初步认为尿酸在房颤的发生发展和射频消融术后复发可能存在一定的关系，降低尿酸水平可能会减少房颤的发生。当然，尚需多中心大规模临床研究来证实两者之间的关系，需要高质量的临床干预研究来证实各种降尿酸药物对减少房颤发生、发展的有效性和安全性。

第五节　尿酸与心力衰竭

心力衰竭（heart failure，HF）简称心衰，是指各种心脏结构和（或）功能性疾病导致心室充盈和（或）射血功能受损，心排血量不能满足机体组织代谢需要，以肺循环和（或）体循环淤血，器官组织血液灌注不足为临床表现的一组综合征。其包含神经内分泌、代谢、免疫系统变化在内的复杂病理过程，是心脏疾病发展的严重或终末阶段。根据世界卫生组织（WHO）公布的资料，全球心力衰竭患者每年以 200 万的速度增长，有很高的发病率和死亡率。

目前基础研究、流行病学研究提示高尿酸血症是心力衰竭发病的独立危险因素，不受年龄及肾功能的影响，同时也是心力衰竭死亡的独立预测因子。因此，高尿酸血症是心力衰竭发生、发展和预后不佳的重要生物标志物。临床上心力衰竭患者也常伴有高尿酸血症，可见两者互为因果，相互影响。

一、高尿酸血症与心力衰竭的关系及相关研究

近年研究表明，高尿酸血症是慢性心力衰竭患者死亡和预后不良的独立预测因子。王传合等荟萃分析高尿酸血症与慢性心力衰竭的相关性，结果显示高尿酸血症在非心

衰组、射血分数保留的心力衰竭（heart failure with preserved ejection fraction，HFpEF）组和射血分数下降的心力衰竭（heart failure with reduced ejection fraction，HFrEF）组间患病率分别为 9%、23.5% 和 34%，HFpEF 组及 HFrEF 组血尿酸浓度均高于非心衰组，并且 HFrEF 组血尿酸浓度明显高于 HFpEF 组。在心力衰竭患者中，合并高尿酸血症患者与正常尿酸患者相比死亡率明显升高，分别为 42.2% 和 31.4%，在 HFpEF 组中，合并高尿酸血症患者的死亡率高达 50.8%。叶丁容等临床研究结果显示，NYHA Ⅳ级、NYHA Ⅲ级和 NYHA Ⅱ级心力衰竭患者高尿酸血症发生率分别为 62.7%、38.5% 和 17.8%，NYHA Ⅳ级患者血清尿酸浓度高于 NYHA Ⅲ级和 NYHA Ⅱ级，提示患者心功能的分级越高，高尿酸血症发生率越高，血清尿酸浓度也越高。Palazzuoli 等发现高尿酸血症在 HFrEF 和 HFpEF 中都很常见，研究中纳入 173 例 HFrEF 患者和 151 例 HFpEF 患者，结果显示高尿酸血症发生率分别为 43% 和 57%，提示 HFpEF 患者高尿酸血症发病率要高于 HFrEF 患者，且在 HFpEF 患者中，单因素分析（OR=2.25，95% CI 1.44 ～ 3.50，$P < 0.001$）和多因素分析（OR=2.38，95%CI 1.32 ～ 4.28，P=0.004）均显示高尿酸血症是心力衰竭患者住院和死亡的唯一独立预测因子；但在 HFrEF 患者中，未证明高尿酸血症对预后的影响。2011 年，Tamariz 等综合了 6 项临床试验，共计入组 1456 例心力衰竭患者，平均射血分数为 32%（范围为 26% ～ 40%），荟萃分析结果显示血尿酸水平 > 380μmol/L 对比血尿酸水平 < 380μmol/L 的心力衰竭患者，其全因死亡率（RR）为 2.13（95% CI 1.78 ～ 2.55）；心力衰竭患者血尿酸水平大于 420μmol/L 后，血尿酸水平每增加 60μmol/L，心力衰竭的发生风险增加 19%，说明心力衰竭患者死亡率与血尿酸水平之间存在线性关联（$P < 0.01$），该临床荟萃心力衰竭患者合并高尿酸血症时发生总死亡、心血管疾病死亡和复合终点事件（死亡和心血管事件）的风险均增加，提示血尿酸水平是心力衰竭患者全因死亡的重要预测因子。另有一些小样本研究也表明，高尿酸血症是心力衰竭患者心功能损害程度及临床转归的客观评价指标，血尿酸水平明显增高预示心功能严重受损，可作为中、重度心力衰竭患者预后不佳的一项独立预测因子。然而也有少部分研究否定血清尿酸水平对心力衰竭预后的预测作用，质疑血清尿酸水平与心力衰竭之间的相关性。

二、高尿酸血症引发和加重心力衰竭的机制

如上所述，血清尿酸水平不仅与心力衰竭的发生、发展有关，还可以预测心力衰竭患者的预后。目前尿酸与心力衰竭关系的研究多局限于临床，尿酸促发和加重心力衰竭机制的研究相对缺乏。

1. 氧化应激介导心室重构　如前所述，尿酸作为机体血浆中重要的抗氧化剂，有清除氧自由基的功能，但其水平升高到一定程度时，其抗氧化能力会被氧化应激所掩盖，产生反向作用，从而导致心血管事件的发生。相关临床试验及动物研究表明，心力衰竭是由于氧化应激增强和随之而来的亚细胞变化而导致氧化应激长期恶化的状态。另外，高尿酸水平可导致低密度脂蛋白氧化、脂质过氧化和氧自由基产物增加，进而介导细胞损伤及免疫激活，加重心肌细胞的凋亡、血管内皮细胞功能障碍、血管平滑

肌细胞增殖和血小板的激活与黏附，从而导致心室重构，最终引起心力衰竭。

2. 激活 RAS　尿酸与肾素 - 血管紧张素 - 醛固酮系统的相关性前面章节已多次提到，而 RAS 激活是心力衰竭发生、发展的重要病理生理机制，其不仅促进心脏血管重构心力衰竭发生，还使心力衰竭进行性加重，增加心血管事件的发生。

3. 促炎作用　尿酸可使促炎因子激活，损害血管和心脏功能，加重心肌重构，可协同和加重心功能不全的发生和发展。

三、心力衰竭引起尿酸升高的作用机制

临床上心力衰竭患者往往伴随着血尿酸水平的升高，其发生机制可以归纳为以下方面：

1. 缺血缺氧　心力衰竭时机体缺血缺氧，无氧代谢增强，三磷酸腺苷的耗竭促使腺嘌呤降解为肌苷、黄嘌呤、次黄嘌呤和尿酸。

2. 交感神经兴奋　心力衰竭患者交感神经兴奋，儿茶酚胺类神经递质释放增多，引起肾入球小动脉收缩，肾小管滤过率下降等导致尿酸的排泄减少。

3. 心排血量减少　心力衰竭时心排血量减少，尿量减少，导致肾脏排泄尿酸减少。

4. 利尿剂的使用　心力衰竭患者常需使用利尿剂减轻容量，而利尿剂可抑制尿酸排泄，增加血尿酸盐浓度。

四、心力衰竭合并高尿酸血症的治疗

心力衰竭治疗常用利尿剂、血管紧张素转换酶抑制剂或血管紧张素受体拮抗剂，以及 β 受体阻滞剂，目前研究认为，除氯沙坦之外均可增加血尿酸水平，所以心力衰竭合并高尿酸血症的治疗变得更为棘手。

目前的研究肯定了血清尿酸水平与心力衰竭严重程度和死亡率之间的相关性，但降低血清尿酸水平是否可以改善心力衰竭患者的心血管获益及生存率，仍存在争议。尤其是最新一项研究发现，口服非布司他可增加心血管总死亡风险，使国内外医学专家对非布司他干预尿酸以达到心血管获益保持一种谨慎态度。因此根据目前有限的临床资料，对于心力衰竭合并高尿酸血症的患者需进行综合分析，积极寻找诱因和调整药物治疗方案，根据个体特点选择并优化治疗，且须进行饮食和药物的综合管理。

第六节　尿酸与周围动脉疾病

周围动脉疾病（peripheral artery disease，PAD）指由支配脑、内脏和肢体的血管结构和功能改变而引起的一系列非冠状动脉的动脉血管病变的总称。常被认为是下肢动脉硬化性疾病，实际上包括除冠状动脉和主动脉之外所有的动脉疾病，主要包括下肢动脉、颈动脉、椎动脉、上肢动脉、肾动脉及肠系膜动脉病变，其中以动脉粥样硬化为主。2013 年 Gerald 等在《柳叶刀》发表的研究认为，保守估计全球有近 2.02 亿人承受动脉疾病造成的痛苦。尽管外周动脉疾病的部位不同，但具有共同的动脉粥样

硬化危险因素，如年龄、吸烟、糖尿病、高血压、血脂异常等，目前很多研究及荟萃分析认为尿酸与周围动脉粥样硬化关系也非常密切。

一、周围动脉疾病的概述

周围动脉疾病在发达国家男女患病率类似，但在不发达国家女性高于男性，尤其是 45 ～ 49 岁人群（女性为 6.31%，95% CI 4.86 ～ 8.15；男性为 2.89%，95% CI 2.04 ～ 4.07）。2010 年，调查发现西欧、中欧和东欧下肢动脉疾病的年死亡率分别为 31.7/10 万、15.1/10 万和 3.7/10 万。

周围动脉疾病通常在 50 岁以后出现症状，超过 65 岁时下肢动脉疾病呈指数增长，80 岁时下肢动脉疾病发病率达到 20% 左右。临床以肢体疼痛及间歇性跛行常见，严重时可出现肢体坏疽。体格检查可闻及颈动脉杂音、腹部血管杂音、双臂血压不对称（相差≥ 15mmHg）、足背动脉搏动减弱或消失。踝臂指数（ankle-brachial index，ABI）是目前诊断 PAD 的首选检查手段，多普勒超声、多层螺旋 CT 血管造影、MRI、数字减影血管造影（digital subtraction angiography，DSA）等影像检查可定位血管损害，量化损害范围和病变严重程度。

二、尿酸与周围动脉疾病关系的相关研究

目前较多的研究证实高尿酸血症与 PAD 相关，但血尿酸是不是 PAD 的预测因素，以及有无性别差异存在争议。Shankar 等在 1999 ～ 2002 年对入选的 3987 例年龄≥ 40 岁、无心血管病史的美国健康人群进行横断面调查研究发现，血清尿酸和 PAD 呈正相关。Tseng 在 2004 年对中国台湾 508 例 2 型糖尿病患者进行横断面调查研究发现，合并 PAD 的患者血尿酸水平显著高于无 PAD 的患者 [（345.0±95.2）μmol/L vs（309.3±89.2）μmol/L；$P < 0.000\ 5$）；根据受试者工作特征曲线（receiver operating characteristic curve，ROC），血尿酸浓度的最佳分界点为 > 264.7μmol/L，该临界点的敏感度和特异度分别为 82.6% 和 33.3%。Shou 等在 1476 例老年 2 型糖尿病患者研究中亦发现，高尿酸血症是 PAD 的显著危险因素（OR=2.71，95%CI 1.66 ～ 3.87）。Bianchi 等也曾对入选的 1610 例 2 型糖尿病患者进行研究，也发现有 PAD 的患者血清尿酸水平高于没有 PAD 的患者 [（327.1±89.2）μmol/L vs（315.2±83.3）μmol/L；$P <$ 0.01]，但在多变量分析 2 型糖尿病病程、高血压、收缩压和未校正的肾小球滤过率（glomerular filtration rate，GFR）时却发现高尿酸血症不是 PAD 的预测因素。2012 年 Li 等纳入 1243 例无症状 PAD 患者进行横断面调查，校正已确定的心血管危险因素后，多元回归分析显示，血尿酸浓度前四分位数与 PAD 独立相关（OR=3.06，95%CI 1.26 ～ 11.83；OR=2.33，95%CI 1.14 ～ 4.77），但对男性和女性分别进行多元回归分析时，发现男性与上述结果一致，有统计学意义，而女性却无统计学意义，Li 等对高尿酸血症进行了重复分析，仍然得出类似结果，即高尿酸血症患者的 PAD 概率明显高于尿酸水平正常的患者（OR=2.33，95%CI 1.14 ～ 4.77）；同样对男性和女性再次分别分析时，也仅在男性中有意义。

三、尿酸在周围动脉疾病中的作用机制

研究发现，高尿酸血症患者尿酸的积累和黄嘌呤氧化还原酶的激活可以引起炎症并增加氧化，从而加速动脉粥样硬化的进展，促进 PAD 的发生、发展。

（一）氧化应激

过高浓度的尿酸在细胞内产生氧化应激作用，特别是在肥胖状态下，黄嘌呤氧化脱氢酶活性明显增强，导致尿酸进一步升高，而尿酸在促进脂肪氧化的同时可减弱高密度脂蛋白胆固醇对血管壁的保护，加速动脉粥样硬化的产生。

（二）血管内皮细胞功能异常

尿酸刺激 ROS 产生增多，ROS 导致血管内皮功能障碍，引起血管内皮细胞增殖、迁移、产生炎症、细胞凋亡及改变细胞外基质，与动脉粥样硬化的发生、发展密切相关。尿酸通过刺激高迁移率族蛋白 1（HMGB1）/ 糖基化终产物受体蛋白（RAGE）信号通路而抑制内皮型一氧化氮合酶表达和介导细胞内质网应激，产生炎性细胞因子，其产物可导致内皮功能受损。黄嘌呤氧化酶是生成尿酸的关键酶，该酶可影响一氧化氮的信号通路，引起内皮功能紊乱。

（三）炎症介质的产生和血管炎症作用

高尿酸血症患者中炎症反应明显增加。亮氨酸富集的核苷酸结合寡聚化结构域样受体蛋白（nucleotide-binding oligomerizotion domain，leucine-rich repeat and pyrindomain containing，NLRP）是一类模式识别受体，目前对 NLRP3 炎症体的研究最多。尿酸盐晶体作为一种内源性损伤相关分子模式信号（damage-associated molecular pattern，DAMP）可激活 NLRP3 炎症体，NLRP3 炎症体激活并活化炎症介质 IL-1、IL-6 的产生，从而在血管内皮细胞中导致一系列的炎症反应。研究显示，尿酸通过血管平滑肌细胞和内皮细胞中的尿酸盐转运蛋白 URAT1 和 URATv1/GLUT9 进入细胞，通过氧化还原反应激活 COX-2，增加单核细胞趋化蛋白 -1（monocyte chemoattractant protein-1，MCP-1）的表达，促使炎症介质 IL-1、IL-6 和 TNF-α 的产生，参加血管炎症及细胞增殖破坏内皮细胞功能，促使动脉粥样硬化的发生和发展。最近的研究还发现，尿酸通过刺激 HMGB1/RAGE 信号通路抑制内皮细胞中的内皮型一氧化氮合酶表达和一氧化氮释放的同时，还可以增加一系列炎性细胞因子 IL-6、TNF-α、细胞间黏附分子 -1（intercellular adhesion molecule-1，ICAM-1）和血管细胞黏附分子 -1（vascular cell adhesion molecule，VCAM-1）的水平，这些炎性因子是导致内皮细胞功能障碍的主要原因。其中，HMGB1 是一种炎性细胞因子，其与晚期糖基化终产物受体相互作用，诱导氧化应激和炎症反应，最终导致内皮功能障碍，介导动脉粥样硬化病变形成。由此得出，高尿酸作为促炎因子，破坏血管平滑肌细胞及血管内皮细胞功能，从而导致动脉粥样硬化的形成。

（四）血管平滑肌细胞增生

尿酸刺激 ROS 产生增多，促使血管细胞增殖，也可通过 MAPK 途径介导 VSMC 的增殖过程。Mazzali 等动物实验提示，高尿酸血症可导致肾素 - 血管紧张素系统兴奋

和神经型一氧化氮合成酶表达下调，对血管内皮平滑肌产生氧化应激作用，对内皮的增殖也会产生一定影响，从而进一步引起大血管、微血管病变。血管病变导致组织缺氧，乳酸生成增多，并导致肾小管竞争性尿酸排泄减少，进一步引起血尿酸水平升高，形成恶性循环。

四、降尿酸治疗对周围动脉疾病的作用

Berna 等发现慢性肾脏病患者经别嘌醇治疗后，内皮功能 D 值从基线的 5.42%±8.3% 增加到 11.37%±9%（$P < 0.001$），在停止别嘌醇治疗后第 8 周，内皮功能 D 值恢复至基线值（5.96%±8%，$P < 0.001$），认为别嘌醇治疗降低血尿酸水平可改善慢性肾脏病患者的内皮功能。Dilara 等研究也得出类似的结论，提示降尿酸治疗后内皮细胞功能可一定程度上恢复，进而可以改善动脉粥样硬化。

尿酸可通过单独及联合动脉粥样硬化其他危险因素共同导致周围动脉疾病的发生、发展，积极控制血尿酸水平可改善内皮细胞功能，但降尿酸药物是否可以作为一种新的抗动脉粥样硬化药物，还需开展大规模临床研究。相信随着对尿酸的深入研究，将会对周围动脉疾病的治疗及预后提供更多的思考。

参 考 文 献

董海翠，方旭，杨吉猛，等，2022. 血清尿酸水平与缓慢性心律失常的相关性研究. 沈阳医学院学报，24(5):484-487，492.

李世军，司全金，2018. 2017 年欧洲心脏病学会外周动脉疾病诊断与治疗指南解读. 中华老年心脑血管病杂志，20(6):115-118.

路瑞娟，吴永全，2019. 高尿酸血症与心律失常关系的研究进展. 心血管病学进展，40(3):355-358.

孟庆坤，郑黎强，贾元春，等，2012. 血清尿酸水平与慢性心功能不全的相关性. 中国老年学杂志，32(12):2456-2458.

汪钰，王学东，刘京锋，等，2013. 高血压病患者心房颤动发生与血清尿酸水平的关系研究. 中华临床医师杂志：电子版，7(13):5781-5784.

王斌，李毅，韩雅玲，2018. 稳定性冠心病诊断与治疗指南. 中华心血管病杂志，46(9): 680-694.

王传合，于彤彤，董媛媛，等，2015. 高尿酸血症与慢性心力衰竭的相关性分析. 中国动脉硬化杂志，23(10):1043-1047.

叶丁容，黄娉欢，李月琼，2020. 血清尿酸水平与充血性心力衰竭严重程度的相关性分析. 中外医疗，39(19)：76-78.

张玄娥，曲伸，2019. 高尿酸血症的现代进化与多重性作用——从炎症角度审视高尿酸血症. 中华内分泌代谢杂志，35(8):718-722.

中华医学会内分泌学分会，2020. 中国高尿酸血症与痛风诊疗指南 (2019). 中华内分泌代谢杂志，36(1):1-13.

Aboyans V, Ricco JB, Bartelink MEL, et al, 2018. 2017 ESC Guidelines on the diagnosis and treatment of peripheral arterial diseases, in collaboration with the European Society for Vascular Surgery (ESVS). Rev Esp Cardiol (Engl Ed), 71(2):111.

Aboyans V, Criqui MH, Abraham P,et al, 2012. Measurement and interpretation of the ankle-brachial index:a scientifi state- ment from the American Heart Association.Circulation, 126(24): 2890-2909.

Aboyans V, Desormais I, Magne J, et al, 2017. Renal artery stenosis in patients with peripheral artery disease:prevalence,risk factors and long-term prognosis.Eur J Vasc Endovasc Surg, 53(3):380-385.

Alper AB Jr, Chen W, Yau L, et al, 2005. Childhood uric acid predicts adult blood press: the bogalusa heart study. Hypertension, 45(1):34-38.

Andersen GS, 1985. Atenolol versus bendroflumethiazide in middle-aged and elderly hypertensives. Acta Med Scand, 218(2):165-172.

Athyros VG, Mikhailidis DP, Papageorgiou AA, et al, 2004. The effect of statins versus untreated dyslipidaemia on renal function in patients with coronary heart disease. A subgroup analysis of the Greek atorvastatin and coronary heart disease evaluation (GREACE) study. J Clin Pathol, 57(7):728-734.

Baker JF, Krishnan E, Chen L, et al, 2005. Serum uric acid and cardiovascular disease: Recent developments, and where do they leave us. Am J Med, 118(8):816-826.

Baker JF, Schumacher HR, Krishnan E, 2007. Serum uric acid level and risk for peripheral arterial disease: analysis of data from the multiple risk factor intervention trial. Angiology, 58(4):450-457.

Bayram D, Tuğrul Sezer M, İnal S, et al, 2015. The effects of allopurinol on metabolic acidosis and endothelial functions in chronic kidney disease patients. Clin Exp Nephrol, 19(3):443-449.

Berezin AE, Kremzer AA, Samura TA, et al, 2014. Serum uric acid predicts declining of circulating proangiogenic mononuclear progenitor cells in chronic heart failure patients. J Cardiovasc Thorac Res, 6(3):153-152.

Bergamini C, Cicoira M, Rossi A, et al, 2009. Oxidative stress and hyperuricaemia: pathophysiology, clinical relevance, and therapeutic implications in chronic heart failure. Eur J Heart Fail, 11(5):444-452.

Bettencourt P, Ferreira A, Dias P, et al, 2000. Predictors of prognosis in patients with stable mild to moderate heart failure. J Card Fail, 6(4):306-313.

Bianchi C, Penno G, Pancani F, et al, 2007. Non-traditional cardiovascular risk factors contribute to peripheral arterial disease in patients with type 2 diabetes. Diabetes Res Clin Pract, 78(2):246-253.

Borghi C, Domienik-Karłowicz J, et al, 2021. Expert consensus for the diagnosis and treatment of patient with hyperuricemia and high cardiovascular risk: 2021 update.Cardiol J, 28(1):1-14.

Cai W, Duan XM, Liu Y, et al, 2017. Uric Acid Induces Endothelial Dysfunction by Activating the HMGB1/ RAGE Signaling Pathway. Biomed Res Int:4391920.

Canpolat U, Aytemir K, Yorgun H, et al, 2014. Usefulness of serum uric acid level to predict atrial fibrillation recurrence after cryoballoon-based catheter ablation. Europace,16(12):1731-1737.

Celermajer DS, Chow CK, Marijon E, et al, 2012. Cardiovascular disease in the developing world. J Am Coll Cardiol, 60(14):1207-1216.

Choi HK, Soriano LC, Zhanna Y, et al, 2012. Antihypertensive drugs and risk of incident gout among patients with hypertension: population based case-control study. Br Med J, 344:d8190.

Chuang SY, Chen JH, Yeh WT, et al, 2012. Hyperuricemia and increased risk of ischemic heart disease in a large Chinese cohort. Int J Cardiol, 154(3):316-321.

Cicero AFG, Rosticci M, Reggi A, et al, 2014. Relationship between serum uric acid and electrocardiographic alterations in a large sample of general population: data from the Brisighella Heart Study. High Blood Press Cardiovasc Prev, 22(2) : 129-134.

Clark CE, Taylor RS, Shore AC, et al, 2012. Association of a difference in systolic blood press between arms with vascular disease and mortality: a systematic review and meta analysis.Lancet, 379(9819):905-914.

Corry DB, Eslami P, Yamamoto K, et al, 2008. Uric acid stimulates vascular smooth muscle cell proliferation and oxidative stress via the vascular renin-angiotensin system. J Hypertens, 26(2):269-275.

Criqui MH, McClelland RL, McDermott MM, et al, 2010. The ankle-brachial index and incident cardiovascular events in the MESA (Multi-Ethnic Study of Atherosclerosis). J Am Coll Cardiol, 56(18):1506-1512.

Daskalopoulou SS, Athyros VG, Elisaf M, et al, 2004. The impact of serum uric acid on cardiovascular outcomes in the LIFE study. Kidney Int, 66(4):1714-1715.

De Leeuw PW, Thijs L, Birkenhäger WH, et al, 2002. Prognostic significance of renal function in elderly patients with isolated systolic hypertension: results from the Syst Eur trial. J Am Soc Nephrol, 13(9):2213-2222.

Doehner W, Landmesser U, 2011. Xanthine Oxidase and uric acid in cardiovascular disease: clinical impact and therapeutic options. Semin Nephrol, 31(5):433-440.

Duan X, Ling F, 2008. Is uric acid itself a player or a bystander in the pathophysiology of chronic heart failure. Med Hypotheses, 70(3):578-581.

Ekici B, Kütük U, Alhan A, et al, 2015. The relationship between serum uric acid levels and angiographic severity of coronary heart disease. Kardiol Pol, 73(7):533.

Fang J, Alderman MH, 2000. Serum uric acid and cardiovascular mortality the NHANES I epidemiologic follow-up study, 1971-1992. National Health and Nutrition Examination Survey. JAMA, 283(18):2404-2410.

Feig DI, Kang DH, Johnson RJ, 2008. Uric acid and cardiovascular risk. N Engl J Med, 359(17):1811-1821.

Feig DI, Soletsky B, Johnson RJ. Effect of allopurinol on blood press of adolescents with newly diagnosed essential hypertension. JAMA, 300(8):924-932.

Ferris TF, Gorden P,1968. Effect of angiotensin and norepinephrine upon urate clearance in man. Am J Med,44(3):359-365.

Fowkes FGR, Rudan DA Rudan I, et al, 2013. Comparison of global estimates of prevalence and risk factors for peripheral artery disease in 2000 and 2010: a systematic review and analysis. Lancet, 382(9901):1329-1340.

George J, Struthers A, 2009. The role of urate and xanthine oxidase in vascular oxidative stress: future directions. Ther Clin Risk Manag, 5: 799-803.

Gertler MM, Garn SM, Levine SA, 1951. Serum uric acid in relation to age and physique in health and in coronary heart disease. Ann Intern Med, 34(6): 1421-1431.

Gicquel T, Robert S, Loyer P, et al, 2015. IL-1β production is dependent on the activation of purinergic receptors and NLRP3 pathway in human macrophages. FASEB J, 29(10):4162-4173.

Grossman C, Grossman E, Goldbourt U,et al, 2019.Uric acid variability at midlife as an independent predictor of coronary heart disease and all-cause mortality. PLoS One, 14(8):e0220532.

Guan WP，Osanai T, Kamada T, et al, 2003. Effect of allopurinol pretreatment on free radical generation after primary coronary angioplasty for acute myocardial infarction. J Cardiovasc Pharmacol, 41(5):699-705.

Guo XF, Li Z, Liu YM, et al, 2016. Sex-specific association between serum uric acid and prolonged corrected QT interval. Medicine (Baltimore), 95(50):e5568.

Guo XF, Li Z, Liu YM, et al, 2016. Sex-specific association between serum uric acid and prolonged corrected QT interval: result from a general rural Chinese population. Medicine(Baltimore), 95(50): 50-55.

Haig A,1889. On uric acid and arterial tension. Br Med J, 1(1467):288-291.

Hamaguchi S, Furumoto T, Tsuchihashi-Makaya M, et al, 2011. Hyperuricemia predicts adverse outcomes in patients with heart failure. International J Cardiol, 151(2):143-147.

Hare JM, Mangal B, Brown J, et al, 2008. OPT-CHF Investigators. Impact of oxypurinol in patients with symptomatic heart failure. Results of the OPT-CHF study. J Am Coll Cardiol, 51(24):2301-2309.

He XN, Li SN, Zhan JL, et al, 2013. Serum uric acid levels correlate with recurrence of paroxysmal atrial fibrillation after catheter ablation. Chin Med J (Engl), 126(5): 860-864.

Helal I, Mcfann K, Reed B, et al, 2013. Serum uric acid，kidney volume and progression in autosomal-dominant polycystic kidney disease. Nephrol Dial Transpl, 28(2):380-385.

Hirsch AT , Duval S, 2013. The global pandemic of peripheral artery disease. Lancet ,382(9901): 1312-1314.

Jin M, Yang F, Yang I, et al, 2012. Uric acid, hyperuricemia and vascular diseases. Front Biosci, 17(2):656-669.

Johnson RJ, Kang DH, Feig D, et al, 2003. Is there a pathogenetic role for uric acid in hypertension and cardiovascular and renal disease. Hypertension, 41(6):1183-1190.

Joo HJ, Kim GR, Choi DW, et al, 2020. Uric acid level and kidney function: a cross-sectional study of the Korean national health and nutrition examination survey (2016—2017). Sci Rep, 10(1):21672.

Kamei K, Konta T, Hirayama A, et al, 2017. Associations between serum uric acid levels and the incidence of nonfatal stroke: a nationwide community-based cohort study. Clin Exp Nephrol, 21(3):497-503.

Kan J, Zhou P, Jin J, et al, 2018. The association between hyper uricemia and atrioventricular blocks:a retrospective study.South China J Cardiol, (4):251-258.

Kanellis J, Watanabe S, Li JH, et al, 2003. Uric acid stimulates monocyte chemoattractant protein-1 production in vascular smooth muscle cells via mitogen-activated protein kinase and cyclooxygenase-2. Hypertension, 41(6):1287-1293.

Kanellis J, Johnson RJ, 2003. Editorial comment：elevated uric acid and ischemic stroke: accumulating evidence that it is injurious and not neuroprotective. Stroke, 34(8):1956-1957.

Katsiki N, Dimitriadis GD, Mikhailidis DP, 2021. Serum uric acid and diabetes: from pathophysiology to cardiovascular disease. Curr Pharm Des, 27(16):1941-1951.

Kawasoe S, Kubozono T, Yoshifuku S,et al, 2016. Uric acid level and prevalence of atrial fibrillation in a japanese general population of 285, 882. Circ J, 80(12):2453-2459.

Kim SY, De Vera MA, Choi HK, 2008. Gout and mortality. Clinical and Experimental Rheumatology, 26(5 Suppl 51):S115-S119.

Kittleson MM, John MES, Bead V, et al, 2007. Increased levels of uric acid predict haemodynamic compromise in patients with heart failure independently of B-type natriuretic peptide levels. Heart, 93(3):365-367.

Kleber ME, Delgado G, Grammer TB, et al, 2015. Uric acid and cardiovascular events: a Mendelian randomization study. J Am Soc Nephrol, 26(11): 2831-2838.

Krishnan E, Pandya BJ, Chung L, et al, 2011. Hyperuricemia and the risk for subclinical coronary atherosclerosis: data from a prospective observational cohort study. Arthritis Res Ther, 13(2):R66.

Kuo CF, See LC, Yu KH, et al, 2013. Significance of serum uric acid levels on the risk of all-cause and cardiovascular mortality. Rheumatology (Oxford), 52(1):127-134.

Langlois M, De Bacquer D, Duprez D, et al, 2003. Serum uric acid in hypertensive patients with and without peripheral arterial disease. Atherosclerosis, 168(1):163-168.

Leary WP, Reyes AJ, 1987. Angiotensin I converting enzyme inhibitors and the renal excretion of urate. Cardiovascular Drugs and Therapy, 1(1):29-38.

Lee JAE, Kim YG, Choi YH, et al, 2006. Serum uric acid is associated with microalbuminuria in prehypertension. Hypertension, 47(5):962-967.

Lehto S, Niskanen L, Rönnemaa T, et al,1998. Serum uric acid is a strong predictor of stroke in patients with non-insulin-dependent diabetes mellitus. Stroke, 29(3):635-639.

Letsas KP, Korantzopoulos P, Filippatos GS, et al, 2010. Uric acid elevation in atrial fibrillation. Hellenic J Cardiol, 51(3):209-213.

Li HY, Sun K, Zhao RP, et al, 2017. Inflammatory biomarkers of coronary heart disease. Front Biosci, 22(3):504-515.

Li M, Hu X, Fan Y, et al, 2016. Hyperuricemia and the risk for coronary heart disease morbidity and mortality a systematic review and dose-response meta-analysis. Sci Rep, 6:19520.

Li P, Zhang LN, Zhang M, et al, 2016. Uric acid enhances PKC-dependent eNOS phosphorylation and mediates cellular ER stress: A mechanism for uric acid-induced endothelial dysfunction. Int J Mol Med, 37(4):989-997.

Li X, Meng X, Timofeeva M, et al, 2017. Serum uric acid levels and multiple health outcomes: umbrella review of evidence from observational studies, randomised controlled trials, and Mendelian randomisation studies.

BMJ,357:j2376.

Li Y, Lu JP, Wu XG, et al, 2014. Serum uric acid concentration and asymptomatic hyperuricemia with subclinical organ damage in general population. Angiology, 65(7):634-640.

Liu R, Han C, Wu D, et al, 2015. Prevalence of hyperuricemia and gout in mainland china from 2000 to 2014: a systematic review and meta-analysis. Biomed Res Int:762820.

Lottmann K, Chen X, Schdlich PK, 2012. Association between gout and all-cause as well as cardiovascular mortality: a systematic review. Curr Rheumatol Rep, 14(2):195-203.

Luk AJ, Levin GP, Moore EE, et al, 2009. Allopurinol and mortality in hyperuricaemic patients.Rheumatology (Oxford), 48(7):804-806.

Maharani N, Kuwabara M, Hisatome I, 2016. Hyperuricemia and Atrial Fibrillation. Int Heart J, 57(4): 395-399.

Mallat SG, Al Kattar S, Tanios BY, et al, 2016.Hyperuricemia, Hypertension, and Chronic Kidney Disease: an Emerging Association. Curr Hypertens Rep, 18(10):74.

Mantovani A, Rigolon R, Pichiri I, et al, 2017. Relation of elevated serum uric acid levels to first-degree heart block and other cardiac conduction defects in hospitalized patients with type 2 diabetes. J Diabetes Complications, 31(12):1691-1697.

Maxwell AJ, Bruinsma KA, 2001. Uric acid is closely linked to vascular nitric oxide activity. Evidence for mechanism of association with cardiovascular disease. J Am Coll Cardiol, 38(7):1850-1858.

Mazza A, Pessina AC, Pavei A, et al, 2001. Predictors of stroke mortality in elderly people from the general population: The cardiovascular study in the elderly. Eur J Epidemiol, 17(12):1097-1104.

Mazzali M, Hughes J, Kim YG, et al, 2001. Elevated uric acid increases blood press in the rat by a novel crystal-independent mechanism. Hypertension, 38(5):1101-1106.

Meneshian A, Bulkley GB, 2002. The Physiology of endothelial xanthine oxidase: from urate catabolism to reperfusion injury to inflammatory signal transduction. Microcirculation, 9(3):161-175.

Mohamed F,1879. On chronic Bright's disease, and its essential symptoms. Lancet, 113(2899):399-401.

Mozaffarian D, Benjamin EJ, Go AS, et al, 2015. Heart disease and stroke statistics: 2015 update: a report from the American Heart Association. Circulation, 131(4):e29-e322.

Murakami CM, 1985. Clinical effects of low-dose captopril plus a thiazide diuretic on mild to moderate essential hypertension: a multicenter double-blind comparison with propranolol. Captopril Research Group of Japan. J Cardiovasc Pharmacol, 7 Suppl 1:S77-S81.

Naumova AV, Chacko VP, Ouwerkerk R, et al, 2006. Xanthine oxidase inhibitors improve energetics and function after infarction in failing mouse hearts. Am J Physiol Heart Circ Physiol, 290(2):H837-H843.

Neogi T, 2011. Gout . J N Engl J Med, 364(5):443-452.

Neogi T, Terkeltaub R, Ellison RC, et al, 2011. Serum urate is not associated with coronary artery calcification: the nhlbi family heart study. J Rheumatol, 38(1):111.

Nodera M, Suzuki H, Matsumoto Y, et al, 2018. Association between serum uric acid level and ventricular tachyarrhythmia in heart failure patients with implantablecardioverter-defibrillator. Cardiology, 140(1) : 47-51.

Nyrnes A, Toft I, Njolstad I, et al, 2014. Uric acid is associated with future atrial fibrillation: an 11-year follow-up of 6308 men and women-the Tromso Study. Europace,16(3):320-326.

Ogino K, 2007. Uric Acid and Heart Failure. Gout and Nucleic Acid Metabolism, 31(1):1-7.

Ozyllmaz S, 2018. Evaluation of the association between serum uric acid level and the predicted risk score of sudden cardiac death at five years in patients with hyper-trophic cardiomyopathy. Turk Kardiyol Dern Ars, 46(2): 111-120.

Packham DK, Alves TP, Dwyer JP, et al, 2012. Relative incidence of ESRD versus cardiovascular mortality in proteinuric type 2 diabetes and nephropathy: results from the DIAMETRIC (diabetes mellitus treatment for renal insufficiency consortium) database. Am J Kidney Dis, 59(1):75-83.

Palazzuoli A, Ruocco G, Vivo O, et al, 2017. Prevalence of hyperuricemia in patients with acute heart failure with either reduced or preserved ejection fraction. Am J Cardiol, 120(7):1146-1150.

Richette P, Latourte A, Bardin T, 2018. Cardiac and renal protective effects of urate-lowering therapy. Rheumatology (Oxford),57(suppl_1):i47-i50 .

Sato M, Iwanaga T, Mamada H, et al, 2008. Involvement of uric acid transporters in alteration of serum uric acid level by angiotensin Ⅱ receptor blockers. Pharm Res, 25(3):639-646.

Savarese G, Ferri C, Trimarco B, et al, 2013. Changes in serum uric acid levels and cardiovascular events: a meta-analysis. Nutr Metab Cardiovasc Dis, 23(8):707-714.

Savji N, Rockman CB, Skolnick AH, et al, 2013. Association between advanced age and vascular disease in different arterial territories:a population database of over 3.6million subjects. J Am Coll Cardiol, 61(16):1736-1743.

Shankar A, Klein BE, Nieto FJ, et al, 2008. Association between serum uric acid levels and peripheral arterial disease. Atherosclerosis, 196(2):749-755.

Shou Z, Zhao YC, Zhang Y, et al, 2020. Risk factors for peripheral arterial disease in elderly patients with type-2 diabetes mellitus: A clinical study. Pak J Med Sci, 36(6):1344-1348.

Sica DA, Carter B, Cushman W, et al, 2011. Thiazide and loop diuretics. J Clin Hypertens, 13(9):639-643 .

Simao AN, Lozovoy MA, Dichi I, 2012．The uric acid metabolism pathway as a therapeutic target in hyperuricenmia related to metabolic syndrome. Expert Opin Ther Targets, 16(12):1175-1187．

Singh JA, Yu S, 2017. Allopurinol and the risk of atrial fibrillation in the elderly: a study using Medicare data. Ann Rheum Dis, 76(1): 72-78.

Sotoda Y, Hirooka S, Orita H, et al, 2017. Association of serum uric acid levels with leg ischemia in patients with peripheral arterial disease after treatment. J Atheroscler Thromb, 24(7):725-734.

Strazzullo P, Puig JG, 2007. Uric acid and oxidative stress: relative impact on cardiovascular risk. Nutr Metab Cardiovasc Dis, 17(6): 409-414.

Suzuki S, Sagara K, Otsuka T,et al, 2012. Gender-specific relationship between serum uric acid level and atrial fibrillation prevalence. Circ J,76(3):607-611.

Tamariz L, Agarwal S, Soliman EZ,et al, 2011. Association of serum uric acid with incident atrial fibrillation (from the Atherosclerosis Risk in Communities [ARIC] study). Am J Cardiol,108(9):1272-1276.

Tamariz L, Harzand A, Palacio A, et al, 2011. Uric acid as a predictor of all cause mortality in heart failure: a meta-analysis. Congest Heart Fail, 17(1):25-30.

Taufiq F, Maharani N, Li PL, et al, 2019. Uric acid-induced enhancements of Kv1.5 protein expression and channel activity via the Akt-HSF1-Hsp70 pathway in HL-1 atrial myocytes. Circ J , 83(4):718-726.

Tseng C, 2010. Independent association of uric acid levels with peripheral arterial disease in Taiwanese patients with type 2 diabetes. Diabet Med, 21(7):724-729.

Tseng CH, 2004. Independent association of uric acid levels with peripheral arterial disease in Taiwanese patients with type 2 diabetes. Diabet Med, 21(7):724-729.

Tseng CH, 2007. Sex difference in the distribution of atherosclerotic risk factors and their association with peripheral arterial disease in Taiwanese type 2 diabetic patients. Circ J,71(7):1131-1136.

Vaduganathan M, Greene SJ, Ambrosy AP, et al, 2014. Relation of serum uric acid levels and outcomes among patients hospitalized for worsening heart failure with reduced ejection fraction (from the efficacy of vasopressin antagonism in heart failure outcome study with tolvaptan trial). American J Cardiol, 114(11):1713-1721.

Valbusa F, Bertolini L, Bonapace S, et al, 2013. Relation of elevated serum uric acid levels to incidence of atrial fibrillation in patients with type 2 diabetes mellitus. Am J Cardiol, 112(4):499-504.

Vlachopoulos C, Xaplanteris P, Aboyans V, et al, 2015．The role of vascular biomarkers for primary and secondary prevention. A position paper from the European Society of Cardiology working Group on peripheral circulation: endorsed by the Association for Research into Arterial Structure and Physiology (ARTERY)society.Atherosclerosis, 241(2):507-532.

Wannamethee SG, 2005. Serum Uric Acid and Risk of Coronary Heart Disease. Curr Pharm Des, 11(32):4125-4132.

Waring WS, Mcknight JA, Webb DJ, et al, 2006. Uric acid restores endothelial function in patients with type 1 diabetes and regular smokers. Diabetes, 55(11):3127-3132.

Weir CJ, Muir SW, Walters MR, et al, 2003. Serum urate as an independent predictor of poor outcome and future vascular events after acute stroke. Stroke, 34(8):1951-1956.

Yamada S, Suzuki H, Kamioka M, et al, 2012. Uric acid increases the incidence of ventricular arrhythmia in patients with left ventricular hypertrophy. Fukushima J Med Sci, 58(2):101-106.

Yamasaki S, Izawa A, Koshikawa M, et al, 2015. Association between estimated glomerular filtration rate and peripheral arterial disease.J Cardiol, 66(5): 430-434.

Yamasaki S, Izawa A, Shiba Y, et al, 2013. Presence of diastolic dysfunction in patients with peripheral artery disease. Angiology, 64(7):540-543.

Yamashita T, Sekiguchi A, Iwasaki YK,et al, 2010. Recruitment of immune cells across atrial endocardium in human atrial fibrillation. Circ J,74(2):262-270.

Yelken B, Caliskan Y, Gorgulu N, et al, 2012. Reduction of uric acid levels with allopurinol treatment improves endothelial function in patients with chronic kidney disease. Clin Nephrol, 77(4):275-282.

Yu MN, Sánchez-Lozada LG, Johnson RJ,et al, 2010. Oxidative stress with an activation of the renin-angiotensin system in human vascular endothelial cells as a novel mechanism of uric acid-induced endothelial dysfunction. J Hypertens, 28(6):1234-1242.

Zager RA, Gmur DJ, 1989. Effects of xanthine oxidase inhibition on ischemic acute renal failure in the rat. Am J Physiol, 257(6 Pt 2):F953-F958.

Zhang B, Yang N, Lin SP, et al, 2017. Suitable concentrations of uric acid can reduce cell death in models of OGD and cerebral ischemia-reperfusion injury. Cell Mol Neurobiol, 37(5):931-939.

Zhang WL, Sun K, Yang Y, et al, 2009. Plasma uric acid and hypertension in a Chinese community：prospective study and metaanalysis. Clin Chem, 55(11):2026-2034.

Zhao J, Liu T, Korantzopoulos P, et al, 2016. Association between serum uric acid and atrial fibrillation recurrence following catheter ablation: a meta-analysis. Int J Cardiol, 204:103-105.

Zhen H, Gui F, 2017. The role of hyperuricemia on vascular endothelium dysfunction. Biomed Rep, 7(4):325-330.

第 8 章

尿酸与呼吸系统疾病

随着人口老龄化，我国慢性病的发病率呈快速上升趋势，有报告显示中国总死亡人数的 87% 由慢性病引起，其中呼吸系统疾病占致死总数的 11%，目前居第三位，已成为我国疾病负担最大的疾病之一。呼吸系统常受烟雾、工业污染、反复感染、香烟等影响。尿酸具有抗氧化功能，同时又具有促炎作用和氧化应激作用，对呼吸系统疾病具有双重影响。本章将讨论尿酸与慢性阻塞性肺疾病、支气管哮喘、肺栓塞、肺动脉高压和睡眠呼吸暂停之间的关系。

第一节 尿酸与慢性阻塞性肺疾病

慢性阻塞性肺疾病（chronic obstructive pulmonary disease，COPD）简称慢阻肺，是一种常见的、可预防和可治疗的慢性气道疾病，也是全球三大死亡原因之一，其中90% 的死亡发生在中低收入国家。我国也将 COPD 作为健康中国 2019—2030 年行动计划重点防治疾病。COPD 以持续的呼吸道症状和气流受限为特征，其病理改变以气道和（或）肺泡异常为主，发病机制目前认为与慢性感染及有害颗粒或气体引起气道炎症、氧化应激等多种机制参与有关。尿酸既是一种促炎物质，也是一种强大的抗氧化剂和内源性自由基清除剂，目前多项研究认为尿酸与 COPD 两者之间具有一定的相关性。

一、血尿酸对 COPD 患者的影响及相关研究

尿酸具有促氧化及抗氧化的双重属性，对人体既有利、又有害，目前两者的界点暂无定论。Zhang 等对 COPD 患者进行回顾性研究发现，合并高尿酸血症的 COPD 患者的死亡风险较正常尿酸水平患者升高，同时在多变量分析中显示高尿酸血症与COPD 死亡风险独立相关，提出高尿酸血症可以作为 COPD 患者早期死亡的重要生物标志物。Kahnert 等研究也发现，COPD 患者死亡率增加与尿酸水平相关，尿酸水平是COPD 急性发作 30 天死亡率的独立预测因子。但是来自英国基本健康医疗网的一项大规模的队列研究却提出一个意外的研究结果，该研究是迄今为止血尿酸水平与呼吸系统疾病关系的最大规模的研究，并首次用证据证明了血尿酸水平对吸烟患者的保护作

用。该研究历时 12 年，中位随访 5 年，结果发现在吸烟人群中血尿酸水平与 COPD 的发生呈明显负相关（$P < 0.001$），血尿酸水平每增加 $100\mu mol/L$，COPD 发病率下降 2%；而在已戒烟或不吸烟人群中却未发现血尿酸水平与 COPD 患病率具有相关性。这是第一次证明在吸烟人群中血尿酸低者发生 COPD 概率增高的临床观察，提示血尿酸在吸烟人群中可能具有一定的预防 COPD 的作用。英国的这项研究结果让人类重新评价尿酸这一特殊的化合物，提示人类不能忽略尿酸的抗氧化作用给机体带来的多方面益处，不能单纯认为尿酸是有害的。

二、COPD 患者的血尿酸变化及相关研究

Durmus 等研究发现，在病情不稳定、长期家庭氧疗或无创呼吸机辅助通气的 COPD 患者中血尿酸水平较健康对照组升高，同时发现 COPD 患者即使在稳定期血尿酸水平也较健康对照组显著升高。Li 等的一项纳入 932 例稳定期 COPD 患者和 401 例健康对照者的荟萃分析研究显示，与健康对照者相比，稳定期 COPD 患者的血清尿酸水平显著升高（OR=1.91，95%CI 1.55 ～ 2.28，$P < 0.001$）；根据 GOLD 分期分析显示，GOLD3+4 亚组较 GOLD1+2 亚组血清尿酸水平明显升高（OR=1.39，95%CI 1.15 ～ 1.63）。Sarangi 等研究也发现，COPD 患者血尿酸水平较健康对照组明显升高，且肺功能越差，血尿酸水平越高，病程越长，血尿酸水平也呈递增趋势，10 年以上 COPD 患者的血尿酸水平高于 6 ～ 10 年组和 5 年以下组的 COPD 患者。

三、COPD 患者的血尿酸变化机制

COPD 患者血尿酸水平增高原因目前尚未明确，结合 COPD 发病过程与尿酸代谢过程，目前考虑与组织缺氧、炎症反应和氧化应激有关。

1. 气体交换异常　COPD 患者存在气体交换异常，气流受限引起肺容量增加和肺泡过度充气，呼吸肌力量下降，以及气道阻力增加导致呼吸负荷增加，两者破坏了呼吸负荷与肌肉力量之间平衡，使肺泡通气量显著下降。同时肺实质的广泛破坏，肺毛细血管床减少，使通气血流比例失衡，气体交换能力进一步下降，导致低氧血症。而组织供氧不足致使三磷酸腺苷降解增加，嘌呤产生增多导致尿酸水平升高。

2. 气道的炎症　COPD 的发病基础是局部或广泛气道炎症，部分患者可能引起全身炎症反应，从而出现氧化负荷异常升高，循环血液中炎症细胞及细胞因子浓度异常增高。炎症细胞和细胞因子通过引起细胞凋亡或坏死导致核糖核酸和脱氧核糖核酸降解增加，继而引起尿酸水平升高。Lada 等研究指出，与年龄和性别匹配的健康受试者相比，COPD 患者炎症标志物如白细胞、CRP 和细胞因子 IL-1β 也升高，相关分析显示它们与血尿酸水平显著相关。

3. 氧化 - 抗氧化失衡　COPD 患者存在氧化 - 抗氧化的失衡，表现为肺局部或全身的氧化应激增强和抗氧化能力的相对减弱。在 COPD 患者的血液、痰及呼出气冷凝物中均可检测到氧化应激的标志物，如过氧化氢等。而尿酸抗氧化作用占机体总抗氧化能力的 2/3，可使部分细胞免受脂质过氧化的损伤。

随着 COPD 病情加重、病程的延长，血尿酸水平也随之升高，血尿酸水平可能是 COPD 患者死亡的独立预测因子，但是在吸烟人群中低血尿酸水平的 COPD 发生率却增高，由此我们不得不思考 COPD 患者尿酸高与低的利弊，尤其是利弊之间的分界值。血清尿酸检测是一项容易操作且便宜的项目，更深入的研究若能证实尿酸对 COPD 的预警作用，能用来评估 COPD 的严重程度和预后，将有一定的临床意义。

第二节　尿酸与支气管哮喘

支气管哮喘（bronchial asthma，BA）是儿童和成人常见的非传染性慢性呼吸道疾病之一，其特征是喘息、呼吸困难和咳嗽，常伴有气道高反应性和可逆性的气流受限。目前哮喘的管理目标是达到疾病的总体控制，其中包括控制疾病当前症状和降低疾病的未来风险，故而预防和减少哮喘的急性发作具有重要意义。一些研究指出，尿酸与哮喘发病及呼吸道合胞病毒感染存在相关性。

一、尿酸与支气管哮喘的关系及相关研究

哮喘被认为是一种辅助性 T 细胞 2（T follicular helper cells 2，Th2）介导的呼吸道疾病，其中过敏原，尤其是半胱氨酸蛋白酶起着非常重要的作用。Hara 等研究发现，半胱氨酸蛋白酶可以诱导小鼠气道发生 Th2 细胞反应，暴露后通过压力或损伤小鼠气道黏膜上皮细胞促进尿酸生成，通过经鼻用外源性尿酸可以激活上皮细胞以释放胸腺基质淋巴细胞生成素和 IL-33，导致小鼠肺泡灌洗液中 IL-5、IL-13 水平升高，而尿酸合成抑制剂可减轻小鼠肺泡灌洗液中嗜酸性粒细胞、杯状细胞数量增生等 Th2 细胞反应，从而减轻哮喘症状。因此，尿酸被确定为调节半胱氨酸肽酶过敏原的 2 型免疫应答的物质。Huff 等研究发现，通过尘螨刺激来自哮喘患者的原代人气道上皮细胞，在培养中可以发现细胞外尿酸水平升高。肿瘤坏死因子 -α 和 γ 干扰素的促炎性细胞因子可协同提高一种人气道上皮细胞系（human airway epithelial cell line，HBEC）细胞外尿酸水平和黄嘌呤脱氢酶基因的表达。该基础研究证明了哮喘患者气道上皮细胞会影响尿酸生成，并被促炎性细胞因子所诱导。

Wang 等开展的一项纳入 51 389 例人群的开放性队列研究，在（3.73±2.21）年随访期间，共有 88 例受试者发生了哮喘事件，其中包括 36 例女性（40.91%）和 52 例男性（59.09%）。哮喘状态总体、女性、男性的血尿酸截断值分别为 376.80μmol/L、314.45μmol/L、376.80μmol/L。在调整年龄、体重指数（BMI）、吸烟习惯、饮酒习惯和哮喘样疾病等因素后发现，高尿酸水平是哮喘发生的独立危险因素，并确定了哮喘发生时血尿酸水平的理论最佳临界点（≥ 376.80μmol/L）。但该研究中与哮喘发生相关的临界值只能在男性中确定，提示血尿酸可能成为男性哮喘发作评估的相关生物学标志物。

Li 等研究发现，与缓解期和健康对照组相比，哮喘发作期患者的血尿酸水平显著升高，同时随着哮喘病情的加重，血尿酸水平也呈升高趋势，并与肺功能呈负相关（$r=-0.507$）。Abdulnaby 等对急性哮喘发作的住院患者进行临床研究发现，哮喘患者的血

尿酸水平高于非哮喘患者，重度哮喘患者的血尿酸水平高于中度哮喘患者。血尿酸水平与哮喘严重程度、哮喘发作次数和吸烟指数呈正相关；与血氧饱和度（stable arterial oxygen saturations，SaO_2）、动脉氧分压（partial pressure of oxygen，PaO_2）、用力肺活量百分比、用力呼气量和峰值呼气流量呈负相关。在多元线性回归模型 1 中发现，哮喘严重程度、哮喘加重次数和吸烟指数是高尿酸的显著预测因素（$r^2=0.43$）。在模型 2 中，SaO_2 和呼气高峰流量（PEFR）是高尿酸的显著预测因子（$R^2=0.50$）。血尿酸在 374μmol/L 截断值时，其预测哮喘严重程度的敏感度和特异度分别为 80% 和 90%。这些研究提示，血尿酸可能是哮喘发作或严重程度的一个有价值的生物学标志物。

二、尿酸与呼吸道合胞病毒感染的关系及相关研究

呼吸道合胞病毒（respiratory syncytial virus，RSV）可引起毛细支气管炎，严重感染者与儿童哮喘发生风险增加相关。严重的 RSV 感染涉及过度的 Th2 和 Th17 免疫应答，并与哮喘模型中增强的 2 型免疫反应有关。Schuler 等研究发现，在新生小鼠 RSV 感染期间，通过黄嘌呤氧化酶抑制剂抑制尿酸可减少黏液的产生，减少对肺的细胞浸润，使 2 型天然淋巴细胞（ILC2）、IL-33 生成减少，并减弱 2 型免疫应答。Fonseca 等研究也发现，使用黄嘌呤氧化酶抑制剂抑制气道上皮细胞 RSV 感染期间尿酸的生成途径可降低 IL-33、胸腺基质淋巴生成素（thymic stromal lymphopoietin，TSLP）和趋化因子配体 2（C-C motif ligand 2，CCL2）的表达。因此，不同细胞群激活生成尿酸途径可促进不同免疫介质介导的免疫发病机制。当小鼠在 RSV 感染期间用黄嘌呤氧化酶抑制剂或 IL-1 受体拮抗剂治疗时，可观察到小鼠的支气管肺泡灌洗中的 IL-33 减少。这些发现为 RSV 免疫病理学的发展提供了机制上的见解，并证明尿酸是 RSV 感染期间的关键免疫调节分子。此外，这些发现也提示尿酸可能是严重 RSV 感染的治疗靶点。

从当前研究来看，尿酸对于支气管哮喘发作及病情评估有一定的价值，是否可以作为一个新的生物学标志物，未来如何通过控制尿酸来减少哮喘的急性发作将具有一定的研究探讨意义。

第三节 尿酸与肺栓塞

肺栓塞（pulmonary embolism，PE）是外源性或内源性栓子阻塞肺动脉及其分支引起肺循环、右心功能障碍的一组临床综合征，其中包括肺血栓栓塞症（pulmonary thromboembolism，PTE）、空气栓塞、羊水栓塞、肿瘤栓塞和脂肪栓塞等，高危急性肺栓塞患者 30 天死亡率可高达 22%。肺血栓栓塞是静脉血栓栓塞症（venous thrombo-embolism，VTE）最严重的表现形式，占肺栓塞的绝大多数，是常见的致死性心血管疾病之一。高尿酸血症目前已被确定为心血管疾病的危险因素，机制与内皮功能障碍、炎症和血栓形成前状态有关。目前研究也显示高尿酸血症是 VTE 和 PTE 的危险因素，并可评估病情的严重程度和预后。

一、肺血栓栓塞与尿酸的关系及相关研究

Shimizu 等研究显示，与年龄匹配的对照组相比，急性 PTE 患者和慢性 PTE 患者入院时血清尿酸水平显著升高，并且住院期间死亡的 27 例患者血清尿酸水平明显高于其余幸存者（$P < 0.001$）；在急性 PTE 中，血清尿酸与心排血量呈负相关，但与平均肺动脉压却无显著相关性；在慢性 PTE 中，血清尿酸水平与心排血量也呈负相关，同时与平均肺动脉压呈正相关；通过抗凝等治疗后，血清尿酸水平显著降低；由此推测血清尿酸水平随 PTE 的严重程度成比例增加，认为尿酸可以作为 PTE 病情评估和治疗效果的潜在指标。陈义强等对 99 例急性肺栓塞患者进行分析时发现，高尿酸血症组的右心室舒张末期直径和肺动脉收缩压（systolic pulmonary artery pressure，sPAP）高于低尿酸血症组；Pearson 研究显示，血尿酸水平与右心室直径、肺动脉收缩压、右心房平均压、右心房收缩压均呈正相关，认为急性肺栓塞患者血清尿酸水平与血流动力学参数呈正相关，并对病情严重程度的评估有所帮助。Lee 等在一项纳入 265 例急性 PE 患者研究中发现，中、高危组患者的血尿酸水平明显高于低危组。此外，包括尿酸、血红蛋白和葡萄糖在内的生物标志物模型对不良结局的预后准确性优于肺栓塞严重程度指数（probe electrospray ionization，PESI）和简化的 PESI 评分。Ozsu 等在另一项纳入 337 例确诊 PTE 患者的研究中，中高危患者的血尿酸值也显著高于低危患者；而且发现血尿酸水平的升高能够独立地预测 PTE 患者 30 天的死亡率；同时还发现肌钙蛋白水平升高患者的血尿酸值也较高，并与肺栓塞的严重程度相关。

PTE 患者尿酸的生成增多和排泄减少可能是同时存在的。对于血流动力学状态尚稳定的非高危患者，PTE 可引起低氧血症，无氧代谢增强，三磷酸腺苷生成减少，促使腺嘌呤降解为肌苷、黄嘌呤和尿酸，致使尿酸生成增多；无氧代谢同时使乳酸的产生增多，抑制肾小管分泌尿酸，尿酸排出减少。另外，PTE 患者合并氧化代谢失衡，导致黄嘌呤氧化酶活性的增加，也使血清尿酸水平升高。PTE 可表现为循环功能下降和呼吸功能减弱，尤其对于高危患者，心排血量下降导致血流重新分配，肾脏灌注减少，肾小球滤过率下降，尿酸排泄减少。

二、尿酸与静脉血栓栓塞的关系及相关研究

血管内皮损伤、静脉血流淤滞及血液高凝状态是静脉血栓形成的重要病理生理机制。形成 VTE 后栓子脱落导致 PTE，而且是 PTE 的主要病因。社区动脉粥样硬化风险研究（ARIC）第一个描述了尿酸与 VTE 发病率的关系，该研究总共纳入了 236 例原发 VTE 患者和 396 例继发 VTE 患者的 632 例 VTE 事件，发现血尿酸水平与 VTE 发生呈正相关，而且调整了混杂因素后，这种相关性仍然存在，该研究同时发现，当血尿酸值为 476μmol/L 左右时，VTE 风险显著升高。

痛风发作对于深静脉血栓形成（deep vein thrombosis，DVT）有一定影响。Kubota 等的研究在调整年龄、性别和种族后，显示痛风事件和 VTE 存在显著统计学意义关系。Chiu 等研究显示，痛风患者 DVT 风险明显升高，且独立于其他 DVT 危险因素如大手

术、妊娠期和肿瘤等。Li 等曾进行痛风队列研究，共纳入 130 708 例痛风患者，结果也显示痛风患者 VTE 事件的风险显著增加，且独立于其他危险因素。此外，在痛风诊断确定前，发生 VTE、DVT 的风险也增加，在诊断前的一年和诊断后的一年达到峰值，这种关联在 5 年的随访中仍然具有很强的相关性。因此，痛风相关的炎症可能导致静脉血栓形成的风险增加。

血尿酸水平与 VTE 复发的风险之间也有着显著的相关关系。De 等研究纳入了 280 例既往有 VTE 且未接受口服抗凝治疗的患者，根据血尿酸水平进行分层，结果发现，血尿酸水平升高与 VTE 复发风险增加独立相关，与年龄、性别、BMI、VTE 类型、高血压、肾功能和既往心血管事件无关。此外，血尿酸水平高于 260μmol/L 时，随着血尿酸水平的升高，VTE 复发风险也逐渐增加，甚至增加了 3 倍以上。

总之，在近年的多项研究中，提示血尿酸水平与 VTE 和血栓栓塞事件存在明确相关性，且被认为可以作为评估血栓形成、复发、病情严重程度及预后的生物标志物。但是这种关系需要更深层次、更大规模的实验和临床数据来证明。

第四节　尿酸与肺动脉高压

高尿酸血症与多种心血管系统疾病相关，但目前和肺动脉高压（pulmonary hypertension，PAH）相关的研究却不多，仅有零星研究表明高尿酸血症可能是诱发和加重肺动脉高压的危险因素之一，同时肺动脉高压反过来亦可促进高尿酸血症的发生。

一、肺动脉高压的分类

2021 年中华医学会发布《中国肺动脉高压诊断与治疗指南（2021 版）》，将肺动脉高压分为以下 5 大类：①动脉性肺动脉高压；②左心疾病所致肺动脉高压；③肺部疾病和（或）低氧所致肺动脉高压；④慢性血栓栓塞性肺动脉高压和（或）其他肺动脉阻塞性病变所致肺动脉高压；⑤未明和（或）多因素所致肺动脉高压。肺动脉高压的预后较差，尽管目前已有前列环素及其类似物、内皮素受体拮抗剂、磷酸二酯酶 -5 抑制剂等用于临床治疗，但肺动脉高压患者 1 年病死率仍高达 15%，其中特发性肺动脉高压患者的 3 年生存率低至 35%，疾病相关 PAH 的预后随相应疾病的不同而不同，如先天性心脏病相关的肺动脉高压患者的 3 年生存率为 77%，硬皮病相关的肺动脉高压患者的 3 年生存率则为 34% ～ 47%。

二、高尿酸血症与肺动脉高压相关关系的研究

根据已有的几项国内外研究，特发性肺动脉高压、结缔组织病相关的肺动脉高压、先天性心脏病所致的肺动脉高压患者常可有血尿酸水平升高，而其他原因所致肺动脉高压则缺乏相应报道。

（一）尿酸与特发性肺动脉高压

Nagaya 等在 1999 年最先针对血尿酸与特发性肺动脉高压之间的关系进行了小型

的前瞻性研究，对入选的 90 例特发性肺动脉高压患者行右心导管检测肺动脉压，结果显示，特发性肺动脉高压患者的血尿酸水平较对照组明显升高，而且肺动脉高压的严重程度与血尿酸水平升高程度呈正相关；经过扩血管治疗后，随着总肺循环阻力下降，血尿酸水平也出现下降趋势；平均随访 31 个月，多因素 Logistic 回归分析显示高尿酸血症是特发性肺动脉高压患者长期预后不良的独立危险因素。李震南等对入选的 76 例特发性肺动脉高压患者进行临床研究同样发现，血尿酸水平与肺动脉压成正比，而且经过随访同样发现，血尿酸水平正常的特发性肺动脉高压患者预后优于高尿酸血症患者。后续也有数个小型研究证实了上述结果。

（二）尿酸与结缔组织疾病相关肺动脉高压

Dimitroulas 等对 66 例系统性硬化症合并肺动脉高压患者的研究发现血尿酸水平明显升高，而且血尿酸水平与肺动脉高压患者疾病的严重程度密切相关，即血尿酸水平较高的患者病情较重，预后也较差，是系统性硬化症合并肺动脉高压患者死亡的独立危险因素。岳露瑶等回顾性分析了 62 例系统性硬化症患者，结果提示血尿酸值＞374μmol/L 可以作为预测系统性硬化症继发肺动脉高压的界点，其灵敏度为 66.7%，特异度为 84.0%。此外，有关系统性红斑狼疮相关肺动脉高压、甲状腺功能亢进相关肺动脉高压等小样本临床研究也提示，高尿酸血症可预测结缔组织病相关肺动脉高压的发生。

（三）尿酸与先天性心脏病相关肺动脉高压

Van 等首先在 29 例先天性心脏病相关肺动脉高压患儿中观察到血尿酸浓度与肺动脉压呈正相关。莫连芹等针对 344 例先天性心脏病相关肺动脉高压患儿的研究表明，肺动脉高压值和患儿血尿酸水平呈正相关，认为血尿酸水平可用于儿童肺动脉高压的病情评估，并提出我国先天性心脏病引起的肺动脉高压更为常见，儿童并发肺动脉高压后不仅手术风险大，甚至可能失去手术机会，所以对先天性心脏病儿童常规进行血尿酸检查可能有助于肺动脉高压的诊断和病情评估。

三、高尿酸血症引起肺动脉高压的机制

引起肺动脉高压的病理因素很多，但各类肺动脉高压有着共同的病理生理特征，即肺血管收缩、原位血栓及肺血管壁重构，其中血管壁增生和重构所导致的肺动脉闭塞被认为是肺动脉高压的发病主要机制。

（一）内皮细胞功能障碍促进肺血管重构闭塞

前面多次提到内皮细胞对于维持血管的正常功能有着重要作用，内皮细胞代谢失常可引起血管收缩、重构和闭塞。高尿酸血症可诱发尿酸盐结晶析出，并使之附壁于血管内皮，从而诱导内皮细胞衰老和凋亡。同时尿酸可通过刺激肺血管内皮细胞产生精氨酸酶，抑制 L- 精氨酸的产生，导致舒血管因子一氧化氮生成减少，间接促进血管内皮细胞收缩，参与肺动脉高压的形成。尿酸是重要的生理性抗氧化剂，具有清除氧自由基的作用，但出现高尿酸血症时，尿酸反而可以诱发氧化应激反应并超过其抗氧化能力，局部氧自由基的过度生成会导致细胞膜受体和转运体的破坏，促进氧化低密

度脂蛋白及脂质过氧化，也可与一氧化氮等舒血管因子减少共同参与肺动脉高压发病或加重病情。

（二）慢性炎症与平滑肌细胞增殖引起肺血管壁重构

肺血管壁重构是肺动脉高压的一个重要特点，表现为血管壁增厚。这种血管壁增厚主要与平滑肌细胞增殖有关。在血管平滑肌细胞中，尿酸可通过丝裂原活化蛋白激酶和环加氧酶 2 途径刺激单核细胞趋化蛋白 1 诱导炎症通路，从而促进炎症反应激活。尿酸还可以激活一系列炎性介质，如中性粒细胞、CRP、IL-6、TNF-α、促分裂原激活蛋白激酶等，它们均可以引起血管平滑肌细胞肥大。最新动物实验发现，较高浓度的尿酸刺激大鼠血管平滑肌细胞 48h 后即可使其增殖，并引起平滑肌细胞内血管紧张素信使 RNA 表达增强，引起血管紧张素 II 浓度升高，说明尿酸与血管平滑肌细胞的增殖相关。

（三）促发肺血管原位血栓形成

高水平的血尿酸可以通过刺激血管平滑肌细胞合成单核趋化蛋白 -1 激发巨噬细胞对动脉粥样硬化血管的浸润，激活血小板，促进血小板黏附、聚集，从而触发血栓形成。高尿酸血症可引起血液黏稠度增加，从而提高肺动脉高压患者的肺血栓栓塞发生率，增加肺动脉高压的严重性和肺动脉高压患者的不良预后。

四、肺动脉高压对尿酸的影响

引起肺动脉高压的原发疾病如心力衰竭和慢性肾脏病等可导致高尿酸血症。肺动脉高压表现为肺动脉血管压力增高，使肺实质各部位的灌注不均一。低灌注区域的组织内含有大量由低氧激活的黄嘌呤氧化酶细胞，使腺嘌呤核苷酸降解为次黄嘌呤、黄嘌呤和尿酸，从而可导致高尿酸血症的发生。此外，肺动脉高压患者无氧代谢增加，导致血乳酸水平增加，一方面乳酸可通过尿酸盐转运蛋白 1 途径使尿酸生成增多，另一方面乳酸还可通过位于近端肾小管的阴离子交换体竞争性抑制尿酸排出。因此，从病因学和生理病理学角度来看，肺动脉高压可能通过一些机制导致血尿酸水平升高。二者互为因果，谁先谁后需要进一步研究。

五、降尿酸治疗对改善肺动脉高压的影响

高尿酸血症促进肺动脉高压的发生，恶化肺动脉高压预后，而肺动脉高压又可引起血尿酸水平升高，那么两者"治疗之间是否存在相关性"的话题也被提出，如在高尿酸血症合并肺动脉高压的患者中降低血尿酸是否能降低肺动脉高压程度、改善预后，治疗肺动脉高压能否降低尿酸水平等。早在 10 多年前，Cohen 等开展的一项回顾性研究提示，接受波生坦治疗的特发性肺动脉高压患者的血尿酸水平低于未接受治疗患者，提示降肺动脉高压治疗可能有降低尿酸的作用。Dhaun 等曾纳入 65 例特发性肺动脉高压合并高尿酸血症的患者，根据病情由主诊医师决定予以降肺动脉高压药物，并行 2∶1 配对，42 例患者同时予以降尿酸药物治疗，23 例患者未行降尿酸治疗，主要终点为 1 年后全因死亡率，次要终点为肺动脉压力，结果提示，同时予以降尿酸药物治疗的患

者肺动脉压力下降幅度明显大于未行降尿酸治疗患者，但患者全因死亡率无明显差异，其机制尚未完全清楚。因目前此类研究较少，证据很有限。

有限的研究揭示了高尿酸血症与肺动脉高压相互影响、互为因果，期待有大型多中心临床研究进一步证实，同时降尿酸治疗是否能改善肺动脉高压症状、降低死亡率也是值得进一步去研究的课题。

第五节　尿酸与肺纤维化

一、尿酸参与肺纤维化的作用机制

肺纤维化包括一系列以肺间质及实质细胞外基质沉积、纤维形成、对肺结构不可逆性破坏为特点的异质性疾病。肺损伤后炎症细胞聚集到损伤部位，产生多种细胞因子和趋化因子，放大炎症反应并驱动成纤维细胞聚集和增生。成纤维细胞被激活后表达 α-平滑肌动蛋白（α-smooth muscle action，α-SMA），成为肌成纤维细胞。这两种细胞尤其是肌成纤维细胞，在细胞外基质的生成过程中发挥最重要的作用。肺损伤后导致炎症激活和纤维化，有研究表明肺损伤会触发局部尿酸的产生，从而激活肺内的 NALP3 炎症小体。而 NALP3 炎症小体在来源不明的间质性肺纤维化中具有关键作用。NLRP3 炎症复合体主要是通过促进 IL-1β 和 IL-18 成熟、分泌，从而在包括肺纤维化在内的多种病理过程中起重要作用。

尿酸水平与肺纤维化有关，但不是肺纤维化的独立危险因素。NALP3 炎症复合体介导肺损伤早期炎症反应、组织修复及纤维化。目前证实的 NLRP3 炎症复合体的激活因素有细胞外三磷酸腺苷（adenosine triphosphate，ATP）、尿酸晶体、胆固醇结晶、活性氧、淀粉样蛋白、细胞外基质成分和溶酶体裂解成分等内源性危险因素及病毒、细菌和真菌等多种外源性因素。对某些颗粒物质吸入而导致的肺纤维化，胶原沉积需 NLRP3 炎症复合体参与，但该过程可能并不需 NLRP3/IL-1β/IL-18 信号轴下游的 TGF-β 参与。

二、尿酸与肺纤维相关性的研究

最近有学者提出了一种机制，即尿酸可能在特发性肺纤维化相关组织损伤时 NALP3 激活中发挥关键作用。因此，尿酸的局部积聚可能成为内源性危险信号，激活 NALP3 炎症小体，产生 IL-1β，引起肺部炎症、修复和纤维化。Dickerhof 等采用质谱法测定 36 例健康婴幼儿和囊泡性纤维症（cystic fibrosis，CF）患儿的支气管肺泡灌洗液（BAL）、血清和尿液中谷胱甘肽、尿酸的氧化产物及其中性粒细胞。研究结果证实有肺部铜绿假单胞菌感染的患儿 BAL 中谷胱甘肽（GSA）和尿酸（尿囊素）氧化产物明显高于健康婴儿，并与中性粒细胞性炎症的其他标志物相关。一项动物实验证明，高尿酸血症、急性痛风性关节炎大鼠模型组大鼠的炎症细胞浸润，高尿酸血症和急性痛风性关节炎造模成功后，滑膜组织的 NALP3、IL-1β 水平均明显升高，用秋水仙碱治疗后滑膜组织的 NALP3、IL-1β 水平显著降低，炎症细胞浸润较少，关节软骨破坏较轻。肺纤维化的炎症、修复都依赖于 IL-1β 的产生和 IL-1R1/ 髓细胞分化 MyD88 信号通路。NALP3 是痛风关节炎中由尿酸激活的主要促炎危险受体。Martinon 等报道尿酸是嘌呤分解代谢的产物，在凋亡的细胞中被发现，并增强树突状细胞成熟和 CD8⁻ T 细胞反应。在局部高浓度时，尿酸沉淀并形成晶体，引起炎症，并激活含有 caspase-1 的 NALP3 炎症小体，导致活性 IL-1β 的产生。Gasse 报道了基于细胞 / 组织损伤和坏死导致尿酸产生的事实，研究证实肺损伤部位形成的尿酸晶体可能是一个关键的危险信号，可能激活炎症小体释放 IL-1β，从而导致炎症性肺病理表现。Wu 等研究显示采用液相色谱质谱法定量肺纤维化模型大鼠肺组织中的羟脯氨酸（HYP）含量及血尿素氮（BUN）、肌酐（Cr）、尿酸（UA）、TGF-β₁ 水平。研究结果显示，肺组织损伤后细胞膜完整性及细胞器均有不同程度损伤。血浆和器官中 BUN、Cr、UA、TGF-β₁ 的水平升高，并且在 2h 达到峰值，然后根据排泄率稳步下降。随着时间的推移，血清 UA、BUN、Cr、TGF-β₁ 浓度均显著升高。可见 TGF-β₁ 在肺组织中有明显表达。肺组织轻度损伤，并且有炎症细胞浸润。

三、降尿酸治疗对肺纤维的影响

Riteau 等采用博来霉素诱导急性肺损伤致肺纤维化的小鼠模型研究发现，博来霉素气道给药诱导肺组织损伤，释放内源性危险因素如尿酸、ATP 等，激活 NALP3 炎症小体，促进细胞因子 IL-1β 的成熟和分泌，一方面介导炎症反应，另一方面又介导重塑及肺纤维化。Gasse 等研究证实 NLRP3 炎症复合体在博来霉素诱导肺纤维化过程中起到促炎及促纤维化作用，并证实外源性和内生性尿酸可作为重要的危险因素活化 NLRP3 炎症复合体，促进 IL-1β 释放，从而引起肺组织炎症损伤和纤维化。Gasse 等在炎症小体缺陷小鼠体内评估 BLM（博来霉素）给药后的炎症反应。对于使用尿酸合成抑制剂或尿酸酶（尿酸酶可降解尿酸）治疗的小鼠，分析肺尿酸积累、炎症和纤维化，研究结果表明，肺损伤的重要机制取决于 NALP3 炎症小体，由 BLM 诱导的 DNA 损伤和降解时肺局部产生的尿酸触发。使用尿酸合成抑制剂别嘌醇或尿酸酶可以降低尿酸水平，并且减少 BLM 诱导的 IL-1β 产生，肺部炎症、修复和纤维化。并且外源性尿酸晶体可重现肺部炎症和修复，作用于 NALP3 炎症小体、MyD88 和 IL-1R1 通路及 Toll 样受体（TLR）2 和 TLR4，激活炎症。研究证实，损伤细胞释放的尿酸是激活 NALP3 炎症小体的主要内源性危险因素，导致 IL-1β 的产生。这些研究结果提示降低尿酸组织水平是控制 IL-1β 产生和慢性炎症性肺病理的一种新的治疗方法。

第六节　尿酸与睡眠呼吸暂停

睡眠呼吸暂停是一类常见病与多发病，一般分为阻塞性睡眠呼吸暂停（obstructive sleep apnea，OSA）、中枢性睡眠呼吸暂停（central sleep apnea，CSA）及两者并存的混合性睡眠呼吸暂停（mixed sleep apnea，MSA）。其中最常见的形式是 OSA，占 90%

以上，而 CSA 不足 10%。

阻塞性睡眠呼吸暂停又称为阻塞性睡眠呼吸暂停低通气综合征（obstructive sleep apnea hypopnea syndrome，OSAHS），是指一种在睡眠期间反复出现呼吸暂停和低通气为特征的综合征，伴有氧饱和度下降及觉醒，而这些易导致白天过度嗜睡和生活质量下降，轻者没有症状，严重者可出现认知功能下降、行为异常。OSA 的诊断主要依据于临床症状及初筛便携式诊断仪、多导睡眠监测的检查结果。OSA 患病率在全球范围内逐年上升，已成为重要的公共卫生问题。

OSA 是一种全身性疾病，OSA 的发生与上气道解剖异常、肥胖、年龄、性别等多种因素相关，其引起的机体组织缺氧会导致尿酸代谢异常，而尿酸水平同样也会对 OSA 的发生、治疗产生影响。因 CSA 发病率低，在与尿酸相关的文献中较少被提及，故本文简要叙述 OSA 与尿酸之间的相关性。

一、OSA 与尿酸相互影响

（一）OSA 对尿酸水平的影响

约 56% 的 OSA 患者合并高尿酸血症。一项纳入 18 项研究的荟萃分析指出，OSA 患者血清尿酸水平普遍升高，尤其是严重 OSA 患者，指出 OSA 可能是高尿酸血症和痛风发展的潜在危险因素。Hirotsu 等发现 OSA 人群的血清尿酸水平高于非 OSA 人群，其中男性 OSA 患者合并高尿酸血症比例更高。裴俊等指出重度 OSA 患者尿酸水平显著高于轻中度 OSA 患者。但是，Ruiz 等研究却发现，虽然重度 OSA 患者 [呼吸暂停低通气指数（AHI）≥ 30 次 / 小时] 的尿酸水平高于轻度或无 OSA 患者，在调整 BMI、胆固醇和甘油三酯水平等混杂因素后，这种差异并不存在。一项纳入 15 879 例 OSA 患者及 63 296 例非 OSA 人群的英国队列研究中发现，OSA 患者和非 OSA 患者的痛风发病率分别为 7.83/1000 人·年和 4.03/1000 人·年，诊断痛风的中位时间分别为 5.66 年和 5.38 年。与非 OSA 患者相比，OSA 患者在发病后 1 ～ 2 年发生痛风的风险最高。这可能提示 OSA 患者较非 OSA 患者更易患痛风。van Durme 等研究中发现 OSA 患者痛风发生风险虽然增加 1 倍，但经过一些因素调整后，这种联系消失了。同时在亚组研究中发现女性和合并心力衰竭、肾功能损害或 BMI 较高的 OSA 患者，其痛风的风险比对照人群是增加的。

除在 OSA 成人中观察到尿酸水平改变之外，在 OSA 儿童中也观察到类似现象。Di Sessa 等研究发现，在非肥胖学龄儿童中，与健康对照组相比，合并 OSA 的患儿尿酸水平显著升高。Kaditis 等通过对美国及希腊儿童进行研究发现，希腊的中度至重度低氧血症儿童的尿酸排泄率高于轻度 / 无低氧血症的儿童，且希腊儿童夜间尿酸排泄与 AHI、最低血氧饱和度相关，而在美国儿童中却未发现这种现象，考虑可能存在一定的种族差异性。Hoxha 等研究上颌半快速扩张对合并 OSA 儿童的影响时发现，血清尿酸水平与磨牙间宽度成反比关系，推测与牙弓狭窄导致呼吸暂停或缺氧引起相关的生理及代谢变化相关，进而影响到尿酸水平的变化。我们认为大部分 OSA 患者血尿酸水平是升高的，但是不同严重程度 OSA 引起尿酸升高的幅度可能需要在特定人群中才具有差异性，这些需要一些更精细的亚组分析研究才能证实。

（二）尿酸水平对 OSA 的影响

尿酸是嘌呤化合物在人体内的代谢产物，OSA 出现的低氧血症易引起尿酸升高，同时尿酸水平对于 OSA 发生也存在影响。尿酸水平升高可能会增加 OSA 发病率，研究显示尿酸浓度每增加 1mg/dl，OSA 患病率升高 16%。一项研究显示 65 岁及以上的痛风患者 OSA 粗发病率为 14.3/1000 人·年，而非痛风患者 OSA 粗发病率仅为 3.9/1000 人·年，这可能与痛风和 OSA 具有炎症及氧化应激这两种潜在的共同机制相关，但这些机制能否解释与痛风相关的 OSA 风险增加仍有待未来的研究进行证明。另一项研究还发现，尿酸水平与部分睡眠参数（呼吸事件的次数、睡眠时间长短或氧饱和度 < 90% 的累积时间百分比）之间存在显著的相关性，而这些指标与 OSA 患者的严重程度密切相关，推测尿酸水平升高可能会加重 OSA 病情。郝问等的研究分析了不同严重程度 OSA（以 AHI 区分）对急性冠脉综合征患者的影响，结果发现中重度 OSA 组尿酸、C 反应蛋白水平高于正常和轻度 OSA 组，提示 OSA 可能通过加剧氧化应激、炎症反应等机制影响急性冠脉综合征患者，未来可考虑通过监测尿酸等炎症物质水平来管理合并 OSA 的急性冠脉综合征患者。与 OSA 诊断相关的尿酸水平最佳临界值男性为 5.95mg/dl，女性为 4.45mg/dl，分别对应男性的 61.0% 阳性预测值和 55.7% 阴性预测值，女性的 37.8% 阳性预测值和 82.1% 阴性预测值，虽然尿酸作为单独生物标志物意义不大，但可以尝试通过尿酸水平来识别 OSA 严重程度及其他危险因素，这对于减少心血管风险及改善生活质量非常重要。

二、OSA 影响尿酸代谢的可能机制

OSA 患者引起尿酸代谢紊乱机制尚未完全明确，目前考虑与多种原因相关：首先，OSA 的上气道阻塞会导致周期性低氧，使有氧代谢减少、无氧酵解增加，加速三磷酸腺苷降解为二磷酸腺苷，进一步降解为黄嘌呤，升高体内嘌呤水平，嘌呤分解后导致血尿酸水平升高。其次，长期的低氧血症引起三磷酸腺苷合成减少，导致其对磷酸核糖酰胺转移酶的抑制作用减弱，嘌呤生成增多，从而使血液尿酸水平上升。最后，无氧糖酵解增加导致肾小管细胞内乳酸生成增多，而乳酸与尿酸在肾脏代谢上存在竞争性抑制，致使肾脏对尿酸清除减少，使尿酸排泄减少，血尿酸水平升高。

此外，OSA 患者多合并有糖尿病、高血压、肥胖、血脂异常等基础疾病，这些疾病均可能导致尿酸合成增多或尿酸排泄减少，致使尿酸水平升高。

三、OSA 与尿酸治疗的相互影响

（一）OSA 的治疗对尿酸水平的影响

持续气道正压通气（CPAP）作为成人 OSA 初始及首选的治疗手段能有效改善患者缺氧情况，但是能否降低尿酸并作为预防痛风发作的预防措施尚有争议。Seetho 等在 BMI > 35kg/m² 的 OSA 人群中研究发现，经过 12 ～ 14 个月随访，接受 CPAP 治疗的受试者平均尿酸水平在基线与随访中存在显著差异（357mol/L vs 345mol/L，

$P=0.016$），而在非 CPAP 受试者中差异不明显（340mol/L vs 342mol/L，$P=0.980$）。Bartziokas 等研究显示，经过 CPAP 治疗后，OSA 患者尿酸水平显著下降 [四分位距（IQR）=7.0（6.4～8.1）mg/dl 与 6.4（6.2～6.8）mg/dl，$P < 0.001$]。而一项西班牙研究证实 151 例诊断中度至重度 OSA 的妇女经过 CPAP 治疗 12 周后血尿酸水平与对照组相比并没有下降。一项荟萃分析显示，OSA 患者在 CPAP 治疗前后尿酸水平均无变化。我们推测 CPAP 治疗后尿酸水平可能下降，考虑与氧合改善相关，但是可能也受人种、性别等因素影响，期待后续有更多研究证实。

口腔矫治器适用轻中度的 OSA 患者及单纯鼾症，可作为 CPAP 替代或补充治疗措施。Hoxha 等研究发现，经过上颌半快速扩张治疗 5 个月的 OSA 患儿，治疗前后血清及尿液中尿酸水平未见明显差异。Dal-Fabbro 等对 OSA 患者交替间歇使用 CPAP 与口腔矫正器（下颌前移器或安慰矫正器）时发现，无论哪种治疗方式后患者的尿酸水平与基线水平无明显改变。

外科手术包括腭垂腭咽成形术（uvulopalatophanyngoplasty，UPPP）及其改良术、下颌骨前徙术，仅适合上气道阻塞且具备手术指征的患者。杜晓东等发现 OSA 患者的尿酸 / 肌酐比值经 UPPP 治疗后比治疗前明显下降，提示 UPPP 治疗对机体缺氧有一定程度纠正。而 Marvisi 等对 CPAP 联合 UPPP 治疗的 OSA 患者随访期间发现患者的尿酸水平无显著降低。

超重和肥胖、吸烟、饮酒可引起或加重 OSA，也可直接影响尿酸的代谢，故而控制体重、戒烟、限制饮酒可共同改善 2 种疾病。

（二）降尿酸治疗药物对 OSA 的影响

氯沙坦及别嘌醇是公认的具有降尿酸作用的药物。Morgan 等纳入 86 例伴有 OSA 的高血压患者进行研究，随机分配接受别嘌醇、氯沙坦或安慰剂治疗 6 周，在其他药物治疗和（或）CPAP 治疗保持不变的前提下，氯沙坦和别嘌醇均可降低正压通气和急性缺氧时测得的动脉压，证实即使接受规范 CPAP 治疗的 OSA 合并高血压患者，氯沙坦和别嘌醇是控制血压的药物治疗辅助剂。虽然氯沙坦作为血管紧张素 Ⅱ 受体阻滞剂在动物实验中观察到有预防慢性间歇性缺氧（chronic intermittent hypoxia，CIH）诱导的内皮功能障碍的功能，但 CIH 仅仅是 OSA 临床表现的一部分，动物实验没有完全纳入高碳酸血症、上呼吸道阻塞、睡眠中断等因素，故而在人群中未发现氯沙坦改善 OSA 患者对缺氧的血管舒张反应。而别嘌醇作为黄嘌呤氧化酶抑制剂，本身不具备降压作用，但在高血压的大鼠模型中，别嘌醇能降低血压，改善心功能（等容收缩期左心室内压力上升的最大速率），并增强动脉的血管舒张效果。虽然我们不能判断别嘌醇一定能降低血压，但是推测别嘌醇确实也存在改善 OSA 患者内皮血管的功能。在这些研究中未提及尿酸水平的改变，所以具体机制有待后续研究的不断完善。

目前尚未检索到更多降尿酸药物对 OSA 影响的文献，因此单纯降尿酸治疗是否可以改善 OSA 尚无法论证，但是部分降尿酸药物确实可能存在除外其他降低尿酸的机制来改善 OSA，所以两种疾病的同时治疗具有协同作用。

四、展望

在临床上血清尿酸水平较易测定，且已逐渐成为常规检测指标，因此作为 OSA 患者缺氧及病情严重程度的评估有一定的可行性，在对 OSA 治疗中可同时兼顾血清尿酸水平的监测及治疗，可以大大减少心血管及其他并发症的发生风险。尿酸水平与 OSA 严重程度相关，尿酸监测可能对 OSA 治疗和预后有重要意义。例如，我们可以通过监测 CPAP 治疗后 OSA 患者的尿酸排泄水平，并定期重复测量，用尿酸水平来判断长期 CPAP 治疗的有效性或评估患者依从性，这对于不容易获得睡眠监测检查或处于偏远地区的那些无法及时评估 CPAP 治疗效果的患者具有重大意义，但目前还需长期的流行病学研究来验证 OSA 患者尿酸浓度降低的风险及获益。

尿酸与 OSA 的相互影响已有大量研究论证，但未来仍需进一步研究来揭示两者间更深层次的联系及生理机制，通过对疾病的共同治疗达到双赢。

参 考 文 献

陈楚云，卢翠娜，李丽霞，等，2017. 基于 NALP3 炎性体信号通路观察火针对尿酸钠诱导的痛风性关节炎大鼠 IL-1β 表达的影响 . 云南中医学院学报，40(2):1-6.

陈义强，孙娜，苏亚芬，2020. 急性肺栓塞患者血清尿酸水平与血流动力学相关性研究 . 中国循证心血管医学杂志，12(7):862-865.

陈勇，戴冽，青玉凤，等，2018. 痛风相关知识问答（一）：非药物治疗篇 . 中华内科杂志，57(9):684-686.

杜晓东，浦洪波，舒畅，等，2005. 阻塞性睡眠呼吸暂停低通气综合征患者手术前后尿尿酸与尿肌酐比值的变化 . 临床耳鼻咽喉科杂志，19(18):826-827.

顾晓凌，宋勇，2012. NALP3 炎性体在急性肺损伤中的研究进展 . 中国呼吸与危重监护杂志，11(6):607-609.

郝问，范婧尧，王晓，等，2019. 阻塞性睡眠呼吸暂停对急性冠脉综合征患者炎症标志物的影响 . 中华急诊医学杂志，28(7):825-830.

况菊，谢敏，2017. NLRP3 炎性复合体与肺纤维化关系研究新进展 . 华西医学，32(6):936-939.

李震南，何建国，柳志红，等，2012. 血尿酸水平与特发性肺动脉高压病情和预后的关系 . 中华医学杂志，92(46): 3261-3264.

莫连芹，黄栋，王予川，等，2018. 血浆脑钠肽及血尿酸在评估儿童肺动脉高压中的价值 . 贵州医科大学学报，43(3):320-323,328.

裴俊，王清华，孙进，等，2021. 阻塞性睡眠呼吸暂停低通气综合征严重程度的危险因素 . 中华肺部疾病杂志（电子版），14(1):63-65.

汪汉，2018. 血尿酸与肺动脉高压 . 心血管病学进展，39(2):252-254.

王娟，王晓宇，郭倩，等，2021. 血尿酸与慢性阻塞性肺疾病预后因素相关性的研究进展 . 国际呼吸杂志，41(13):1029-1032.

岳露瑶，徐源，于菁菁，等，2016. 系统性硬化症并发肺动脉高压与血尿酸水平的相关性 . 实用医学杂志，32(17) : 2867-2871.

中华医学会，中华医学会杂志社，中华医学会全科医学分会，2019. 成人阻塞性睡眠呼吸暂停基层诊疗指南 (2018 年). 中华全科医师杂志，18(1):21-29.

中华医学会呼吸病学分会肺栓塞与肺血管病学组，中国医师协会呼吸医师分会肺栓塞与肺血管病工作委员会，全国肺栓塞与肺血管病防治协作组，等，2021. 中国肺动脉高压诊断与治疗指南（2021 版）. 中华医

学杂志 , 101(1):11-51.

中华医学会呼吸病学分会慢性阻塞性肺疾病学组 , 中国医师协会呼吸医师分会慢性阻塞性肺疾病工作委员会 , 陈荣昌 , 等 , 2021. 慢性阻塞性肺疾病诊治指南（2021 年修订版）. 中华结核和呼吸杂志 , 44(3):170-205.

中华医学会呼吸病学分会哮喘学组 , 中国哮喘联盟 , 2018. 支气管哮喘急性发作评估及处理中国专家共识 . 中华内科杂志 , 57(1):4-14.

中华医学会心血管病学分会 , 中国医师协会心血管内科医师分会肺血管疾病学组 , 中国肺栓塞救治团队 (PERT) 联盟 , 2022. 急性肺栓塞多学科团队救治中国专家共识 . 中华心血管病杂志 , 50(1):25-35.

Abdulnaby NK, Sayed AO, Shalaby NM, 2016. Predictive value of serum uric acid in hospitalized adolescents and adults with acute asthma. Ther Clin Risk Manag, 12:1701-1708.

Artlett CM, 2012. The role of the NLRP3 inflammasome in fibrosis.Open Rheumatol J, 6: 80-86.

Artlett CM, 2013. Inflammasomes in wound healing and fibrosis.J Pathol, 229(2): 157-167.

Bartziokas K, Papaioannou AI, Haniotou A, et al, 2021. Serum uric acid and arterial lactate levels in patients with obstructive sleep apnea syndrome: the effect of CPAP treatment. Postgrad Med, 133(5):518-524.

Blagojevic-Bucknall M, Mallen C, Muller S, et al, 2019. The risk of gout among patients with sleep apnea: a matched cohort study. Arthritis Rheumatol, 71(1):154-160.

Campos-Rodriguez F, Reyes-Nuñez N, Queipo-Corona C, et al, 2019. Continuous positive airway pressure treatment does not reduce uric acid levels in OSA women. Arch Bronconeumol (Engl Ed), 55(4):201-207.

Castillo-Martínez D, Marroquín-Fabián E, Lozada-Navarro AC, et al, 2016. Levels of uric acid may predict the future development of pulmonary hypertension in systemic lupus erythematosus: a seven-year follow-up study. Lupus, 25(1) : 61-66.

Chen QS, Lin GF, Chen LD, et al, 2019.Does continuous positive airway pressure therapy in patients with obstructive sleep apnea improves uric acid? A meta-analysis. Oxid Med Cell Longev:4584936.

Chiu CC, Chen YT, Hsu CY, et al, 2016. Association between previous history of gout attack and risk of deep vein thrombosis-a nationwide population-based cohort study. Sci Rep, 6:26541.

Chou YT, Chuang LP, Li HY, et al, 2010. Hyperlipidaemia in patients with sleep-related breathing disorders: prevalence & risk factors. Indian J Med Res, 131:121-125.

Cohen H, Chahine C, Hui A, et al, 2004. Bosentan therapy for pulmonary arterial hypertension. Am J Health Syst Pharm, 61(11):1107-1119.

Corry DB, Eslami P, Yamamoto K, et al, 2008. Uric acid stimulates vascular smooth muscle cell proliferation and oxidative stress via the vascular renin-angiotensin system. J Hypertens, 26(2) :269-275.

Dal-Fabbro C, Garbuio S, D'Almeida V, et al, 2014. Mandibular advancement device and CPAP upon cardiovascular parameters in OSA. Sleep Breath, 18(4):749-759.

De Lucchi L, Nardin C, Sponchiado A, et al, 2021. Serum uric acid levels and the risk of recurrent venous thromboembolism. J Thromb Haemost, 19(1):194-201.

Dhaun N, Vachiery JL, Benza RL , et al, 2014. Endothelin antagonism and uric acid levels in pulmonary arterial hypertension: clinical associations. J Heart Lung Transplant, 33(5):521-527.

Di Sessa A, Messina G, Bitetti I, et al, 2022. Cardiometabolic risk profile in non-obese children with obstructive sleep apnea syndrome. Eur J Pediatr, 181(4):1689-1697.

Dickerhof N, Turner R, Khalilova I, et al, 2017. Oxidized glutathione and uric acid as biomarkers of early cystic fibrosis lung disease. J Cyst Fibros,16(2):214-221.

Dimitroulas T, Giannakoulas G, Dimitroula H, et al, 2011. Significance of serum uric acid in pulmonary hypertension due to systemic sclerosis: a pilot study. Rheumatol Int, 31(2): 263-267.

Dolinay T, Kim YS, Howrylak J, et al, 2012. Inflammasome-regulated cytokines are critical mediators of acute lung injury . Am J Respir Crit Care Med, 185(11): 1225-1234.

Durmus Kocak N, Sasak G, Aka Akturk U, et al, 2016. Serum uric acid levels and uric acid/creatinine ratios in stable chronic obstructive pulmonary disease (COPD) patients: are these parameters efficient predictors of patients at risk for exacerbation and/or severity of disease. Med Sci Monit, 22: 4169-4176.

Eisen A, Benderly M, Goldbourt U, et al, 2013. Is serum uric acid level an independent predictor of heart failure among patients with coronary artery disease. Clin Cardiol, 36(2) : 110-116.

El Ridi R, Tallima H, 2017. Physiological functions and pathogenic potential of uric acid: a review.J Adv Res, 8(5):487-493.

Elasyed NM, Nakashima JM , Postlethwait EM , 1993. Measurement of uric acid as a marker of oxygen tension in the lung .Arch Biochew Biophys , 302(1):228 -232.

El-Bassossy HM, Mahmoud MF, Eid BG, 2018. The vasodilatory effect of allopurinol mediates its antihypertensive effect: Effects on calcium movement and cardiac hemodynamics. Biomed Pharmacother, 100:381-387.

Fonseca W, Malinczak CA, Schuler CF, et al, 2020. Uric acid pathway activation during respiratory virus infection promotes Th2 immune response via innate cytokine production and ILC2 accumulation. Mucosal Immunol, 13(4):691-701.

Gasse P, Mary C, Guenon I, et al, 2007. IL-1R1/MyD88 signaling and the inflammasome are essential in pulmonary inflammation and fibrosis in mice. J Clin Invest, 117(12): 3786-3799.

Gasse P, Riteau N, Charron S , et al, 2009. Uric acid is a danger signal activating NALP3 inflammasome in lung injury inflammation and fibrosis. Am J Respir Crit Care Med, 179(10):903-913.

Hara K, Iijima K, Elias MK, et al, 2014. Airway uric acid is a sensor of inhaled protease allergens and initiates type 2 immune responses in respiratory mucosa.J Immunol, 192(9):4032-4042.

Herrmann R, Sandek A, von Haehling S, et al, 2012. Risk stratification in patients with chronic heart failure based on metabolic-immunological, functional and haemodynamic parameters. Int J Cardiol, 156(1): 62-68.

Hirotsu C, Tufik S, Guindalini C, et al, 2013. Association between uric acid levels and obstructive sleep apnea syndrome in a large epidemiological sample. PLoS One, 8(6):e66891.

Horsfall LJ, Nazareth I, Petersen I, 2014. Serum uric acid and the risk of respiratory disease:a population-based cohort study. Thorax, 69(11): 1021-1026.

Hoxha S, Kaya-Sezginer E, Bakar-Ates F, et al, 2018. Effect of semi-rapid maxillary expansion in children with obstructive sleep apnea syndrome: 5-month follow-up study. Sleep Breath, 22(4):1053-1061.

Huff RD, Hsu AC, Nichol KS, et al, 2017. Regulation of xanthine dehydrogensase gene expression and uric acid production in human airway epithelial cells.PLoS One, 12(9):e0184260.

Jin M, Yang F, Yang I, et al, 2012. Uric acid, hyperuricemia and vascular diseases. Front Biosci (Landmark Ed), 17(2):656-669.

Kaditis A, Gozal D, Snow AB, et al, 2010. Uric acid excretion in North American and Southeast European children with obstructive sleep apnea. Sleep Med, 11(5):489-493.

Kahnert K, Alter P, Welte T, et al, 2018. Uric acid, lung function, physical capacity and exacerbation frequency in patients with COPD: a multi-dimensional approach. Respir Res, 19(1): 110.

Kanellis J, Watanabe S, Li JH, et al, 2003. Uric acid stimulates monocyte chemoattractant protein-1 production in vascular smooth muscle cells via mitogen-activated protein kinase and cyclooxygenase-2. Hypertension, 41(6) : 1287-1293.

Kubota Y, McAdams-DeMarco M, Folsom AR, 2016. Serum uric acid,gout,and venous thromboembolism: The atherosclerosis risk in communities study. Thromb Res, 144:144-148.

Lee JH, Huh JW, Hong SB, et al, 2019. Prognostic value of blood biomarkers in patients with unprovoked acute pulmonary embolism. Ann Thorac Med, 14(4):248-253.

Li HR, Chen Y, 2021. Serum uric acid level as a biomarker for chronic obstructive pulmonary disease: a meta-analysis. J Int Med Res, 49(1): 0300060520983705.

Li L, Wan C, Wen FQ, 2014. An unexpected role for serum uric acid as a biomarker for severity of asthma exacerbation. Asian Pac J Allergy Immunol, 32(1):93-99.

Li LY, McCormick N, Sayre EC, et al, 2020. Trends of venous thromboembolism risk before and after diagnosis of gout: a general population-based study. Rheumatology (Oxford), 59(5):1099-1107.

Lippi G, Montagnana M, Franchini M, et al, 2008. The paradoxical relationship between serum uric acid and cardiovascular disease. Clin Chim Acta , 392(1-2):1-7 .

Marcus NJ, Philippi NR, Bird CE, et al, 2012. Effect of AT1 receptor blockade on intermittent hypoxia-induced endothelial dysfunction. Respir Physiol Neurobiol, 183(2): 67-74.

Martinon F, Pétrilli V, Mayor A, et al, 2006. Gout-associated uric acid crystals activate the NALP3 inflammasome. Nature,440(7081):237-241.

Marvisi M, Vento MG, Balzarini L, et al, 2015. Continuous positive airways pressure and uvulopalatopharyngoplasty improves pulmonary hypertension in patients with obstructive sleep apnoea. Lung, 193(2):269-274.

Misra D, Zhu YY, Zhang YQ, et al, 2011. The independent impact of congestive heart failure status and diuretic use on serum uric acid among men with a high cardiovascular risk profile: a prospective Longitudinal Study. Semin Arthritis Rheum, 41 (3) :471-476.

Mizushina Y, Shirasuna K, Usui F, et al, 2015. NLRP3 protein deficiency exacerbates hyperoxia-induced lethality through Stat3 protein signaling Independent of interleukin-1 β . J Biol Chem, 290(8):5065-5077.

Morgan BJ, Teodorescu M, Pegelow DF, et al, 2018. Effects of losartan and allopurinol on cardiorespiratory regulation in obstructive sleep apnoea. Exp Physiol, 103(7): 941-955.

Nagaya N, Uematsu M, Satoh T, et al,1999. Serum uric acid levels correlate with the severity and the mortality of primary pulmonary hypertension. Am J Respir Crit Care Med, 160(2) : 487-492.

Ozsu S, Çoşar AM, Aksoy HB, et al, 2017. Prognostic value of uric acid for pulmonary thromboembolism. Respir Care, 62(8):1091-1096.

Peeters PM, Perkins TN, Wouters EF, et al, 2013. Silica induces NLRP3 inflammasome activation in human lung epithelial cells. Part Fibre Toxicol, 10(1): 3.

Peppard PE, Young T, Barnet JH, et al, 2013. Increased prevalence of sleep-disordered breathing in adults. Am J Epidemiol, 177(9):1006-1014.

Riteau N, Gasse P, Fauconnier L, et al, 2010. Extracellular ATP is a danger signal activating P2X7 receptor in lung inflammation and fibrosis. Am J Respir Crit Care Med, 182(6): 774-783．

Ruiz García A, Sánchez Armengol A, Luque Crespo E,et al, 2006. Valores de ácido úrico en sangre en pacientes con trastornos respiratorios del sueño [Blood uric acid levels in patients with sleep-disordered breathing]. Arch Bronconeumol,42(10):492-500.

Rumora L, Hlapčić I, Popović-Grle S, et al, 2020. Uric acid and uric acid to creatinine ratio in the assessment of chronic obstructive pulmonary disease: Potential biomarkers in multicomponent models comprising IL-1beta. PLoS One, 15(6): e0234363.

Sakai H, Tsutamoto T, Tsutsui T, et al, 2006. Serum level of uric acid, partly secreted from the failing heart, is a prognostic marker in patients with congestive heart failure. Circ J, 70 (8): 1006-1011.

Sarangi R, Varadhan N, Bahinipati J, et al, 2017. Serum uric acid in chronic obstructive pulmonary disease：a hospital based case control study. J Clin Diagn Res, 11(9): BC09-BC13.

Schuler CF 4th, Malinczak CA, Best SKK, et al, 2020. Inhibition of uric acid or IL-1 β ameliorates respiratory syncytial virus immunopathology and development of asthma.Allergy, 75(9):2279-2293.

Seetho IW, Parker RJ, Craig S, et al, 2015. Serum urate and obstructive sleep apnoea in severe obesity. Chron Respir Dis, 12(3):238-246.

Shi T, Min M, Sun C, et al, 2019. A meta-analysis of the association between gout, serum uric acid level, and obstructive sleep apnea. Sleep Breath, 23(4):1047-1057.

Shimizu Y, Nagaya N, Satoh T, et al, 2002. Serum uric acid level increases in proportion to the severity of pulmonary thromboembolism. Circ J, 66(6):571-575.

Singh C, Jain S, Dhawan V, et al, 2021. Uric acid as a predictor of endothelial dysfunction in patients with metabolic syndrome. Arch Endocrinol Metab, 64(6):810-815.

Singh JA, Cleveland JD, 2018. Gout and the Risk of incident obstructive sleep apnea in adults 65 years or older: an observational study. J Clin Sleep Med, 14(9): 1521-1527.

Van Albada ME, Loot FG, Fokkema R, et al, 2008. Biological serum markers in the management of pediatric pulmonary arterial hypertension. Pediatr Res, 63(3): 321-327.

van Durme C, Spaetgens B, Driessen J, et al, 2020. Obstructive sleep apnea and the risk of gout: a population-based case-control study. Arthritis Res Ther, 22 (1): 92.

Wang HX, Jia YM, Yi M, et al, 2020. High serum uric acid was a risk factor for incident asthma: an open cohort study. Risk Manag Healthc Policy, 13:2337-2346.

Wu YZ, Cui SQ, Wang WJ, et al, 2022. Kidney and lung injury in rats following acute diquat exposure. Exp Ther Med, 23(4):275.

Yazar A, Döven O, Atis S, et al, 2003. Systolic pulmonary artery pressure and serum uric acid levels in patients with hyperthyroidism. Arch Med Res, 34(1):35-40.

Zhang JX, Zhang YP, Wu QN, et al, 2015. Uric acid induces oxidative stress via an activation of the renin-angiotensin system in 3T3-L1 adipocytes. Endocrine, 48(1):135-142.

Zhang X, Liu LJ, Liang R, et al, 2015. Hyperuricemia is a biomarker of early mortality in patients with chronic obstructive pulmonary disease. Int J Chron Obstruct Pulmon Dis, 10: 2519-2523.

Zharikov S, Krotova K, Hu HB, et al, 2008. Uric acid decreases NO production and increases arginase activity in cultured pulmonary artery endothelial cells. Am J Physiol Cell Physiol, 295(5):C1183-C1190.

第 9 章

尿酸与消化系统疾病

肝脏和肠道是尿酸产生的主要场所，同时肠道又是尿酸排泄的器官之一。肠道微生物在肠道与宿主共生，尿酸代谢异常会改变肠道菌群水平，肠道菌群也会影响尿酸代谢。前面章节阐述了血尿酸水平与心脑血管系统、呼吸系统等疾病相关，现有研究发现血尿酸水平还与消化系统疾病相关。本章讨论尿酸与肠道菌群、消化性溃疡、炎症性肠病和非酒精性脂肪性肝病的相互关系。

第一节　尿酸与消化性溃疡

消化性溃疡是消化系统常见疾病，其病因很多，发病机制复杂，通常认为溃疡的发生是胃黏膜的损害因素与防御因素之间的失衡所致。早在 1910 年 Schwartz 提出没有胃酸就没有溃疡，自从 1982 年 Warren 和 Marshall 首次从慢性活动性胃炎患者的胃黏膜中分离出幽门螺杆菌（*Helicobacter pylori*，*Hp*）以来，大量研究已经证明 *Hp* 与消化性溃疡有密切关系。同时消化性溃疡也常合并其他疾病，如消化性溃疡合并痛风等。目前关于尿酸与消化性溃疡关系的研究文献相对较少，两者之间相互影响尚未有结论。

一、尿酸与幽门螺杆菌

Hp 的发现是消化性溃疡在病因学和治疗学上的一场革命，也正是由于这一伟大发现使得 Warren 和 Marshall 两位澳大利亚学者荣获了 2005 年诺贝尔生理学或医学奖。*Hp* 在全世界感染率超过 50%，在一些不发达地区 *Hp* 感染率可超过 80%，中国的流行病学调查显示中国各地区 *Hp* 感染率为 40%～90%，平均为 59%。多数研究显示，80% 以上甚至 100% 的十二指肠溃疡患者存在 *Hp* 感染，胃溃疡患者有 60% 以上存在 *Hp* 感染，在 *Hp* 感染率高的发展中国家，消化性溃疡患者的 *Hp* 检出率更高。

Hp 不但会引发消化道疾病，且与心血管疾病、胰岛素抵抗、糖耐量受损、肥胖等关系密切。我国很多地区的研究发现 *Hp* 感染通常合并高尿酸血症。李剑等研究发现 *Hp* 感染患者血尿酸水平显著高于 *Hp* 阴性患者，并发现 *Hp* 感染与高尿酸血症呈正相关；他们的另一项研究发现 *Hp* 感染和高尿酸血症均为中老年人群代谢综合征的独立危险因素，临床上可以通过降低尿酸水平并根除 *Hp* 感染来控制病情。但德国学者

Wawro 等一项基于人群的 KORA 研究中未观察到 *Hp* 血清阳性与体重指数、2 型糖尿病、高血压、血脂异常、痛风、尿酸升高、胃炎、炎症性肠病和胃或十二指肠溃疡之间的关联；在纵向分析中也未观察到 *Hp* 血清阳性与所调查的五种代谢疾病/风险因素之间存在显著关联，因此他们认为 *Hp* 与尿酸升高并无关系。由于目前相关研究少，关于 *Hp* 感染和尿酸的关系，目前尚无法判定 *Hp* 感染与高尿酸血症有必然的联系。

二、尿酸与不同病因消化性溃疡的关系

Minah 等发现血液透析患者消化性溃疡的患病率高于腹膜透析患者，在接受透析的终末期肾病患者中，有消化性溃疡病的患者人血白蛋白水平较低，血尿素氮水平较高，而尿酸水平也较高。Galunska 等通过动物研究发现，对乙酰氨基酚和乙酰水杨酸会诱导胃黏膜损伤，发现血尿酸水平升高可能与胃脂质过氧化状态有关。

三、消化性溃疡患者痛风急性发作诱发因素

冯素丽等观察了消化性溃疡患者治疗期间痛风急性发作的因素，主要分析了性别、年龄、白细胞、中性粒细胞百分比、血红蛋白、血细胞比容、总胆固醇、甘油三酯、血尿素氮、血清肌酐、白蛋白等，发现痛风急性发作组与无痛风发作组差异无统计学意义（$P > 0.05$），而饮酒和血小板计数升高的消化性溃疡患者更易发生痛风急性发作，同时住院时间也会延长。因为饮酒可增加血循环中的乳酸，抑制肾小管对于尿酸的排泄，引起血尿酸水平升高而诱发痛风急性发作。高尿酸血症可激活血小板的活性，尿酸盐结晶更容易在血管壁上沉积，可直接损伤血管壁内膜，促使血小板黏附和聚集，导致胃黏膜血管血栓形成而致黏膜缺血引发溃疡。

四、尿酸与消化性溃疡治疗药物的关系

质子泵抑制剂（proton pump inhibitor，PPI）是临床常用的抑酸剂，代表药物有奥美拉唑、艾司奥美拉唑、泮托拉唑、兰索拉唑、雷贝拉唑等。早在 1995 年，《柳叶刀》杂志发表了两例患者因服用奥美拉唑致急性痛风的不良反应。近年来，何志钧等研究了 PPI 治疗上消化道出血对痛风复发的影响，结果显示痛风患者使用 PPI 后血尿酸较用药前明显升高。黄燕华对比研究了 40 例胃酸分泌相关消化系统疾病合并痛风患者与 40 例未合并痛风患者使用艾司奥美拉唑对其尿酸代谢功能的影响，结果发现艾司奥美拉唑可使患者血尿酸水平明显升高，存在诱发痛风急性发作的风险。郑世滩等观察了 76 例有痛风病史的消化道出血患者，发现使用埃索美拉唑组患者的痛风发作比例为 66.67%（32/48），高于使用泮托拉唑组患者的 38.10%（8/21），认为泮托拉唑在治疗消化性溃疡伴有痛风患者中可能更适宜，因研究入组的数量不多，仍需进一步临床研究论证。

临床上消化性溃疡患者发生出血时会因为血容量减少致血尿酸水平升高和促进血红蛋白在胃肠道重吸收，以及使用制酸药等因素，使有痛风病史的患者更容易出现痛风急性发作。由于目前相关的文献较少，因此尚不了解尿酸对消化性溃疡的具体作用

机制，需要更多的临床和基础研究来进一步深入探讨。

第二节　尿酸与肠道菌群紊乱

黄嘌呤氧化酶是人体内尿酸形成的关键酶，在肝脏和肠道的表达水平最高，所以尿酸主要在肝脏和肠道产生。在正常条件下，肾脏排出尿酸占 2/3，剩余的通过肠道排出体外，极少部分通过汗液排出。肠道微生物在肠道与宿主共生，可参与人体消化、吸收、合成等重要生理功能，维持人体健康。近年来，多项研究表明，肠道微生物与高尿酸血症有着密不可分的关系。

一、尿酸在肠道中的代谢

体内的尿酸 1/5 是源于食物摄入，摄入富含嘌呤类食物会促进高尿酸血症的产生。高嘌呤食物会引起肠道微生物结构失调，提高外周血中的黄嘌呤氧化酶活性，导致血尿酸升高。肠道是尿酸产生、分布和清除的重要器官，但目前肠道菌群对尿酸的代谢研究仍处于起步阶段，其具体机制尚不清楚，关于尿酸在肠道中代谢的研究主要在尿酸转运蛋白方面。

（一）尿酸转运蛋白功能障碍

肠道和肾脏中的 ABCG2 可以介导尿酸排泄，ABCG2 功能障碍会导致高尿酸血症发生率升高。Hosomi 等研究的氧嗪酸钾小鼠模型证实了 ABCG2 是一种重要的尿酸转运蛋白。他们对小鼠体内的尿酸分子进行 ^{14}C 标记，通过观察 ^{14}C 分布来计算尿酸在不同部位清除率的情况，证实了尿酸不仅通过肾脏排泄，也可在肠道内排泄。而后进一步展开大鼠肠道闭环循环研究，结果发现尿酸在肠道的清除率与 ABCG2 转运蛋白抑制剂依克立达浓度相关。而 *ABCG2* 基因敲除小鼠实验则进一步发现基因敲除小鼠的肠道尿酸清除率显著低于氧嗪酸钾造模组，揭示了通过抑制 *ABCG2* 能够减少尿酸在肠道的排泄。

（二）肠道中参与的其他尿酸转运蛋白

尿酸转运蛋白还包括溶质 - 载体基因（human solute carrier，SLC）、ATP 结合体转运蛋白（ATP-binding cassette，ABC）及细菌转运蛋白 YgfU，这些转运蛋白是一种低亲和力、高容量的尿酸转运蛋白。日本 Nakayama A 等观察了 545 例患者和 1115 例健康志愿者中单羧酸转运蛋白 9（monocarboxylate transporter 9，MCT9）变体与痛风之间的关系，结果发现 MCT9 的错义变体 K258Trs2242206 显著增加了肾功能不全痛风的风险（OR=1.28，P=0.012）。

二、尿酸与肠道菌群的关系及相关研究

（一）肠道菌群对尿酸的影响

肠道菌群分泌活性酶，参与嘌呤和尿酸的分解代谢。目前肠道菌群对尿酸代谢的研究主要为两个部分，即动物研究和临床研究。王力等利用高酵母饲喂高尿酸血症模

型小鼠，予以酪酸梭菌灌胃治疗，对比正常小鼠、高尿酸模型小鼠和苯溴马隆干预高尿酸模型小鼠，每 4 周对各组小鼠血尿酸及炎症因子 TNF-α 和 IL-6 进行检测，结果显示炎症因子与血清尿酸呈明显的正相关，因此人为干预肠道菌群通过减少肠道内炎症因子分泌调节肠道免疫稳态可以降低血尿酸水平。Guo 等基于细菌 16SrRNA 测序数据分析了 83 例受试者，开展了痛风组和健康组之间差异分布的细菌属研究，研究发现共有 17 个菌属（$P < 0.05$，Wilcoxon 秩和检验）与痛风相关，其中拟杆菌等与痛风发作呈正相关，而粪球菌、粪杆菌、反刍球菌等与痛风发作呈负相关。而血液中的尿酸、胆红素、谷氨酸 - 丙酮酸转氨酶和谷氨酸 - 草酰转氨酶的量与痛风患者拟杆菌等菌属之间存在正相关，揭示了许多肠道潜在的细菌类群，其活性与痛风的发展有关。此外，玛依娜·卡哈尔等采用病例对照结合变形梯度凝胶电泳（16SrDNA-PCR/DGGE）技术，研究汉族和新疆维吾尔族的高尿酸血症患者与正常人群肠道菌群的异同，发现正常人群大部分为不可培养细菌，如疣微菌属、直肠真杆菌属、肠道产丁酸细菌属、梭菌属、消化链球菌属等，而高尿酸血症患者则有不可培养细菌、毛螺旋菌属、乳酸杆菌属，两组肠道优势菌株差异有统计学意义，汉族人群肠道中的细菌属，除了乳酸杆菌属，其他均高于新疆维吾尔族人群，而且消化链球菌属与嗜果胶拟杆菌属只出现在汉族人群肠道中，可见汉族和新疆维吾尔族人群肠道菌群是有差异的。但研究发现经测序不可培养的细菌占 62.5%，这对研究的结果影响很大，2 个民族人群高尿酸组和正常组的肠道细菌分布虽然表现出一定的差异性，但这个差异性并不是很大，参与尿酸生成代谢的肠道菌群有大肠埃希菌属，通过黄嘌呤脱氢酶参与嘌呤氧化代谢，促进尿酸生成，乳酸菌属和假单胞菌属则通过短链脂肪酸参与肠道尿酸的分解，加快尿酸排泄。上述研究可见，肠道菌群调节尿酸代谢的作用机制可能是肠道菌属产生短链脂肪酸，改变肠道内尿酸转运子的分布及数量，调节肠上皮细胞的增生和修复而实现的。另有研究发现，高尿酸血症大鼠模型与正常大鼠模型相比，肠道内黏胶球形菌属和拟杆菌属的水平较高，而柔膜菌属和厚壁菌属相对较低，经使用苯溴马隆或别嘌醇后，肠道菌群发生了改变，用苯溴马隆后，放线菌属升高，黏胶球形菌属与拟杆菌属降低，用别嘌醇后，放线菌属升高，黏胶球形菌属则降低，研究认为苯溴马隆和别嘌醇可以调节高尿酸血症患者肠道菌群结构来降低尿酸，这为以后高尿酸血症治疗提供了新的治疗思路，优化患者肠道菌群可以辅助控制血尿酸。

（二）尿酸对肠道菌群的影响

肠道有排泄尿酸的功能，高尿酸血症患者肠道尿酸水平也相对升高，人体血尿酸水平的升高会导致肠道内环境改变，导致肠道内菌群分布改变。Crane 等研究认为，黄嘌呤氧化酶是宿主与肠致病性大肠埃希菌（enteropathogenic escherichia coli，EPEC）和志贺毒素大肠埃希菌（Shiga toxigenic *E. coli*，STEC）之间相互作用的重要酶。XO 的许多生物效应是由 XO 产生的过氧化氢引起的。尿酸引发肠道炎症反应，包括黏膜下水肿加重和宿主细胞释放细胞外 DNA。虽然单独的尿酸不能在肠单层中引发氯离子分泌反应，但尿酸确实增强了对环 AMP 激动剂的分泌反应。在体内形成的尿酸晶体在肠道内腔中可以诱发 EPEC 和 STEC 感染。EPEC 和 STEC 感染期间形成的尿酸晶体会嵌入由宿主细胞产生的中性粒细胞胞外陷阱（neutrophil extracellular trap，NET）中，肠道内的尿酸水平升高使外源性 DNA 也增加，这些是通过激活血清脱氧核糖核酸酶 I（deoxyribonuclease I，DNase I）达到的。而补充 DNase I 可以减少感染 20h 后 EPEC 细菌的数量并防止 EPEC 诱导的组织学损伤，可见尿酸确实具有独立于过氧化氢的生物学效应，可能在 EPEC 和 STEC 感染的某些阶段起到保护作用。周蓓蓓等研究认为，嘌呤代谢增加尿酸分泌，诱发肠道氧化应激反应，刺激产生炎症细胞，而过量尿酸的沉积在肠道中也会诱发白细胞趋化、黏附，肠道内多种炎性因子，如 TNF-α、IL-6、IL-1β 和 MCP-1 等升高，这对肠道菌群的分布、定植产生趋化影响，从而影响肠道内菌群水平。

三、人为干预肠道慢性炎症对血尿酸及肠道菌群的影响

目前已有研究表明多种中成药及微生态制剂可通过改善肠道的慢性炎症，影响肠道菌群水平，调节肠道尿酸分泌，增加尿酸分解，进而达到降低尿酸的目的。

（一）桑黄素、桑叶黄酮等桑叶活性成分

目前有研究认为桑黄素、桑叶黄酮等桑叶活性成分可以改善高尿酸血症患者的肾损伤，降低血尿酸水平。桑叶多糖还可以改善抗菌药物诱导的肠道菌群失调，同时桑抹茶可以通过调节肠道菌群起降低尿酸水平的作用。朱发伟等研究发现模型大鼠高嘌呤饮食后，血尿酸水平出现了显著的上升，血清及肝组织黄嘌呤氧化酶（xanthine oxidase，XOD）活性显著增强；通过模型大鼠进行桑抹茶干预后，血清和肝组织的 XOD 活性显著降低，血清尿酸水平也降低，表明桑抹茶可能通过抑制 XOD 的活性来降低尿酸水平。同时桑抹茶组大鼠肠道中普氏菌属比例明显降低，乳杆菌比例增加。

（二）菊苣

菊苣是维吾尔族常用的药材，具有健胃消食、清肝利胆、利尿消肿等功效，对降低尿酸也具有显著疗效。菊苣提取物也可以明显降低模型大鼠血尿酸、粪尿酸、二胺氧化酶、D- 乳酸、血清内毒素与肠道 β- 防御素 1 水平，升高肠道分泌型免疫球蛋白 A 水平，改善模型动物肠道的组织形态，对肠道菌群比例结构也有影响，可以大幅度降低大肠埃希菌和粪肠球菌的数量，但增加了双歧杆菌的数量，因此在高尿酸状态下，肠道屏障改变后引起肠道尿酸排泄异常，而菊苣提取物通过调节肠道屏障，维护肠道内稳态，促进肠道尿酸排泄。

（三）微生态制剂

微生态制剂在肠道尿酸排泄中有着重要的作用。Li 等从中国酸菜中分离出 55 种乳酸菌，发现短乳杆菌（DM9218-A）可以降解嘌呤代谢中的两个关键中间体——肌苷和鸟苷。对高尿酸的大鼠灌胃给予 DM9218-A，结果发现 DM9218-A 可有效降低高尿酸大鼠血清尿酸水平。该研究结果提示，DM9218-A 可能是一种有希望的候选药物，可作为疾病发作期间 HUA 患者的辅助治疗，也有望用于高尿酸血症的防治。

（四）中药祛浊通痹方

有研究发现，尿酸代谢异常模型大鼠，其肠道菌群也发生了紊乱，经中药祛浊通

痹方治疗后，增加了肠道菌群的多样性，肠道菌群发生了改变，且发生变化的肠道菌群可能与嘌呤代谢、尿酸降解密切相关。

目前肠道微生物代谢研究仍在探索阶段，基础研究开展不多。双歧杆菌和乳酸菌等可以引起血尿酸水平降低，目前有关粪菌移植治疗高尿酸血症的研究很少。肠道菌群影响尿酸代谢，而尿酸的水平也同样会改变肠道菌群分布，具体机制需进一步研究，希望此能为高尿酸血症治疗提供新的研究方向。

第三节　尿酸与炎症性肠病

如前所述，尿酸代谢与肠道菌群有较多关联，而炎症性肠病（inflammatory bowel disease，IBD）是遗传、环境等多种因素导致的一种非特异性慢性消化道疾病，包括克罗恩病（Crohn disease，CD）和溃疡性结肠炎（ulcerative colitis，UC）。目前尿酸对 IBD 影响研究较少。

一、尿酸与抗酿酒酵母抗体的关系

抗酿酒酵母抗体（anti-saccharomyces cerevisiae antibody，ASCA）会出现在 55%～65% 的 CD 患者和 5%～20% 的 UC 患者中。Chiaro 等研究的无菌动物的粪便代谢组学筛选表明，酿酒酵母定植增强了宿主嘌呤代谢，导致尿酸产生增加。单独使用尿酸治疗会使疾病恶化并增强肠道通透性。别嘌醇是一种用于降低尿酸的临床药物，可改善由酿酒酵母引起的小鼠结肠炎。Chiaro 等认为人血清中尿酸升高与抗酿酒酵母抗体呈正相关，肠道中的酵母可能增强嘌呤代谢物的产生，从而对炎症性肠病的进程产生负面影响。

二、尿酸与克罗恩病的关系

蒋传林等多因素回归分析表明 CD 的发病风险与血尿酸水平无相关性，但 CD 患者血浆总胆红素与血尿酸水平呈负相关，只是因为研究的样本量较少，说服力不强，同时该研究为回顾性研究，存在分析偏倚可能。Zhu 等认为尿酸与肌酐比值同 CD 的疾病活动性有关，结肠型 CD 和 ASCA 阳性 CD 的尿酸与肌酐比值升高，如有效治疗 CD，尿酸与肌酐比值会下降，说明尿酸代谢可能是研究 IBD 活动的一个新方面。但 Sendid 等重新评估酿酒酵母的作用时，认为尿酸水平与 CD 中的 ASCA 无关。

三、尿酸与溃疡性结肠炎的关系

Tian 等通过回顾性研究发现，UC 患者的血清尿酸水平显著高于健康人群，多因素回归分析显示，血清尿酸的最高四分位数与 UC 的风险独立相关（OR=1.20，95% CI 1.05～1.77，P=0.045），因此认为血清尿酸是 UC 的独立危险因素。王春莹等还发现 UC 患者的血清尿酸水平会升高，且与疾病严重程度、Mayo 评分和 TNF-α、IL-β 及 IL-6 水平呈正相关（$P < 0.05$）。然而也有持不同意见的研究，谭丽等分析了吉林大学

中日联谊医院收集的 UC 患者病历发现，重度 UC 患者尿酸水平降低，但在轻、中度 UC 患者中降低不明显，回归分析后认为尿酸对 UC 可能是一种保护性因素。

四、尿酸与炎症性肠病治疗药物的关系

5- 氨基水杨酸是 IBD 轻症患者的首选药物，但长期服用对肾功能损伤较大，并影响尿酸的排泄。黄嘌呤氧化酶（XOD）是嘌呤代谢途径中的关键酶，作用是催化次黄嘌呤氧化为黄嘌呤并最终氧化为尿酸。而 IBD 的常用药物奥沙拉秦钠对 XOD 表现出极大的抑制作用（IC50=3.4mg/L），酶动力学研究表明该药物是黄嘌呤氧化酶的混合型抑制剂，此外，该药物在体内以剂量依赖性方式显著降低血尿酸水平和 XOD 活性。Chiaro 等研究发现，尿酸水平升高可增强肠黏膜通透性，进而导致小鼠结肠炎的恶化；对结肠炎小鼠给予别嘌醇灌胃后，肠道炎症明显改善，推测尿酸可能是控制 IBD 活动水平的一个潜在治疗靶点。但目前大部分的研究结果都是来自于动物模型，其具体的临床结论需大量的临床研究来评估。

Sendid 等认为没有任何数据支持尿酸参与 IBD 的病理生理学，也没有任何数据支持别嘌醇对 CD 患者的改善可能是由于"预防酵母诱导的尿酸在肠道中积聚"的假设。因此，目前国内外对 IBD 患者血尿酸水平的意义尚无统一结论，IBD 患者血尿酸水平能否被认定是 IBD 的一种危险因素，是否对尿酸水平进行临床干预，血清尿酸指标是否可以作为评估疾病活动性、病情严重程度、预后、病情复发等潜在标志物，还需要更进一步的临床研究去验证和揭示。

第四节　尿酸与非酒精性脂肪性肝病

脂肪性肝病（fatty liver disease，FLD）是消化系统常见疾病之一，它主要是脂肪的肝脏沉积导致的一系列病理性肝脏损伤的总称。引起 FLD 的原因有多种，主要分为两大类：非酒精性脂肪性肝病及酒精性脂肪性肝病，其中非酒精性脂肪性肝病（nonalcoholic fatty liver disease，NAFLD）是指无过量饮酒史，以肝实质细胞脂肪变性和脂肪堆积为特征的临床综合征。随着生活水平的提高，NAFLD 的发病率有逐年增加、渐趋于年轻化的趋势。NAFLD 患者预期寿命缩短，主要死因为恶性肿瘤、动脉粥样硬化性心脏病和肝硬化，已成为 21 世纪全球重要的公共健康问题之一。欧美等发达国家普通成人中 NAFLD 患病率高达 20% ～ 30%，我国的患病率相对偏低，流行病学调查显示我国上海、广州和香港等发达地区成人 NAFLD 患病率为 15% 左右。

随着研究的不断深入，对 NAFLD 的认识不再局限于肝脏本身，认为其与代谢综合征密切相关，如肥胖、脂代谢异常、胰岛素抵抗等。高尿酸血症表现为尿酸代谢紊乱，常与高血压、肥胖及糖、脂代谢紊乱等并存。越来越多的证据表明，高尿酸血症可以引起全身性代谢紊乱，与 NAFLD 密切关系。

一、血尿酸与 NAFLD 的关系及相关研究

Nardo 等观察了健康人群和 NAFLD 患者，结果发现 NAFLD 患者血尿酸水平显著升高。Li 等一项纳入 8925 例研究对象的横断面研究发现，NAFLD 患病率为 11.78%，高尿酸血症患病率为 14.71%；与非高尿酸血症人群相比，高尿酸血症人群的 NAFLD 患病率显著升高（24.75% vs 9.54%，$P < 0.01$），回归分析发现血尿酸升高与发生 NAFLD 的风险有关联（OR=1.29，95% CI 1.067 ~ 1.564；$P < 0.01$）。Liu 等也发现血尿酸与 NAFLD 的发生有关，并且伴随着胰岛素、血压、甘油三酯、低密度脂蛋白胆固醇水平的升高。目前越来越多的国内外临床研究发现，血尿酸与 NAFLD 的发生、发展关系密切，也期待从分子机制方面阐明二者的因果关系。

二、高尿酸血症与 NAFLD 的发生、发展

NAFLD 是一系列的生理和生化事件，包括基因、环境、新陈代谢和精神压力等相关因素。目前，二次打击学说普遍被认为是 NAFLD 的发病机制。第一次打击主要表现为肝脏的脂肪变性，主要是胰岛素抵抗导致肝内甘油三酯的蓄积引起，在此基础上，第二次打击表现为肝细胞内的线粒体脂肪酸通过氧化应激和炎症反应产生大量的丙二醛，该物质可破坏生物膜，以及蛋白质、核酸等物质，最终使肝细胞损伤、炎症和纤维化。

肝内甘油三酯的沉积导致 NAFLD，体内外研究发现血尿酸可增加肝内甘油三酯的沉积。分化脂肪细胞比未分化脂肪细胞具有更高的尿酸盐摄取率、更高的尿酸盐转运蛋白的表达及更多的活性氧的产生。氧化脂质及其他氧化剂可以使血尿酸转变为促氧剂，进一步产生氧自由基，而且氧自由基作用于脂质，主要针对低密度脂蛋白与脂质膜，通过细胞内还原型烟酰胺腺嘌呤二核苷酸磷酸氧化酶过氧化物生成系统，进一步使血尿酸转变为促氧化剂。血尿酸的促氧化作用促进 NAFLD 的发生和发展。

（一）高尿酸血症促进 NAFLD 发生的机制

1. 胰岛素抵抗　高尿酸血症可促进氧化应激及激活 NOD 样受体热蛋白结构域相关蛋白 3（NLRP3）炎症复合体，进而加重胰岛素抵抗（insulin resistance，IR）。由于胰岛素可以抑制细胞色素 P450 超家族活性，并且主要抑制细胞毒性和脂质过氧化，所以 IR 增加氧自由基的产生，进而促进氧化应激。IR 导致脂肪在肝脏中的储积和肝脂肪变是第一次"打击"。由于 IR、过度炎症反应、饮酒和肥胖等，肝细胞对炎症反应和损伤因素的易感性增高，更易出现进一步的损害。IR 促进外周脂肪组织分解，促使游离脂肪酸流入肝脏，增多的游离脂肪酸导致肝细胞线粒体氧化超载，由此增加了肝细胞内甘油三酯的储存。同时，NAFLD 患者肝细胞中脂肪沉积，脂肪酸合成增加，进而葡萄糖 -6- 磷酸酶（glucose-6-phosphatase，G-6-P）活性增高，肝糖异生增强，同时胰岛素对 G-6-P 抑制减少，导致 IR，如此恶性循环。

2. 氧化应激　线粒体、内质网的氧化应激作用在肝脏的脂肪变性过程中起着重要的作用。三羧酸循环中顺乌头酸酶活性被线粒体氧化应激抑制，导致柠檬酸堆积，从

而促进肝细胞中的脂肪沉积与合成。内质网是蛋白质合成后折叠及合成脂质类固醇的场所，当内质网功能紊乱时，蓄积在内质网网腔内的错误折叠或未折叠蛋白质会被代谢处理，进而导致正常的细胞功能被破坏，未折叠蛋白在内质网应激时被激活以维持内质网的稳态，但当未折叠蛋白不足或缺乏时，可导致细胞的损伤甚至凋亡。Lanaspa等研究发现，高血尿酸会促进肝细胞线粒体氧化应激及肝细胞中脂质重新合成，导致肝细胞内的脂质增加。氧化应激产生的氧自由基也会导致内质网氧化应激，进一步导致肝脏脂肪沉积增加。内质网氧化应激通过激活固醇调节元件结合蛋白 -1c（SREBP-1c），调节脂质代谢，促进脂肪沉积。血尿酸可以促进内源性脂质酶基因的表达增加，进而使内源性 SREBP-1c 的表达增加，诱导内质网氧化应激。当血尿酸水平超过 360μmol/L 时，人源肝癌细胞（HepG2）及肝细胞内的甘油三酯的水平明显升高；血尿酸水平为 720μmol/L 时，肝细胞内质网的氧化应激反应进一步增强。

3. 炎症反应　尿酸是促炎性细胞因子之一，尿酸盐结晶可以活化体内多个炎性反应途径而导致 NALP3 炎症复合体的形成。NLRP3 炎症复合体是包括核苷酸寡聚化结构域（NOD）样受体（NOD-like receptor，NLR）、凋亡相关微粒蛋白、效应分子胱冬肽酶 -1 前体的细胞内多蛋白复合物，参与固有免疫，而且 NLRP3 炎症复合体与肥胖、胰岛素抵抗、脂肪代谢与肝细胞脂肪变性有关，血尿酸可以通过激活 NLRP3 炎症复合体活性促进肝细胞变性，增加胰岛素信号传导障碍，直接诱导肝细胞脂肪沉积和胰岛素抵抗。

（二）NAFLD 对血尿酸的影响

1. 果糖代谢　NAFLD 患者往往果糖摄入过多，果糖代谢可产生尿酸。在果糖代谢中，果糖激酶是第一个限速酶，并且不存在负反馈作用，可导致细胞内磷酸盐和 ATP 迅速减少，因为细胞内磷酸盐的减少，导致 AMP 脱氨酶（AMP deaminase，AMPD）降解为一磷酸肌苷，其最后代谢为尿酸，最终引起细胞内血尿酸水平升高，释放入血，导致血尿酸水平升高。

2. 肝脏合成增加　肥胖患者往往表现为摄入的热量多于消耗的热量，摄入能量增加，嘌呤合成增加，导致尿酸生成增加。过多脂肪可沉积于各个脂肪组织，如皮下、腹部或内脏器官。当饥饿时，脂肪分解增加以产生热量来供应机体活动，同时产生的酸性代谢产物会减少尿酸的排泄，间接导致血尿酸水平升高。此外，增加的内脏脂肪可释放更多的游离脂肪酸，肝脏脂肪酸合成增加可导致甘油三酯合成引发脂肪肝及尿酸产生增多。

三、高尿酸血症合并 NAFLD 的治疗研究

高尿酸血症合并 NAFLD 通常都伴有不良的生活饮食习惯，因此，对于 NAFLD 合并高尿酸血症人群，通常建议采用饮食控制、生活方式干预、调脂药物治疗等综合干预措施；同时避免加重肝损害的危险因素，以延缓或消除 NAFLD 的发生和发展，降低或避免终末期肝病的发生。

目前尚无针对 NAFLD 合并高尿酸血症患者应用降尿酸治疗可逆转 NAFLD 病情文

献的报道。体外研究发现，尿酸通过促进 MCP-1 合成及抑制脂联素合成来发挥作用，而通过抑制过氧化物酶和刺激过氧化物酶体增生物激活受体可以减少单核细胞趋化蛋白 -1 的合成。Distefano 等研究发现，别嘌醇在降低肥胖伴代谢综合征动物模型的尿酸时进一步减少了单核细胞趋化蛋白 -1 的合成及促进了脂联素的合成，另外别嘌醇还可以通过减少脂肪组织巨噬细胞浸润来改善脂肪组织的炎性反应，有利于改善胰岛素抵抗。Nakagawa 等研究发现，在接受高果糖饮食的大鼠中，无论是用别嘌醇还是苯溴马隆降低尿酸，都能预防或逆转代谢综合征的特征，特别是别嘌醇的应用预防了果糖诱导的高胰岛素血症（272.3pmol/L vs 160.8pmol/L，$P < 0.05$）、收缩期高血压（142mmHg vs 133mmHg，$P < 0.05$）、高甘油三酯血症（233.7mg/dl vs 65.4mg/dl，$P < 0.01$）和体重增加（455g vs 425g，$P < 0.05$）。由此可见，降低尿酸可以改善肥胖、IR、高脂血症、高血压等代谢综合征的重要组分。还有动物模型证实，采用别嘌醇与苯溴马隆降低血尿酸水平时也可以改善肝脏脂肪变性。

高尿酸血症与 NAFLD 关系密切，两者相互影响，随着血尿酸水平升高，NAFLD 发生率呈增高趋势。通过药物及改善生活方式来降低血清尿酸水平，NAFLD 肝脏损伤可得到减轻和缓解。

参 考 文 献

董文学，蒋雅琼，马利锋，等，2021. 肠道菌群对尿酸代谢的影响. 胃肠病学和肝病学杂志，30(1):55-59.

冯素丽，2021. 消化性溃疡患者治疗期间痛风急性发作危险因素分析. 现代诊断与治疗，32(19):3090-3091.

何志钧，梁运啸，梁列新，2019. 质子泵抑制剂治疗上消化道出血对痛风复发的影响. 医学信息，32(1): 154-156.

黄燕华，2020. 为胃酸分泌相关消化系统疾病合并痛风患者使用艾司奥美拉唑对其尿酸代谢功能的影响. 当代医药论丛，18(23): 129-130.

蒋传林，田山，贾雪梅，等，2018. 克罗恩病与血浆总胆红素及尿酸的相关性研究. 疑难病杂志，17(8):803-807.

李剑，陈俊平，黄婉仪，等，2021. 幽门螺杆菌感染与高尿酸血症的相关性探究. 中国处方药，19(12):136-137.

李剑，刘锦焕，陈俊平，2020. 中老年人代谢综合征患病情况及其与幽门螺杆菌感染、高尿酸血症的相关性分析. 中国实用医药，15(23):51-53.

廖妍，白岚，2016. H^+-K^+-ATP 酶的分布及其抑制剂 PPI 的作用. 广东医学，37(9): 1397-1399.

刘秋萍，余怡然，李海昌，等，2019. 祛浊通痹方对尿酸代谢异常模型大鼠肠道菌群的调节作用. 中华中医药杂志，34(4):1722-1726.

陆宏虹，郭志荣，刘士俊，等，2008. 血尿酸与代谢综合征及其各组分的相关性研究. 中国糖尿病杂志，16(5):274-277.

玛依娜·卡哈尔，孙玉萍，孜来古丽·米吉提，等，2014. 维吾尔族与汉族人群肠道菌群与高尿酸血症关系的研究. 新疆医科大学学报，37(4):419-422.

师丽，袁浩，刘敏，等，2021. 尿酸代谢与炎症性肠病关系的研究进展. 山东医药，61(26):104-107.

谭丽，2020. 溃疡性结肠炎与血清胆红素、尿酸、胆碱酯酶及 Ca^{2+} 之间的相关性. 长春：吉林大学.

王春莹，焦婕英，张永欢，等，2020. 溃疡性结肠炎患者血清总胆红素和尿酸水平与炎性因子的相关性研究. 现代生物医学进展，20(24):4726-4729.

王力，方志荣，沈雅庭，等，2017. 酪酸梭菌对高尿酸血症大鼠血尿酸及炎性因子水平的影响. 南方医科大

学学报 , 37(5):678-682.

王雨 , 林志健 , 边猛 , 等 , 2018. 维药菊苣提取物对高尿酸血症状态下肠道屏障的影响 . 中华中医药杂志 , 33(5):1718-1723.

郑世滩 , 王娟娟 , 2020. 消化性溃疡并出血伴痛风临床特征分析 . 风湿病与关节炎 , 9(10):28-30.

周蓓蓓 , 魏华 , 2020. 高尿酸血症与肠道菌群的相关性 . 中华临床免疫和变态反应杂志 , 14(1):76-80.

朱发伟 , 楼招欢 , 2017. 桑抹茶对高尿酸血症模型大鼠血尿酸水平及肠道菌群的影响 . 中国现代应用药学 , 34(8):1084-1088.

Avula NR, 2016. Evaluation of association of hyperuricaemia with metabolic syndrome and insulin resistance.J Clin Diagn Res, 10(12):OC32-OC34.

Baldwin W, McRae S, Marek G, et al, 2011.Hyperuricemia as a mediator of the proinflammatory endocrine imbalance in the adipose tissue in a murine model of the metabolic syndrome.Diabetes ,60(4):1258-1269.

Cai C, Zhu X, Li P,et al, 2017. NLRP3 deletion inhibits the non-alcoholic steatohepatitis development and inflammation in kupffer cells induced by palmitic acid. Inflammation, 40(6):1875-1883.

Cardoso AS, Gonzaga NC, Medeiros CCM, et al, 2013. Association of uric acid levels with components of metabolic syndrome and non-alcoholic fatty liver disease in overweight or obese children and adolescents.J Pediatr (Rio J) ,89(4): 412-418.

Chiaro TR, Soto R, Zac Stephens W, et al, 2017. A member of the gut mycobiota modulates host purine metabolism exacerbating colitis in mice. Sci Transl Med, 9(380):eaaf9044.

Choi YJ, Shin HS, Choi HS, et al, 2014. Uric acid induces fat accumulation via generation of endoplasmic reticulum stress and SREBP-1c activation in hepatocytes. Lab Invest, 94(10):1114-1125.

Crambert G, 2014. H-K-ATPase type 2: relevance for renal physiology and beyond. Am J Physiol Renal Physiol,306(7):F693-F700.

Crane JK, Broome JE, Lis A, 2016. Biological activities of uric acid in infection due to enteropathogenic and shiga-toxigenic Escherichia coli. Infect Immun, 84(4):976-988.

de Torre-Minguela C, Mesa Del Castillo P, Pelegrín P, 2017. The NLRP3 and pyrin inflammasomes: implications in the pathophysiology of autoinflammatory diseases. Front Immunol, 8:43.

Galunska B, Marazova K, Tankova T, et al, 2002. Effects of paracetamol and propacetamol on gastric mucosal damage and gastric lipid peroxidation caused by acetylsalicylic acid (ASA) in rats. Pharmacol Res, 46(2):141-148.

Gumz ML, Lynch IJ, Greenlee MM, et al, 2010. The renal H^+-K^+-ATPases: physiology, regulation, and structure. Am J Physiol Renal Physiol, 298(1): F12-F21.

Guo Z, Zhang JC, Wang ZL, et al, 2016. Intestinal Microbiota Distinguish Gout Patients from Healthy Humans. Sci Rep, 6:20602.

Hosomi A, Nakanishi T, Fujita T, et al, 2012. Extra-renal elimination of uric acid via intestinal efflux transporter BCRP/ABCG2. PLoS One,7(2):e30456.

Hwu CM, Lin KH, 2010. Uric acid and the development of hypertension. Med Sci Monit, 16(10): RA224-RA230.

Johnson RJ, Nakagawa T, Sanchez-Lozada LG, et al, 2013. Sugar, uric acid, and the etiology of diabetes and obesity. Diabetes, 62(10):3307-3315.

Kim M, Kim CS, Bae EH, et al, 2019. Risk factors for peptic ulcer disease in patients with end-stage renal disease receiving dialysis. Kidney Res Clin Pract,38(1):81-89.

Kraus A, Flores-Suárez LF,1995. Acute gout associated with omeprazole. Lancet, 345(8947): 461-462.

Kushiyama A, Nakatsu Y, Matsunaga Y, et al, 2016. Role of uric acid metabolism-related inflammation in the pathogenesis of metabolic syndrome components such as atherosclerosis and nonalcoholic steatohepatitis.

Mediators Inflamm:8603164.

Lanaspa MA, Sanchez-Lozada LG, Choi YJ, et al, 2012. Uric acid induces hepatic steatosis by generation of mitochondrial oxidative stress: potential role in fructose-dependent and -independent fatty liver. J Biol Chem, 287(48):40732-40744.

Lee S, Jin Kim Y, Yong Jeon T, et al, 2006. Obesity is the only independent factor associated with ultrasound-diagnosed non-alcoholic fatty liver disease: a cross-sectional case-control study. Scand J Gastroenterol, 41(5):566-572.

Li M, Yang DB, Mei L, et al, 2014. Screening and characterization of purine nucleoside degrading lactic acid bacteria isolated from Chinese sauerkraut and evaluation of the serum uric acid lowering effect in hyperuricemic rats. PLoS One, 9(9):e105577.

Li YM, Xu CF, Yu CH, et al, 2009. Association of serum uric acid level with non-alcoholic fatty liver disease:a cross-sectional study.J Hepatol, 50(5):1029-1034.

Liu CQ, He CM, Chen N, et al, 2016. Serum uric acid is independently and linearly associated with risk of nonalcoholic fatty liver disease in obese Chinese adults. Sci Rep,6:38605.

Lombardi R, Pisano G, Fargion S, 2016. Role of serum uric acid and ferritin in the development and progression of NAFLD. Int J Mol Sci,17(4):548.

Lonardo A, Loria P, Leonardi F, et al, 2022. Fasting insulin and uric acid levels but not indices of iron metabolism are independent predictors of non-alcoholic fatty liver disease: a case-control study. Dig Liver Dis, 34(3):204-211.

Nakagawa T, Hu HB, Zharikov S, et al, 2006. A causal role for uric acid in fructose-induced metabolic syndrome.Am J Physiol Renal Physiol , 290(3):F625-F631.

Nakayama A, Matsuo H, Shimizu T, et al, 2013. A common missense variant of monocarboxylate transporter 9 (MCT9/SLC16A9) gene is associated with renal overload gout, but not with all gout susceptibility. Hum Cell, 26(4):133-136.

Niu Y, Li H, Gao L, et al, 2017. Old drug, new indication: Olsalazine sodium reduced serum uric acid levels in mice via inhibiting xanthine oxidoreductase activity. J Pharmacol Sci,135(3):114-120.

Sendid B, Jawhara S, Sarter H, et al, 2018.Uric acid levels are independent of anti-Saccharomyces cerevisiae antibodies (ASCA) in Crohn's disease: a reappraisal of the role of S. cerevisiae in this setting.Virulence, 9(1):1224-1229.

Tian S, Li J, Li R,et al, 2018. Decreased serum bilirubin levels and increased uric acid levels are associated with ulcerative colitis. Med Sci Monit, 24:6298-6304.

Van Staa TP, Travis S, Leufkens HG, et al, 2004. 5-aminosalicylic acids and the risk of renal disease: a large British epidemiologic study. Gastroenterology, 126(7):1733-1739.

Wan X, Xu C, Lin Y, et al, 2016. Uric acid regulates hepatic steatosis and insulin resistance through the NLRP3 inflammasome-dependent mechanism. J Hepatol, 64(4):925-932.

Wawro N, Amann U, Butt J, et al, 2019. Helicobacter pylori seropositivity: prevalence, associations, and the impact on incident metabolic diseases/risk factors in the population-based KORA study. Front Public Health, 7:96.

Xing SC, Meng DM, Chen Y, et al, 2015. Study on the diversity of Bacteroides and Clostridium in patients with primary gout. Cell Biochem Biophys, 71(2):707-715.

Xu CF, Yu CH, Xu L, et al, 2010. Hypouricemic therapy: a novel potential therapeutic option for nonalcoholic fatty liver disease.Hepatology , 52(5):1865-1866.

Xu XX, Li CH, Zhou P, et al, 2016. Uric acid transporters hiding in the intestine. Pharm Biol, 54(12):3151-3155.

Younossi ZM, Koenig AB, Abdelatif D,et al, 2016. Global epidemiology of nonalcoholic fatty liver disease-Meta-analytic assessment of prevalence, incidence, and outcomes. Hepatology, 64(1):73-84.

Yu YR, Liu QP, Li HC, et al, 2018. Alterations of the gut microbiome associated with the treatment of hyperuricaemia in male rats. Front Microbiol, 19(9):2233.

Zhu F, Feng D, Zhang T, et al, 2019. Altered uric acid metabolism in isolated colonic Crohn's disease but not ulcerative colitis. J Gastroenterol Hepatol, 34(1):154-161.

第 10 章

尿酸与泌尿生殖系统疾病

肾脏是人体重要的排泄器官，肾脏疾病可以引起高尿酸血症。反之，尿酸增高会促发和加重肾脏病变，两者互为因果，恶性循环。阴茎勃起功能障碍（erectile dysfunction，ED）是目前关注的热点之一，肥胖、高血压、糖尿病、心血管疾病、神经系统病变、盆腔手术、尿道及骨盆外伤等都可引起 ED。随着医学对尿酸的认识和研究深入，发现高尿酸血症与 ED 也有着密切的关系。本章主要阐述尿酸与肾脏疾病及 ED 的关系。

第一节　尿酸与肾脏疾病

肾脏是尿酸排泄的主要场所，每天尿酸的排泄量约占尿酸总排泄量的 70%。早期以吡嗪酰胺对尿酸分泌的抑制为基础所推测出来的尿酸排泄模型，即四步代谢模型，虽然有很多争议，但目前仍被广泛采用。随着现代分子生物学技术的发展，这一模型将会被完善。

前面章节已提到尿酸是一种弱酸，生理条件下（pH 7.4，T 37.0℃）在血浆中以尿酸盐的形式存在，由于血液中的主要阳离子是钠离子，因此尿酸主要以尿酸钠的形式存在。实验室测得的尿酸值，并不是尿酸（uric acid），而是尿酸盐（urate）。高尿酸血症是指血清尿酸盐浓度超过血清中单水尿酸盐的溶解极限，即 416μmol/L。理论上，尿酸盐结晶可以沉积在有血流经过的任何部位，但目前主要在关节和关节周围及肾脏中发现尿酸盐沉积的证据，前者可发生痛风性关节炎或痛风石形成，后者可发生尿酸性肾病。传统的尿酸性肾病主要分为三类：急性尿酸性肾病、慢性尿酸性肾病（痛风性肾病）和尿酸结石，此外，高尿酸血症与移植肾的关系也引起人们的重视。

一、急性尿酸性肾病

急性尿酸性肾病是指尿酸短时间内大量生成，使大量尿酸结晶沉积在肾单位远端的肾小管，引起"肾内梗阻"，导致急性少尿型肾损伤，多发生在恶性肿瘤放化疗时。急性尿酸性肾病的发病率各国报道结果不一，Seidemann 等纳入 1192 例儿童白血病或淋巴瘤患者的研究，结果 5.3% 的患儿出现肾功能不全或肿瘤溶解综合征。Annemans

等回顾性分析了 722 例成人 / 儿童的白血病或淋巴瘤患者，结果显示肿瘤溶解综合征发生率为 5%，其中有 45% 合并急性肾损伤。Coiffier 等纳入 100 例成人非霍奇金淋巴瘤患者，化疗的同时给予降尿酸治疗，结果无 1 例发生急性肾损伤。总的来说，与肿瘤治疗相关的急性尿酸性肾病不在少数，随着放化疗时常规使用降尿酸等药物预防，急性尿酸性肾病发病率明显下降。

（一）急性尿酸性肾病发病机制

急性尿酸性肾病通常发生于内源性尿酸生成过多。这种内源性的尿酸生成过多可以是大量组织细胞被破坏所致，如急性横纹肌溶解综合征或某些恶性肿瘤放化疗后；也可以是某些酶的异常导致的嘌呤代谢紊乱，如 Lesch-Nyhan 综合征，体内次黄嘌呤鸟嘌呤磷酸核糖转移酶活力缺乏，以致于嘌呤核苷酸的更新代谢过度合成，嘌呤代谢的最终产物尿酸大量堆积。此外，高尿酸血症患者若首次给予大量促进尿酸排泄的药物也可能由于尿酸在近端小管的重吸收超过了极限，导致大量尿酸在远端肾小管沉积，从而导致急性肾衰竭。

大量尿酸产生以后，经肾小球滤过在远端肾小管、集合管形成大量尿酸盐结晶。远端肾小管和集合管是肾脏酸化尿液最强的部位，在这种酸性环境下容易出现尿酸结晶（类似于尿酸结石的形成，详见后述）。大量的结晶沉积导致"肾内梗阻"，可发生少尿甚至无尿，这时尿中也可以出现"砂砾"或"沙子"。如果机体处于脱水和细胞外液不足的情况，随着肾小管尿酸浓度增加会进一步加重肾脏损伤。此外，最近研究认为除了梗阻以外，这些尿酸结晶还可以启动类似痛风性关节炎的炎症反应，进一步加重肾损伤。

（二）急性尿酸性肾病临床表现及实验室检查

急性尿酸性肾病通常见于恶性肿瘤，特别是白血病和恶性淋巴瘤放、化疗第 1 ～ 2 天，由于大量的细胞被破坏，尿酸的生成迅速增加。患者早期可出现急性肾损伤，表现为少尿，甚至无尿。如果尿酸结晶导致了肾盂或输尿管梗阻时会伴有腰痛。典型的可出现肿瘤溶解综合征，即表现为高尿酸血症、高钾血症、高磷血症、乳酸酸中毒和低钙血症。

尿液检查常无特异性，尿蛋白不多，很少有尿红细胞，但可发现尿酸结晶，由于尿酸结晶可能堵塞肾小管，亦可无尿酸结晶排出。常伴有显著的高尿酸血症，肿瘤破坏细胞导致的高尿酸血症通常会高于 900μmol/L，或者尿尿酸 / 肌酐比值＞ 1，而其他急性肾衰竭血尿酸浓度一般不会高于 720μmol/L，或者尿尿酸 / 肌酐比值通常为 0.6 ～ 0.75。

（三）急性尿酸性肾病病理

光镜下可见大量尿酸结晶沉积于远端小管和集合管，管腔阻塞，近端肾小管可见扩张，而肾小球结构正常，通常无间质纤维化。但是临床上很少对此类患者做肾活检，可能是这些患者肾功能预后相对较好的缘故。

（四）急性尿酸性肾病的诊断和鉴别诊断

急性尿酸性肾病明确诊断需临床结合肾脏病理。临床上，有引起高尿酸血症的诱因如放化疗史，检验血尿酸水平明显升高（892 ～ 2975μmol/L），出现少尿或血肌酐升高，尿液中见尿酸结晶，肾脏病理上可见肾小管管腔内尿酸结晶沉积，可确诊本病。

急性尿酸性肾病引起的急性肾损伤，特别是发生在恶性肿瘤患者治疗时，由于患者病情复杂，除按照一般的肾功能不全的诊断思路鉴别肾前性、肾性及肾后性引起以外，需特别排除以下病因：①肿瘤浸润肾脏、输尿管或膀胱，可予以影像学检查排除；②骨髓瘤肾病，可查尿本周蛋白、免疫球蛋白和骨髓学检查；③造影剂肾病，根据病史可以排除；④化疗相关药物引起的肾小管坏死，通常血肌酐升高在前，血尿酸升高在后。

（五）急性尿酸性肾病预防和治疗

急性尿酸性肾病以预防为主，包括水化、应用降尿酸药物等。总的治疗原则如下：

1. 降低肿瘤负荷　如白血病时，外周血白细胞计数过高时需先"去白"，且第一次化疗方案不宜太强。

2. 合理使用降尿酸药物　首选抑制尿酸合成的药物如别嘌醇或非布司他等，避免促进尿酸排泄的药物，如苯溴马隆，这类药物会促进肾小管内尿酸晶体的形成，加重肾损伤。

3. 水化　充分水化，适当利尿。心肾功能正常的患者每 24 小时给予 4 ～ 5L 等渗盐水，注意观察尿量和水肿情况，使每日尿量达 1500 ～ 2000ml。

4. 碱化尿液　给予碳酸氢钠碱化尿液，维持尿 pH 6.0 ～ 7.0。但需注意在肿瘤溶解综合征的情况下，碱化尿液会增加磷酸钙结晶的风险，加重肾损伤，因此除非患者合并酸中毒，否则不建议使用碳酸氢钠。

5. 血液透析　对于持续少尿、无尿的患者，应合理安排血液透析治疗。

二、慢性尿酸性肾病

慢性尿酸性肾病传统定义是指尿酸盐结晶在肾间质沉积，引起肾小管间质损害，由此出现一系列临床症状，如夜尿增多、少量蛋白尿及肾功能不全等，即"痛风肾"或"痛风性肾病"，其严重程度和血尿酸升高的持续时间与幅度有关。而之前的流行病学研究显示 20% ～ 60% 的痛风患者会出现肾功能不全，75% ～ 99% 痛风患者会出现"痛风肾"的病理改变。实际上，近 10 ～ 20 年人们对慢性尿酸性肾病有了更新的认识，高尿酸血症对肾脏的慢性损伤不仅仅是局部沉积引起，其机制远较此复杂。

（一）慢性尿酸性肾病的发病机制

人类对慢性尿酸性肾病是一个逐渐认识的过程。最初，大约在 19 世纪中叶，痛风被认为是慢性肾脏病（chronic kidney disease，CKD）的病因，因为降尿酸治疗可以降低痛风患者 CKD 的发生率。Talbott 等对痛风患者进行尸检发现，几乎 100% 的患者都有 CKD 的肾脏表现，即肾小动脉硬化、肾小球硬化和肾小管间质萎缩。到了 20 世纪后期，很多学者认为高尿酸血症并不是 CKD 的原因，甚至认为痛风性肾病是一种错误的定义，即尿酸对 CKD 没有什么影响，主要依据是肾脏病理中尿酸盐结晶是局限性沉积，而肾间质病变却是弥漫性的，虽然结晶部位有较多的炎症细胞，但不能解释整个肾间质病变，同时这种肾脏病理变化和高血压肾病的病理表现是基本一致的，而痛风患者合并高血压非常常见；其次，高尿酸血症往往同时合并有其他导致 CKD 的危险因素，如老年、肥胖、高血压、糖尿病等，因此很难说这种 CKD 是高尿酸血症引起的，所以在那个阶段人们认为并不是血尿酸升高导致了 CKD，而是 CKD 发生后引起肾小球滤过率下降导致了高尿酸血症，这种观点到现在一直存在。

2000 年以后出现许多大型流行病学研究证实了高尿酸血症是CKD的独立危险因素，多项研究发现血尿酸升高是 IgA 肾病患者发展为 CKD 的独立危险因素；Akalin 等研究认为血尿酸升高是移植肾发生慢性移植性肾病的独立危险因素；学者的不同研究均证实血尿酸升高是 1 型糖尿病患者发展为 CKD 的危险因素，也是 2 型糖尿病患者发展为 CKD 的独立危险因素。这时候人们重新去研究高尿酸血症时 CKD 的机制，发现之前的假设是错误的，因为 CKD 的发生并不是和痛风性关节炎的发生一样由尿酸结晶沉积引起的。现在认为高尿酸血症至少通过 3 条主要途径造成肾脏慢性损伤。

1. 血管病变　动物研究发现，尿酸是血管平滑肌细胞的有丝分裂原，可直接刺激血管平滑肌增殖，这一机制主要通过环氧化酶 -2（COX-2）活化而使血栓素表达增加。除了 COX-2 途径，尿酸还可能通过血管紧张素 II 导致血管病变，研究证实 RAS 阻滞剂可以预防氧嗪酸（尿酸酶抑制剂）诱导的高尿酸血症大鼠的肾小球前血管病变。

2. 炎症损伤　尿酸可以促使单核细胞趋化蛋白 -1 在血管平滑肌细胞的表达，这一作用可能是尿酸直接进入血管平滑肌细胞后，使信号转导途径有丝分裂活化蛋白激酶和核转录因子 NF-κB 活化。

3. 氧化应激　正常范围内，尿酸是抗氧化剂，但是在尿酸浓度增高时，尿酸成为促氧化剂。动物研究发现，血尿酸升高后可出现肾小球内高压、肾小球血流量减少、肾小球硬化、肾小管间质纤维化等，这些包括高尿酸直接导致的氧化应激、内皮细胞功能紊乱、RAS 激活、上皮细胞间质化、血管平滑肌细胞分裂增殖等。当然，这些机制也可以解释高尿酸血症对心脏及血管的损害。

综上所述，慢性尿酸性肾病是高尿酸对肾脏的慢性损伤，这种损伤主要是尿酸通过各种机制导致的，而不是单纯的尿酸盐沉积引起的。

（二）慢性尿酸性肾病的临床表现和实验室检查

慢性尿酸性肾病临床表现无特异性，可表现为夜尿增多、血尿等。实验室检查可有少量蛋白尿，血肌酐升高，血尿酸升高。对于肾功能已经减退的患者，如果血尿酸水平超过一定程度，则提示高尿酸血症不仅仅由肾功能减退引起，而是存在尿酸代谢异常，具体区别标准如下：血肌酐 ≤ 132μmol/L 时，血尿酸 > 535μmol/L；血肌酐为 132 ～ 176μmol/L 时，血尿酸 > 595μmol/L；血肌酐 > 176μmol/L 时，血尿酸 > 714μmol/L。

（三）慢性尿酸性肾病病理

肾脏病理改变的程度与血尿酸升高的幅度和持续时间有关。光镜下可见尿酸结晶在远端肾小管、集合管及肾间质沉积，伴有肾小球硬化、间质纤维化、肾小动脉硬化、动脉壁增厚。皮髓交界处及髓质深部有时可见"痛风石"样改变，表现为以间质尿酸结晶为中心，周围有白细胞、巨噬细胞浸润及纤维物质包绕。

（四）慢性尿酸性肾病诊断和鉴别诊断

慢性尿酸性肾病一般临床症状不明显，诊断时要全面分析。首先要分析患者是何种疾病导致的血尿酸水平升高，如骨髓增生性疾病、铅中毒、维生素 B_{12} 缺乏等疾病，如果这些疾病都排除后，则要分析是否为肾脏病变所致高尿酸血症。对于肾功能已经有减退的患者，如果血尿酸超过一定程度，则提示高尿酸血症不是由肾功能减退引起的。在慢性肾脏病患者中，如果存在上述不特异的临床特点，实验室检查如上所述，血尿酸水平与肾功能不全程度不成比例，除去其他导致慢性肾功能不全的病因后，方可考虑慢性尿酸性肾病可能。虽然慢性尿酸性肾病无统一的诊断标准，但通常认为患者血尿酸升高明显，反复痛风发作，有肾小管间质损害的临床证据，如夜尿增多、少量蛋白尿、肾功能不全等，肾脏病理检查是金标准，表现为肾小管间质损害，部分肾小管可见尿酸盐结晶。如果无相关症状的高尿酸血症诊断慢性尿酸性肾病需十分谨慎。

（五）慢性尿酸性肾病预防和治疗

对于尚未出现肾脏损伤的痛风患者，建议给予降尿酸治疗预防肾脏损伤，但是对于无症状的高尿酸血症患者，何时开始降尿酸，血尿酸控制在什么范围，尚无统一意见。一般认为，对于血尿酸水平 $> 780\mu mol/L$ 的男性患者和 $> 600\mu mol/L$ 的女性患者应给予降尿酸治疗，目标至少在正常范围以内。对于已经出现肾脏损伤的患者，如慢性肾功能不全、蛋白尿、肾小管间质病变等，应严格降尿酸治疗，使血尿酸维持在正常范围。具体预防和治疗原则如下：

1. 饮食控制　低嘌呤饮食，戒烟酒，减少热量摄入，控制体重。

2. 保证每天尿量充足　鼓励患者多饮水，使每日尿量大于 $1500 \sim 2000ml$，以促进尿酸排泄，减少肾小管和肾间质尿酸结晶形成。

3. 碱化尿液　可口服碳酸氢钠，使尿 pH 维持在 $6.0 \sim 7.0$。当尿 pH > 6 时尿酸盐的溶解度提高，有利于尿酸盐结晶溶解，并随尿液排出；但尿 pH > 7 时易形成草酸钙及其他结石，因此需避免尿液过碱。

4. 降尿酸药物　降尿酸药物主要分为两类：①抑制尿酸生成的药物。我国上市的主要药物有别嘌醇和非布司他。由于慢性尿酸性肾病的存在，其限制了别嘌醇的剂量，且可能增加别嘌醇过敏的风险，首先推荐使用新型抑制尿酸合成的药物非布司他。②促进尿酸排泄的药物。这类药物通过抑制肾小管对尿酸的重吸收促进尿酸从尿中排泄，从而降低血尿酸水平，在使用时需注意保持足够的尿量并使尿液碱化，以防止形成尿酸结晶和结石。目前我国上市的主要这类药物是苯溴马隆。

5. 肾脏替代治疗　慢性尿酸性肾病进展至终末期肾衰竭时，应给予肾脏替代治疗。

三、尿酸结石

长期高尿酸血症可引起肾脏、输尿管尿酸结石形成。尿酸结石在美国占所有泌尿系统结石的 10%，但在各个国家报道不一，有些国家较低，在 5% 左右，而澳大利亚可高达 40%。尿酸结石的处理有别于一般的泌尿系统结石，体外碎石或手术后如不加强控制血尿酸水平，结石会反复，故积极降尿酸治疗非常重要。

（一）尿酸结石发病机制

尿酸结石形成的三个条件是高尿酸血症、尿 pH 下降和尿量减少，其中尿 pH 下降起重要作用。尿酸在生理条件下（pH=7.4）以尿酸盐的形式存在，尿酸盐是溶于水的，当尿酸在尿液中 pH 小于 5.3 时，以尿酸的形式存在，而尿酸可溶度大大低于尿酸盐，容易结晶析出，结晶析出后如果没有得到及时清除，慢慢形成结石，这就是尿酸结石在泌尿系统形成的生理基础。

（二）尿酸结石临床表现及实验室、影像学检查

尿酸在尿路结晶析出可引起尿酸结石，进而引起局部损伤、梗阻及感染，患者可有疼痛、血尿、排尿困难等不适。上尿路尿酸结石梗阻严重时，可导致肾积水及输尿管扩张，如梗阻持续存在可引起肾功能不可逆损害。此外，尿路梗阻时，容易合并感染，严重时可致肾盂肾炎、肾积脓及肾周围炎。

尿常规可见红细胞及尿酸结晶，如并发感染可见白细胞，尿液通常偏酸性，pH 平均低于 6.0，大多数低于 5.5。尿酸结石 B 超可见高回声区伴声影；X 线检查不显影，若混有草酸钙、磷酸钙等成分，则表现为密度不一的结石影；CT 对尿酸结石的诊断很有帮助，尿酸结石的 CT 值为 300～400Hu，远低于胱氨酸结石，但远高于血块、肿瘤等病变。

（三）尿酸结石的诊断及鉴别诊断

患者有痛风或高尿酸血症病史，结合影像学检查通常不难诊断，但确诊需结合结石的成分分析，结石成分分析可以确定结石的性质，是诊断尿酸结石的关键方法，也是选择碎石和预防疗法的重要依据。由于尿酸结石可透过 X 线，易与血块、炎性病变、肿瘤等相混淆，但结合 B 超、CT 检查可以鉴别。X 线阴性的结石除尿酸结石外，还有黄嘌呤、次黄嘌呤等结石，而且此时尿液也呈酸性，这时需借助结石成分分析进行鉴别。

（四）尿酸结石预防和治疗

尿酸结石的治疗目标是促进已形成的结石排出，预防新结石的形成，治疗的主要手段是减少尿酸的生成，同时提高尿液中尿酸的溶解度，具体处理原则如下：

1. 限制高嘌呤饮食，严格戒酒，防止过度肥胖。

2. 大量饮水，碱化尿液以防止尿酸结石形成。鼓励患者多饮水，使每日尿量大于 1500～2000ml；口服碱性药物，使尿 pH 维持在 6.0～7.0。有报道称尿液碱化剂"友来特"（枸橼酸氢钾钠颗粒）能显著提高输尿管尿酸结石的排石成功率，缩短排石时间。

3. 纠正高尿酸血症，使用降尿酸药物，使血尿酸接近正常范围。

4. 外科疗法。尿酸结石经内科治疗大多数能痊愈，体外震波碎石和各种体内碎石术均对尿酸结石有很好的碎石效果，尿酸结石一般不需要开放式手术治疗。少数巨大的或伴有尿路梗阻、感染或混有其他成分而致碎石效果差的尿酸结石需外科手术处理。结石治疗前后要加强水化和碱化尿液，同时加强降尿酸治疗，防止尿酸结石复发。

四、移植肾与高尿酸血症

高尿酸血症是临床常见的问题，在肾移植患者中更为常见。有研究报道肾移植术

后高尿酸血症的发生率为 40%～ 50% 或更高，可高达 82%，远远高于普通人群。肾移植术后存在多种血尿酸升高的因素，反之，高尿酸血症又会对移植肾功能造成影响。因此，应对引起肾移植术后血尿酸升高的各项因素进行有效干预以减少高尿酸血症的发生；同时合理使用降尿酸药物维持移植肾血尿酸正常水平以减少高尿酸血症造成的各种危害。

（一）肾移植术后高尿酸血症的发病机制

肾移植术后发生高尿酸血症有 3 个相关因素，即肾小球滤过下降、环孢素（cyclo-sporin A，CsA）及利尿剂的应用。

1. 肾小球滤过率下降　肾小球滤过率下降时会伴随血尿酸水平明显升高，这种现象在移植术后第一年尤其明显。血尿酸水平和肾小球滤过率水平的变化几乎是同时发生的，但在随后 4 年中则没有明显的变化。

2. 环孢素的应用　环孢素的使用也是肾移植术后高尿酸血症发生的重要原因之一，这一副作用在其上市之后很快就被人们所发现，在心脏移植使用者和因其他疾病使用时均会明显增高高尿酸血症的发病率。Gerhardt 等对接受以环孢素为主的免疫抑制剂治疗患者的 5 年随访发现，尿酸升高者占 80%，痛风发生者占 4.6%，而非环孢素治疗组尿酸升高仅占 55%，而且无痛风患者出现。Zawadzki 等认为环孢素引起高尿酸血症的主要机制可能是通过影响肾小管重吸收功能，造成尿酸排泄减少。

3. 利尿剂的应用　水肿及高血压是肾移植患者较为常见的临床表现，常需使用利尿药，而髓袢类及噻嗪类利尿药均可增加近曲小管对尿酸的再吸收，特别是噻嗪类利尿药，进而引起高尿酸血症。

（二）高尿酸血症对移植肾的影响

高尿酸血症可引起急、慢性尿酸性肾病及尿酸结石等，但目前肾移植术后血尿酸水平是否影响移植肾功能或长期存活尚存在争论，这种争论源于研究观察时间。

Akgul 等回顾性分析了 133 例肾移植患者，发现血尿酸正常组与高尿酸血症组术后 3 年内发生慢性移植肾肾病的风险无显著性差异。Numakura 等对 121 例肾移植患者随访观察 1 年，与血尿酸正常组相比，高尿酸血症组患者术后 1 年的 eGFR 有所下降，但两组患者 1 年后的移植肾存活率并无显著性差异。Kriesche 等对 1645 例肾移植患者观察 3 年，并未发现血尿酸水平与移植肾预后的显著相关性。但要注意的是这些研究观察时间较短，随着观察时间的延长，越来越多的研究证据表明，肾移植患者血尿酸水平对移植肾存活有负性影响。Akalin 等对 307 例肾移植患者平均随访 4.3 年发现，血尿酸水平与移植肾的预后呈负相关。Haririan 等对 212 例活体肾移植患者平均随访 68 个月发现，血尿酸水平与移植肾失功呈负相关。另有包含 12 项研究的荟萃分析发现，与血尿酸正常组相比较，高尿酸血症组患者平均 eGFR 显著降低（$P < 0.001$），而平均血清肌酐则显著升高（$P < 0.001$），认为高尿酸血症是慢性移植肾肾病及移植肾功能丧失的独立危险因素。这些研究说明，高尿酸血症很可能是一个较平和的导致移植肾功能不良的独立危险因素，其对移植肾的影响是多方面的，除有血管病变、炎症损伤及氧化应激机制参与外，还有其他机制参与，如慢性环孢素肾病。

（三）预防和治疗

肾移植术后高尿酸血症在较长时间内可以无任何症状，但不能忽视对慢性尿酸性肾病和尿酸结石的预防及对血尿酸的控制。

1. **注意饮食管理**　戒烟酒、限制高嘌呤饮食及控制体重是有效的预防高尿酸血症的非药物干预手段。

2. **水化和碱化尿液**　是高尿酸血症、痛风或伴结石治疗的重要一环，通过水化和碱化尿液，不仅可以预防结石的形成，而且可以使已形成的尿酸结石缩小、排出。

3. **避免长期或大剂量使用利尿剂**　特别是噻嗪类和袢利尿剂，必要时可以用螺内酯。

4. **环孢素减量或停用**　对常规方法仍不能得到安全有效治疗的高尿酸血症或复发性重症痛风患者，可考虑环孢素减量或停用，但应对停药的危险性和临床效果进行充分的评估。Pilmore 等报道称将环孢素改为他克莫司，2 个月后痛风的临床症状即消失，而对移植肾功能无明显影响。

5. **注意药物相互作用**　别嘌醇与硫唑嘌呤使用时注意二者协同的骨髓抑制，需适当减量或监测血常规。以霉酚酸酯替代硫唑嘌呤可能是更好的选择。

6. **监测药物的副作用**　如骨髓抑制、腹泻、肝功能损害等，防止治疗中合并症及并发症的发生、发展。

第二节　尿酸与阴茎勃起功能障碍

男性性功能障碍常指阴茎勃起功能障碍（erectile dysfunction，ED），是指男性不能够持续获得和维持足够的阴茎勃起以完成满意的性生活。它是由多种因素引起的综合征，是男科的常见病，也是被关注的热点之一。近期的研究发现，高尿酸血症与 ED 有着密切的关系。

一、阴茎勃起功能障碍的流行病学和病因

根据《中国成年男性勃起功能障碍的患病率及危险因素》调查显示我国 40 岁以上的男性阴茎勃起功能障碍的患病率约为 40.6%。肥胖、高血压、高血脂、糖尿病、心血管疾病、神经系统病变、盆腔手术、尿道及骨盆外伤等都可引起 ED。正常的阴茎勃起是海绵体平滑肌舒张、阴茎海绵体动脉充盈和海绵体静脉阻断的综合过程，任何一个环节的缺陷都有可能导致 ED。ED 分为以下三种类型：心理性 ED、器质性 ED 和混合性 ED。其中心理性 ED 指紧张、压力、焦虑、抑郁和夫妻关系不佳等不良精神心理因素造成的 ED。器质性 ED 主要由血管性原因、神经性原因、内分泌疾病及阴茎本身疾病引起。任何可能致阴茎海绵体动脉血流下降的疾病及阴茎静脉瘘等，如血管硬化、高血压、心脏病等都是器质性 ED 的血管性原因；中枢、外周神经疾病，损伤手术及外伤可引起与阴茎勃起有关的神经血管损伤，从而造成神经性原因；糖尿病、甲状腺、肾上腺及性腺疾病、阴茎海绵体硬结症、严重包茎等疾病是常见的 ED 内分泌及阴茎本身疾病。

二、尿酸与阴茎勃起功能障碍的关系及相关研究

中国东部的一组调查研究显示，尿酸和年龄是 ED 的独立影响因素，更高的血尿酸有着更高的 ED 发生率。Solak 等研究发现尿酸是 ED 的独立预测因子，尿酸每升高 60μmol/L，发生 ED 的风险增加 31%。

三、高尿酸血症导致 ED 的可能机制

（一）高尿酸血症诱发内皮功能障碍，一氧化氮浓度下降诱发 ED

在阴茎勃起组织中，血管平滑肌及内皮细胞在阴茎勃起中起关键作用。正常的阴茎勃起时，动脉血管的扩张使血流在收缩期和舒张期都增加，扩张的阴茎血窦滞留更多的血液，压迫阴茎白膜和周围海绵体窦之间的静脉丛，减少静脉血的回流，海绵体内压增大，阴茎竖立达到完全勃起状态。阴茎毛细血管的平滑肌及内皮功能障碍是 ED 发生的重要机制之一。

目前研究最多的信号通路是 NO/cGMP 通路，当阴茎海绵体收到传入信号时，神经型一氧化氮合酶（neuronal nitric oxide synthase，nNOS）和 eNOS 分别使非肾上腺素能/非胆碱能（non-adrenergic non-cholinergic，NANC）神经递质和海绵体内皮细胞产生并释放 NO，可溶性鸟苷酸环化酶（soluble guanylate cyclase，sGC）将三磷酸鸟苷（guanosine triphosphate，GTP）转化为环鸟苷酸（cyclic guanine monophosphate，cGMP），第二信使 cGMP 诱导平滑肌细胞舒张，阴茎海绵体充血勃起。因此，血液 NO 浓度对于阴茎的勃起功能至关重要。Long 等研究发现，高尿酸血症大鼠阴茎勃起功能的下降与阴茎海绵体组织中 NO 浓度显著降低有关。尿酸造成血管内皮细胞功能障碍的可能机制包括尿酸导致海绵体组织中 eNOS、磷酸化内皮一氧化氮合酶（phosphorylated endothelial nitric oxide synthase，p-eNOS）、nNOS 蛋白表达下降及活性氧产生增加。氧自由基增加，与血管内皮产生的 NO 发生反应，降低 NO 浓度；高尿酸可抑制 NO 合酶，减少 NO 产生。血液中尿酸可以激活精氨酸酶，诱导 1-精氨酸分解成尿素，并通过抑制 eNOS 的磷酸化来降低 NO 的释放。NO 是阴茎海绵体勃起的关键介质，NO 的减少可诱发 ED。

（二）高尿酸血症引起高血压并协同诱发 ED

研究表明高血压与 ED 密切相关，高血压不但可以改变血管的顺应性、损伤血管内皮功能和血管平滑肌功能，还可以改变海绵体平滑肌细胞连接及信号传导，导致 ED。高尿酸与高血压相互并存，互为因果，两者协同诱发 ED。

（三）神经性病变导致 ED

神经系统在阴茎勃起中发挥重要调控作用，阴茎同时具备交感和副交感自主神经、感觉神经和运动神经体神经的支配。从脊髓神经元和外周神经结中发出的交感和副交感神经融合成海绵体神经，进入阴茎海绵体来调控阴茎勃起和疲软过程的神经与血管变化。体神经则支配海绵体肌和坐骨海绵体肌的感觉与运动。当支配阴茎勃起的神经系统受到损害，可造成 ED。糖尿病患者的周围神经末梢发生结构和功能的损害，引起

神经传导通路功能障碍，使来自阴茎刺激的传入冲动减弱或消失，阴茎海绵体勃起反射受到抑制，导致 ED。

高尿酸血症可加速糖尿病神经病变的速度。余晓波研究发现，血尿酸升高可能是 2 型糖尿病患者出现神经系统病变的危险因素。Lin 等根据血尿酸水平对 200 例糖尿病患者进行观察，结果显示血尿酸水平与感觉神经波幅、运动及神经传导速度呈负相关，血尿酸 > 540μmol/L 与神经系统病变显著相关。一项荟萃分析显示，糖尿病性神经病变患者的血尿酸水平明显升高，高尿酸血症与 T_2DM 患者糖尿病周围神经病变的风险增加有关。Abraham 等将糖尿病性神经系统病变患者纳入研究，结果显示血尿酸水平升高与主观感觉、电生理异常和振动感觉阈值增加呈正相关，高尿酸血症与糖尿病性神经病变的临床及电生理异常的严重程度相关。高尿酸血症与糖尿病相互促进、互为因果，协同诱发 ED。

四、高尿酸血症合并 ED 的治疗

1. 患者管理及非药物治疗　患者管理及非药物治疗对高尿酸血症合并 ED 治疗非常重要。患者应避免高糖、高热量、高脂肪、高嘌呤等食物，禁烟禁酒，多饮水，每周进行强度适量有氧运动，规律的性生活有利于勃起功能的改善。

2. 降尿酸治疗　高尿酸血症经非药物干预疗效不佳时即可采用药物治疗。对于降尿酸药物的选择，黄嘌呤氧化酶抑制剂别嘌醇和非布司他，以及促进尿酸排泄的苯溴马隆仍然是目前我国最常用的降尿酸药物。药物均需从小剂量开始，而后根据血尿酸及肾脏功能进行调整。

3. ED 治疗　ED 的患者首选药物为 5- 磷酸二酯酶（PDE5）抑制剂，我国常用的 PDE5 抑制剂包括西地那非、他达拉非和伐地那非，这三种药物的作用机制相似，可采用按需使用和规律用药两种治疗方式，对 ED 的总体有效率为 80%。

总之，高尿酸血症与 ED 的发生和发展相关。高尿酸血症可诱导抑制海绵体平滑肌舒张功能，导致阴茎海绵体、血管内皮细胞功能异常，另外通过诱发高血压及促进糖尿病性神经病变等机制参与 ED 的发生与发展。因此，在临床工作中分析血尿酸水平，对于男性 ED 患者，综合诊治具有一定的参考价值。高尿酸血症合并 ED 患者需规范管理，养成良好的生活习惯，必要时可同时使用降尿酸及改善勃起功能的药物。

第三节　尿酸与前列腺疾病

良性前列腺增生（benign prostatic hyperplasia，BPH）是以前列腺肥大为主要病理学特征的一种老年男性常见的疾病，是导致老年男性患者尿急、尿频及排尿困难等下尿路症状最常见的因素。近年来流行病学调查研究发现，BPH 的发生还与肥胖、高血压、高血糖、高尿酸和高胰岛素血症等存在密切相关性，且与 BPH 继发的下尿路综合征的发生有关。

一、尿酸与前列腺增生的作用机制

(一)前列腺腺管反流

尿酸是机体细胞代谢分解核酸和其他嘌呤类的小分子产物,正常情况下会随着尿液排出体外。但是随着年龄的增大,尿液反流的情况逐渐加重,而反流的尿液将细菌、其他病原体或尿液中的代谢成分带入前列腺,尿酸也会随着尿液反流刺激前列腺组织造成的"化学性炎症"或"免疫性炎症"。多余的尿酸随反流的尿液进入前列腺腺管,前列腺液中的尿酸水平升高,尿酸与钠结合沉淀为无定形尿酸单钠微结晶,能诱发、激活前列腺上皮细胞中的磷脂酶,使膜磷脂分解造成细胞损伤并产生花生四烯酸,可能引起前列腺炎症,定形的尿酸钠盐结晶能诱发局部的前列腺素 E2 升高,从而引起慢性盆腔疼痛的一系列症状。前列腺增生通常发生在老年男性中,这是由于细胞增殖或凋亡受损导致细胞聚集。

(二)激活炎症信号通路

高尿酸已被证明在前列腺组织炎症的启动和淋巴细胞(B 和 T 细胞)与巨噬细胞的激活中起着重要作用,这反过来又刺激细胞因子的产生,包括 IL-6、γ 干扰素及生长因子。高尿酸产生会激活炎症信号通路,并且随着氧化水平上升,上皮细胞的增殖水平也会升高,会导致上皮细胞增殖或凋亡受损,导致细胞聚集,引起前列腺组织的炎症和损伤。Staršíchová 等研究证实,利用桂皮醛可以降低黄嘌呤氧化酶活性,从而降低尿酸水平,抑制 IL-6/JAK1/STAT3 信号通路对 BPH 大鼠睾丸激素模型的调节作用,缓解尿酸在睾酮诱导的大鼠 BPH 中诱发的 IL-6/JAK1/STAT3 炎症信号通路,这最终抑制了增殖蛋白 cyclin D1 的形成,导致细胞增殖速度减慢。

(三)胰岛素抵抗

高胰岛素血症和胰岛素抵抗会引起代谢综合征等一系列的疾病。胰岛素抵抗和代偿性的高胰岛素血症是 BPH 发病的重要危险因素。胰岛素抵抗使糖酵解过程及游离脂肪酸代谢过程中血尿酸生成增加,通过增加肾脏对尿酸的重吸收,直接导致高尿酸血症。同时,高胰岛素血症的营养作用导致前列腺体积增大,并通过其对交感神经的刺激影响动力学而加重尿路梗阻。此外,胰岛素亦可通过胰岛素样生长因子(IGF)引起 BPH。因此,HUA 与 BPH 有涉及胰岛素抵抗共同的发病机制。

二、尿酸与前列腺疾病的相关研究

(一)BPH 的发病率

越来越多的研究发现,BPH 与尿酸密切相关。虽然已经证实尿酸是否在前列腺病理中起作用,但是尿酸是否会影响增加或者降低前列腺疾病的发病率尚存在争议。一项队列研究发现,痛风患者 BPH 发病率增加,研究纳入 1997 ～ 2010 年我国台湾地区 29 269 例痛风患者与 29 269 例无痛风患者(1 : 1 比例)为研究对象,使用 Cox 比例风险模型评估痛风和良性前列腺增生之间的关联。结果证实痛风患者的良性前列腺增生发生率高于无痛风组(痛风组为每 1000 人年发生 19.62 例,而无痛风组为 10.11

例)。与无痛风组相比,良性前列腺增生的 OR 为 1.30。研究证实痛风与男性良性前列腺增生风险之间存在一定的关系(Li 等,2018a)。但是值得注意的是,最新的一项韩国 2011 ~ 2016 年纳入 101 091 例健康人群的队列研究显示,下尿路感染(LUTS)的发生与尿酸相关,在 5 年的随访期间共有 13 424 人发生了 LUTS(发病率为 37.3/1000 人·年)。多变量模型显示,高 SUA 水平(29.5mg/dl)比低 SUA 的发生 LUTS 风险低(OR=0.77;95% CI 0.59 ~ 0.99)。这一结果提示了 SUA 在抑制 LUTS 方面的另一个潜在作用。需要更多的研究来解释这种现象学关系的潜在生物学机制。

(二)BPH 的临床特征和预后

近年来,尿酸在前列腺细胞的作用不断被争议,尿酸可以是一种抗氧化剂或促氧化剂。高尿酸会引起 BPH 患者的生理病理改变,也会影响 BPH 患者的治疗预后。有研究证实 BPH 患者的前列腺结石生成和炎症水平也与尿酸相关。一项回顾性队列研究招募了 489 例雄激素剥夺治疗(ADT)和前列腺手术的患者,在治疗 3 个月和 6 个月后检测患者血清尿酸水平。数据中使用广义估计方程(GEE)比较了两个治疗组之间及不同 ADT 方案之间尿酸盐水平的变化。证实基线尿酸水平和高尿酸血症受试者的比例会影响尿酸盐的水平变化。6 个月后,ADT 后高尿酸组的尿酸盐水平下降得更明显(OR=1.66,95%CI 0.81 ~ 0.51)。另外一项国内的研究纳入了 280 例尿道前列腺切除术(TURP)患者,术前测定患者前列腺液(EPS)中尿酸浓度、白细胞浓度,前列腺结石情况,术后对前列腺标本行病理检查,分为单纯增生组和增生合并前列腺炎组,将两组前列腺液和血液中尿酸浓度及两组合并前列腺结石数据进行分析,结果显示 BPH 合并前列腺炎患者的 EPS 中尿酸水平高于正常对照组($P < 0.05$)。BPH 合并前列腺炎(CP)患者前列腺结石检出率(71.9%)高于对照组(40.4%)。EPS 中尿酸水平可能与前列腺炎发病有关,合并慢性前列腺炎的前列腺增生患者,其前列腺结石发病率高于对照组,EPS 中尿酸测定和前列腺结石的监测可能是诊断前列腺炎的有效指标。一项基于人群的研究表明,与未接受降尿酸治疗的患者相比,降尿酸治疗(ULT)后的患者 BPH 药物使用率和下尿路症状发生率会较低。另一个研究小组发现,降钙素治疗使前列腺癌细胞的生长减少了 37%。

(三)BPH 心血管风险增加

尿酸促进 BPH 进展与胰岛素抵抗密切相关,BPH 与肥胖、血脂异常、血压及血糖升高存在密切关系,有研究证实尿酸会增加 BPH 的心血管风险。一项临床研究证实纳入 178 例 BPH 患者,证实尿酸组的甘油三酯(TG)、前列腺体积(PV)增长速度均显著高于低尿酸组,高胰岛素水平组的 PV 增长速度显著高于低胰岛素水平组,差异有显著性。相关分析显示 PV 增长速度与尿酸呈正相关,多元逐步回归结果显示尿酸是 PV 增长速度的独立危险因素,在 BPH 中 HUA 与胰岛素抵抗、高胰岛素血症密切相关,相互作用、相互影响。胰岛素抵抗、高胰岛素血症是促进 BPH 心血管危险因素。HUA 患者的前列腺体积增长速度较血尿酸正常者更快,HUA 亦是导致 BPH 的病因之一,HUA 可通过促进胰岛素抵抗,高胰岛素血症及炎症反应作用于 BPH,从而导致患者的心血管患病风险增加。Ng CF 等研究提示前列腺增生下尿路症状患者普遍有心血管危险因素，而且这些危险因素很多是在因下尿路症状至门诊就诊时才被发现的，中重度（IPSS 评分≥ 8 分）下尿路症状患者合并较多心血管危险因素的概率更高，研究显示 HUA 与向心性肥胖（OR=1.575，95%CI 1.059 ～ 2.340）、高甘油三酯血症（OR= 2.78，95%CI 1.877 ～ 4.118）、代谢综合征（OR=1.912，95%CI 1.267 ～ 2.885）、BPH（OR=1.464，95%CI 1.465 ～ 1.635）及下尿路症状评级（OR=1.782，95%CI 1.173 ～ 1.522）有明显相关性（$P < 0.05$）。研究结果证实 HUA 与 BPH 具有明显相关性，且同时伴发其他心血管危险因素的风险高。

<h2 style="text-align:center">参 考 文 献</h2>

高璐，秦明照，2014. 高尿酸、高胰岛素血症与前列腺增生相关性的研究. 中国医刊，49(6): 21-23.

高尿酸血症相关疾病诊疗多学科共识专家组，2017. 中国高尿酸血症相关疾病诊疗多学科专家共识. 中华内科杂志，56(3): 235-248.

姜新，金玉明，姜应波，等，2011. 慢性前列腺炎患者前列腺液中尿酸及锌含量与白细胞数量的相关性. 广东医学院学报，29(6): 616-617, 620.

李祖广，孙荣生，2011. 前列腺增生合并前列腺炎患者前列腺液中尿酸浓度的研究. 中国实用医刊，38(10): 33-35.

林秀芳，曹立，徐原宁，等，2013. 高尿酸血症与良性前列腺增生的相关性研究. 中国循证医学杂志，13(1): 18-20.

刘继红，栾阳，2015. 男性勃起功能障碍的分子生物学研究进展. 中华男科学杂志，21(2): 99-106.

吕雪霞，胡吉东，2020. 高尿酸血症患病率调查及临床影响分析. 临床检验杂志（电子版），9(1): 34-35.

孙超，薛向东，汪柏林，等，2015. 良性前列腺增生与代谢综合征的相关性研究. 中国医科大学学报，44(1): 15-19.

孙琳，王桂侠，郭蔚莹，2017. 高尿酸血症研究进展. 中国老年学杂志，37(4): 1034-1038.

万晓芸，张芳，2020. 中医药治疗高尿酸血症的应用研究进展. 糖尿病天地，17(4): 297, 264.

余晓波，2019. 2 型糖尿病患者血尿酸与周围神经病变的相关性分析. 吉林医学，40(11): 2548-2549.

张元芳，孙颖浩，王忠，2013. 实用泌尿外科和男科学. 北京：科学出版社.

中华医学会风湿病学分会，2017. 2016 中国痛风诊疗指南. 浙江医学，39(21): 1823-1832.

中华医学会男科学分会，2017. 中国男科疾病诊断治疗指南与专家共识：2016 版. 北京：人民卫生出版社.

Abraham A, Breiner A, Barnett C, et al, 2017. Uric acid levels correlate with the severity of diabetic sensorimotor polyneuropathy. J Neurol Sci, 379: 94-98.

Afify H, Abo-Youssef AM, Abdel-Rahman HM, et al, 2020. The modulatory effects of cinnamaldehyde on uric acid level and IL-6/JAK1/STAT3 signaling as a promising therapeutic strategy against benign prostatic hyperplasia. Toxicol Appl Pharmacol, 402: 115122.

Akalin E, Ganeshan SV, Winston J, et al, 2008. Hyperuricemia is associated with the development of the composite outcomes of new cardiovascular events and chronic allograft nephropathy. Transplantation, 86(5): 652-658.

Akgul A, Bilgic A, Ibis A, et al, 2007. Is uric acid a predictive factor for graft dysfunction in renal transplant recipients? Transplant Proc, 39(4):1023-1026.

Altemtam N, Russell J, El Nahas M, 2012. A study of the natural history of diabetic kidney disease (DKD). Nephrol Dial Transplant, 27(5): 1847-1854.

Annemans L, Moeremans K, Lamotte M, et al, 2003. Incidence, medical resource utilisation and costs of hyperuricemia and tumour lysis syndrome in patients with acute leukaemia and non-Hodgkin's lymphoma in four European countries. Leuk Lymphoma, 44(1):77-83.

Asplin JR, 1996. Uric acid stones. Semin Nephrol, 16(5):412-424.

Barassi A, Corsi Romanelli MM, Pezzilli R, et al, 2018. Levels of uric acid in erectile dysfunction of different aetiology. Aging Male, 21(3): 200-205.

Berger L, Yu TF, 1975. Renal function in gout. IV. An analysis of 524 gouty subjects including long-term follow-up studies. Am J Med, 59(5):605-613.

Cameron MA, Sakhaee K, 2007. Uric acid nephrolithiasis. Urol Clin North Am, 34(3):335-346.

Coiffier B, Mounier N, Bologna S, et al, 2003. Efficacy and safety of rasburicase (recombinant urate oxidase) for the prevention and treatment of hyperuricemia during induction chemotherapy of aggressive non-Hodgkin's lymphoma: results of the GRAAL1 (Groupe d'Etude des Lymphomes de l'Adulte Trial on Rasburicase Activity in Adult Lymphoma) study. J Clin Oncol, 21(23):4402-4406.

De Nunzio C, Aronson W, Freedland SJ, et al, 2012. The correlation between metabolic syndrome and prostatic diseases. Eur Urol, 61(3): 560-570.

Delaney V, Sumrani N, Daskalakis P, et al, 1992. Hypemricemia and gout in renal anograft recipients. Transplant Proc, 24(5): 1773-1774.

Elkhoury FF, Rambhatla A, Mills JN, et al, 2017. Cardiovascular health, erectile dysfunction, and testosterone replacement: controversies and correlations. Urology, 110: 1-8.

Ficociello LH, Rosolowsky ET, Niewczas MA, et al, 2010. High-normal serum uric acid increases risk of early progressive renal function loss in type 1 diabetes: results of a 6-year follow-up. Diabetes Care, 33(6): 1337-1343.

Gao FB, Jiang BR, Cang Z, et al, 2017. Serum uric acid is associated with erectile dysfunction: a population-based cross-sectional study in Chinese men. Sci Rep, 7: 2087.

Gerhardt U, Grosse Hüttmann M, Hohage H,1999.Influence of hyperglycemia and hyperuricemia on long-term transplant survival in kidney transplant recipients.Clin Transplant, 13(5):375-379.

Haririan A, Nogueira JM, Zandi-Nejad K, et al, 2010. The independent association between serum uric acid and graft outcomes after kidney transplantation. Transplantation, 89(5):573-579.

Hatzimouratidis K, Amar E, Eardley I, et al, 2010. Guidelines on male sexual dysfunction: erectile dysfunction and premature ejaculation. Eur Urol, 57(5): 804-814.

Hecht MJ, Neundörfer B, Kiesewetter F, et al, 2001. Neuropathy is a major contributing factor to diabetic erectile dysfunction. Neurol Res, 23(6): 651-654.

Hovind P, Rossing P, Tarnow L, et al, 2009. Serum uric acid as a predictor for development of diabetic nephropathy in type 1 diabetes: an inception cohort study. Diabetes, 58(7): 1668-1671.

Hwang J, Ryu S, Ahn JK, 2022. Higher levels of serum uric acid have a significant association with lower incidence of lower urinary tract symptoms in healthy Korean men. Metabolites, 12(7): 649.

Jalal DI, Rivard CJ, Johnson RJ, et al, 2010. Serum uric acid levels predict the development of albuminuria over 6 years in patients with type 1 diabetes: findings from the Coronary Artery Calcification in Type 1 Diabetes study. Nephrol Dial Transplant, 25(6): 1865-1869.

Kang DH, Nakagawa T, Feng L, et al, 2002. A role for uric acid in the progression of renal disease. J Am Soc Nephrol, 13(12):2888-2897.

Kang DH, Park SK, Lee IK, et al, 2005. Uric acid-induced C-reactive protein expression: implication on cell proliferation and nitric oxide production of human vascular cells. J Am Soc Nephrol,16(12):3553-3562.

Kato M, Hisatome I, Tomikura Y, et al, 2005. Status of endothelial dependent vasodilation in patients with hyperuricemia. Am J Cardiol, 96(11): 1576-1578.

Kelton J, Kelley WN, Holmes EW, 1978. A rapid method for the diagnosis of acute uric acid nephropathy. Arch Intern Med, 138(4):612-615.

Kovarsky J, Holmes EW, Kelley WN, 1979. Absence of significant urate binding to human serum proteins. J

Lab Clin Med, 93(1):85-91.

Levinson DJ, Sorensen LB,1980.Renal handling of uric acid in normal and gouty subject: evidence for a 4-component system. Ann Rheum Dis, 39(2):173-179.

Li WM, Pasaribu N, Lee SS, et al, 2018. Risk of incident benign prostatic hyperplasia in patients with gout: a retrospective cohort study. Prostate Cancer Prostatic Dis, 21: 277-286

Lin X, Xu L, Zhao D,et al, 2018. Correlation between serum uric acid and diabetic peripheral neuropathy in T2DM patients. J Neurol Sci, 385:78-82.

Lipkowitz MS, 2012. Regulation of uric acid excretion by the kidney. Curr Rheumatol Rep, 14(2):179-188.

Long H, Jiang J, Xia JY, et al, 2016. Hyperuricemia is an independent risk factor for erectile dysfunction. J Sex Med, 13(7): 1056-1062.

Maalouf NM, Cameron MA, Moe OW, et al, 2004. Novel insights into the pathogenesis of uric acid nephrolithiasis. Curr Opin Nephrol Hypertens, 13(2):181-189.

Maas R, Schwedhelm E, Albsmeier J, et al, 2002. The pathophysiology of erectile dysfunction related to endothelial dysfunction and mediators of vascular function. Vasc Med, 7(3): 213-225.

Maesaka JK, Fishbane S,1998.Regulation of renal urate excretion: a critical review. Am J Kidney Dis, 32(6):917-933.

Malheiro J, Almeida M, Fonseca I, et al, 2012. Hyperuricemia in adult renal allograft recipients: prevalence and predictors Transplant Proc, 44(8):2369-2372.

Mandel NS, Mandel GS, 1989. Urinary tract stone disease in the United States veteran population. II. Geographical analysis of variations in composition. J Urol, 142(6):1516-1521.

Mazali FC, Johnson RJ, Mazzali M, 2012. Use of uric acid-lowering agents limits experimental cyclosporine nephropathy. Nephron Exp Nephrol, 120(1): e12-e19.

Ng CF, Wong A, Li ML, et al, 2007. The prevalence of cardiovascular risk factors in male patients who have lower urinary tract symptoms. Hong Kong Med J, 13(6):421-426.

Nuki G, Simkin PA, 2006. A concise history of gout and hyperuricemia and their treatment. Arthritis Res Ther, 8(Suppl 1): S1.

Numakura K, Satoh S, Tsuchiya N, et al, 2012. Hypernricemia at 1 year after renal transplantation, its prevalence, associated factors，and graft survival. Transplantation,94(2):145-151.

Ohno I, Hosoya T, Gomi H, et al, 2001. Serum uric acid and renal prognosis in patients with IgA nephropathy. Nephron, 87(4):333-339.

okoi Y, Kondo T, Okumura N, et al, 2016. Serum uric acid as a predictor of future hypertension: Stratified analysis based on body mass index and age. Prev Med, 90: 201-206.

Pilmore HL, Faire B, Dittmer I, 2001.Tacrolimus for the treatment of gout in renal transplantation: two case reports and review of the literature.Transplantation, 72(10):1703-1705.

Rabadi MM, Kuo MC, Ghaly T ,et al, 2012. Interaction between uric acid and HMGB1 translocation and release from endothelial cells. Am J Physiol, 302(6): F730-F741.

Roncal CA, Mu W, Croker B, et al, 2007. Effect of elevated serum uric acid on cisplatin-induced acute renal failure. Am J Physiol Renal Physiol, 292(1):F116-F122.

Ryu ES, Kim MJ, Shin HS, et al, 2013. Uric acid-induced phenotypic transition of renal tubular cells as a novel mechanism of chronic kidney disease. Am J Physiol, 304(5): F471-F480.

Sánchez-Lozada LG, Lanaspa MA, Cristóbal-García M, et al, 2012. Uric acid-induced endothelial dysfunction is associated with mitochondrial alterations and decreased intracellular ATP concentrations. Nephron Exp Nephrol,121(3-4):e71-e78.

Sánchez-Lozada LG, Soto V, Tapia E, et al, 2008. Role of oxidative stress in the renal abnormalities induced by experimental hyperuricemia. Am J Physiol Renal Physiol, 295(4):F1134-F1141.

Sánchez-Lozada LG, Tapia E, López-Molina R, et al, 2007. Effects of acute and chronic L-arginine treatment in experimental hyperuricemia. Am J Physiol Renal Physiol, 292(4):F1238-F1244.

Sangkop F, Singh G, Rodrigues E, et al, 2016. Uric acid: a modulator of prostate cells and activin sensitivity. Mol Cell Biochem, 414(1/2): 187-199.

Schlesinger N, 2005. Diagnosis of gout: clinical, laboratory, and radiologic findings. Am J Manag Care, 11(15 Suppl): S443-S450;quiz465-8.

Seidemann K, Meyer U, Jansen P, et al, 1998. Impaired renal function and tumor lysis syndrome in pediatric patients with non-Hodgkin's lymphoma and B-ALL. Observations from the BFM-trials. Klin Padiatr, 210(4):279-284.

Sen TE, Aksu T, 2012. Serum uric acid level as a part of the metabolic syndrome impairs the coronary collateral formation. Angiology, 63(6): 476-477.

Shi Y, Chen W, Jalal D, et al, 2011. Clinical outcome of hyperuricemia in IgA nephropathy: a retrospective cohort study and randomized controlled trial. Kidney Blood Press Res，35(3):153-160.

Shimada M, Johnson RJ, May WS Jr, et al, 2009. A novel role for uric acid in acute kidney injury associated with tumour lysis syndrome. Nephrol Dial Transplant, 24(10):2960-2964.

Solak Y, Akilli H, Kayrak M, et al, 2014. Uric acid level and erectile dysfunction in patients with coronary artery disease. J Sex Med, 11(1): 165-172.

Starsíchová A, Lincová E, Pernicová Z, et al, 2010. TGF-beta1 suppresses IL-6-induced STAT3 activation through regulation of Jak2 expression in prostate epithelial cells. Cell Signal, 22(11): 1734-1744.

Syrjänen J, Mustonen J, Pasternack A , 2000. Hypertriglyceridaemia and hyperuricaemia are risk factors for progression of IgA nephropathy. Nephrol Dial Transplant, 15(1): 34-42.

Talbott JH, Terplan KL,1960. The kidney in gout. Medicine, 39(4): 469-526.

Taniguchi A, Kamatani N, 2008.Control of renal uric acid excretion and gout. Curr Opin Rheumatol, 20(2):192-197.

Uslu S, Ozcelik E, Kebapci N, et al, 2016. Effects of serum uric acid levels on the arginase pathway in women with metabolic syndrome. Ir J Med Sci, 185(1): 259-263.

Vignozzi L, Rastrelli G, Corona G, et al, 2014. Benign prostatic hyperplasia: a new metabolic disease. J Endocrinol Invest, 37(4): 313-322.

Weiner IM,1979.Urate transport in the nephron. Am J Physiol, 237(2):F85-F92.

Wu J, Chen XM, Xie YS, et al, 2005. Characteristics and risk factors of intrarenal arterial lesions in patients with IgA nephropathy. Nephrol Dial Transplant, 20(4): 719-727.

Yu S, Chen Y, Hou X, et al, 2016. Serum uric acid levels and diabetic peripheral neuropathy in type 2 diabetes: a systematic review and meta-analysis. Mol Neurobiol, 53(2): 1045-1051.

Yu TF, Berger L, 1982. Impaired renal function gout: its association with hypertensive vascular disease and intrinsic renal disease. Am J Med, 72(1): 95-100.

Zawadzki J, Grenda R, Januszewicz P, 1995. Effect of nifedipine on tubular handling of uric acid in transplanted kidney on cyclosporine a treatment.Nephron, 70(1):77-82.

Zhang XY, Yang B, Li N, et al, 2017. Prevalence and risk factors for erectile dysfunction in Chinese adult males. J Sex Med, 14(10): 1201-1208.

Zoppini G, Targher G, Chonchol M, et al, 2012. Serum uric acid levels and incident chronic kidney disease in patients with type 2 diabetes and preserved kidney function. Diabetes Care,35(1):99-104.

第 11 章

尿酸与运动系统疾病

人体的运动系统主要由骨、关节和骨骼肌三部分组成，起着保护、支持和运动的作用。骨质疏松症、关节炎和肌肉减少症影响人类的活动能力问题越来越受到重视。随着医学发展和研究深入，发现尿酸与骨、肌肉、关节和椎间盘运动系统也有一定的关联。本章主要阐述尿酸对运动系统的影响，以及与尿酸密切相关的痛风。

第一节　尿酸与骨骼代谢异常

骨质疏松症（osteoporosis，OP）是一种因骨量减少、骨组织微结构破坏，导致骨脆性增加、易发生骨折的全身性骨病，也是最常见的骨骼疾病。国家卫生健康委发布的首个中国居民骨质疏松症流行病学调查显示全国 50 岁以上人群中男性和女性年龄标化骨质疏松症患病率分别为 6.46% 和 29.13%。随着社会人口老龄化，骨质疏松症的发病率不断上升，其机制包括器官功能减退、钙和维生素 D 摄入不足、骨间质干细胞成骨分化能力下降、肌肉衰退等多方面因素。多项研究显示，氧化应激增加、抗氧化水平下降与 OP 也相关。

尿酸是内源性自由基清除剂，具有抗氧化功能，研究表明尿酸对骨骼具有保护作用。杨乃龙等用 10% 胎牛血清的培养基低糖培养液体外培养骨髓，分别加入 0.1mmol/L、0.2mmol/L、0.4mmol/L、0.8mmol/L 的尿酸溶液，结果显示尿酸与人源的骨髓间充质干细胞的增殖呈正相关，进一步加入不同浓度的尿酸诱导骨髓间充质分化为成骨细胞，结果显示加入尿酸的成骨培养基诱导形成的成骨细胞钙结节数量明显增多，进一步说明尿酸具有促进人骨髓间充质干细胞增生作用的同时还能促进其向成骨细胞分化，并具有浓度和时间依赖性的特点。有学者通过回归分析显示正常偏高（男性 > 420μmol/L；女性 > 360μmol/L）的血尿酸水平对 2 型糖尿病患者的骨密度存在保护作用。刘志伟等多元回归分析健康体检男性的尿酸和骨密度的关系，结果发现尿酸每增加 1μmol/L，腰椎和髋关节骨密度分别增加 0.027g/cm² 和 0.037g/cm²。Lin 等开展的一项多中心的回顾性队列研究同样证实高血尿酸水平对男性及绝经后女性的骨量减少、骨质疏松有保护作用。Karimi 等在潜在混杂因素的多元回归分析中发现，血尿酸水平与所有部位的骨密度和骨钙含量相关，但与血钙、维生素 D 浓度无相关性。

也有研究表明过多的尿酸盐沉积在关节处引发痛风，进而限制关节活动，减弱对骨骼的机械刺激作用导致骨量下降。Nguyen 等通过体外实验证实尿酸盐沉积可增加破骨细胞活性，抑制成骨细胞分化和增殖，增加骨质破坏。王亚琦等对 127 名无基础疾病的体检者的骨密度与尿酸进行统计分析，得出血尿酸水平与骨密度 T 值水平呈负相关，可能与尿酸盐沉积肾脏 11α- 羟化酶活性下降有关。

另外 Sánchez 等研究认为过高的血尿酸水平对血管平滑肌细胞具有促炎症和增殖作用，促使内皮细胞功能紊乱，影响骨的血供而影响骨代谢。Pan 等对人群横断面研究发现，血尿酸水平与骨密度呈倒 "U" 形曲线，不同年龄段、种族、性别曲线的转折点不同，16 ～ 19 岁青少年转折点为 375μmol/L，女性青少年转折点为 232μmol/L，在调整后的模型中，血尿酸水平和总骨密度之间呈正相关，在 12 ～ 15 岁青少年中关联最为密切。

尿酸对骨质疏松症的影响似乎呈 "U" 形曲线，血尿酸浓度过高或者过低都不利于骨代谢，然而有利的血尿酸浓度区间仍不明确，这种区间是否与年龄、性别、种族及基础疾病相关也值得进一步探讨。

第二节　尿酸与骨质疏松

一、骨质疏松现状

骨质疏松是骨密度和骨质量受损导致骨脆性增强、骨折风险增加的一种骨骼疾病。骨质疏松的危险因素包括遗传、年龄、性别、种族、体重、饮食、生活习惯、药物使用及有影响骨代谢的疾病等。随着人口老龄化程度不断加深，骨质疏松症的患病率不断上升，骨质疏松性骨折导致相关残疾、死亡及医疗负担等问题使得骨质疏松症已成为我国重要公共卫生问题，尤其是中老年女性骨质疏松。国家卫健委发布中国骨质疏松症流行病学调查结果显示，我国 65 岁以上人群骨质疏松症患病率为 32.0%，其中女性高达 51.6%。然而有骨质疏松症或骨折史的患者中仅 0.3% 的男性和 1.4% 的女性接受抗骨质疏松症治疗。值得强调的是，通过早期预防可以降低骨质疏松症及相关疾病的发生风险。

二、尿酸与骨质疏松机制

目前已提出的骨质疏松症机制包括炎性因子导致骨质溶解增加，RANK/RANKL 信号通路增强促进破骨细胞增殖及分化，过量 Wnt 信号抑制剂导致骨代谢紊乱。尿酸是人体内嘌呤代谢的终末产物，被认为是各种慢性疾病的危险因素，却也是单线态氧和自由基的清除剂，为目前公认的人体重要内源性抗氧化剂，且尿酸盐作为金属螯合剂可减少铁催化导致的氧化应激。因此，一部分理论指出尿酸可以通过抗氧化功能减少自由基所诱导的成骨细胞和骨细胞的凋亡。但也有学者提出尿酸的抗氧化功能可能会受到细胞膜脂质层的疏水性影响。在疏水环境中，尿酸失去抗氧化能力，成为强促氧化剂，其在降解过程中产生细胞内自由基，并在 NADPH 氧化酶的相互作用下演变为超氧化物，从而在细胞内氧化应激与尿酸诱导的炎性因子共同作用下刺激破骨细胞并抑制成骨细胞骨形成。此外，一些研究显示高尿酸血症会降低人体维生素 D 水平，甚至诱发维生素 D 缺乏症，从而导致甲状旁腺功能亢进，继而诱发骨质疏松。因此，尿酸在骨骼健康方面的作用仍具有一定的争议和可探讨价值。

三、尿酸对骨质疏松的作用

（一）保护作用

目前大部分研究认为血清尿酸可能是原发性骨质疏松患者骨代谢的保护因子。一项针对接受初始骨质疏松治疗患者的回顾性分析显示，绝经后女性有脆性骨折史的血清尿酸显著低于无本病史者，且血清尿酸与腰椎骨密度呈正相关（$P < 0.05$），血清尿酸与尿钙 / 肌酐比值呈负相关，但与血液 25- 羟基维生素 D 呈正相关（$P < 0.05$），然而该研究的样本数仅有 253 例。在另一项针对 5074 人的大型前瞻性研究中，同样认为高血清尿酸水平对骨密度具有保护作用，但是可能存在年龄和维生素 C 摄入对结果的干扰。针对中国人群的血清尿酸水平与骨质疏松症的调查显示，在绝经后女性群体中，血尿酸对骨质疏松症具有保护作用，并且与腰椎 1 ～ 4、股骨颈和髋关节的骨密度呈正相关，然而在男性结果中，虽然尿酸与股骨颈和髋关节的骨密度有密切关系，但是与骨质疏松症风险不具有相关性。心血管健康研究选取了年龄大于 50 岁的健康男性，调查其血尿酸浓度与腰椎、全髋关节、股骨颈和全身等所有骨骼所在部位骨密度的关系，调整多个混杂因素后，发现血清尿酸水平与腰椎的骨密度呈正相关，但在其他骨骼所在位置未发现显著差异。在日本老年男性人群内较高的血清尿酸浓度与较低的骨质疏松性骨折风险密切相关，若过度使用降尿酸药物可能会增加罹患骨折的风险。由上述可知血尿酸对骨质疏松的影响可能会受到年龄、性别、骨骼所在位置、药物使用等多个混杂因素的影响。此外，在多个荟萃分析报告中提出尿酸水平升高与骨折风险降低有关，可预防低骨密度、骨质疏松症和骨折，却也表明该结果仍需要更多高质量的大型前瞻性研究来验证。

（二）损害作用

高尿酸血症是单钠尿酸盐晶体形成的关键因素，单钠尿酸盐晶体在关节内的沉积会导致痛风的发生。在细胞实验中通过用单钠尿酸盐晶体培养小鼠破骨细胞 RAW 264.7 细胞、骨髓基质 ST2 细胞和人滑膜成纤维细胞发现，尿酸盐晶体可促进破骨细胞发育，且对成骨细胞活力呈浓度依赖性的抑制作用，然而细胞动物实验与人体内环境、调节机制存在一定差异。根据 13 名患者的病例分析，单钠尿酸盐晶体可通过降低成骨细胞活性来促进骨病变，并且与痛风石附近的破骨细胞活性增强有关。轻度的创伤会触发痛风石，从而释放单钠尿酸盐晶体，导致细胞活化并产生细胞因子和蛋白酶，可能会加剧骨侵蚀，最终导致骨折。一项大型前瞻性社区老年人队列研究显示，血清尿酸盐水平升高与男性髋部骨折风险增加有关，虽然在多因素调整前，男性血尿酸水平与髋部骨折之间存在 “U” 形关系，尿酸小于 4.88mg/dl 的最低四分位数和大于 6.88mg/dl

的最高四分位数的男性骨折率显著更高，但在多因素调整后，仅有血尿酸大于 6.88mg/dl 的男性髋部骨折保持显著性。

（三）无相互作用

有学者根据 Framingham 心脏研究中第 3 代队列的数据（N=2501；1265 名男性，1236 名女性），通过孟德尔随机化分析阐述尿酸盐增加对骨密度的增加不具有因果效应的结论，并表明混杂变量会导致观察到的血清尿酸盐与骨密度呈正相关的结果。相似的结果出现在针对中国汉族人群的孟德尔随机化分析中。另一项横断面研究显示虽然骨质疏松症患者的外源性和内源性抗氧化剂始终低于对照组，包括尿酸水平在内（$P <$ 0.001），但骨质疏松症受试者血尿酸与股骨骨密度无显著差异（P =0.9）。此外，有学者对社区居住的老年人进行 4.4 年随访，并采用 COX 回归模型对样本分析显示，随访期间高尿酸水平与新发骨质疏松性骨折的发作无关。

由于尿酸对骨代谢的双面影响，尿酸与骨质疏松的相关性尚无明确定论。目前更多研究倾向于认为高血尿酸水平对于骨质疏松是一种保护因子，但过高的尿酸会导致晶体沉积于关节并增加骨破坏，而在多个孟德尔随机分析中显示高尿酸与骨质疏松无因果关系。因此，我们需要更多的研究来探讨血尿酸与骨质疏松之间的关系及确切的机制。

第三节　尿酸与肌肉代谢异常

肌肉减少症（sarcopenia）是一种广泛的、渐进性的骨骼肌量减少和肌力丧失，可出现身体活动障碍、生活质量降低等不良后果风险的综合征，包括肌量减少、肌力下降和肌肉功能减退。与年龄增长、营养摄入减少、神经 - 肌肉功能衰退、运动单位重组、激素水平变化、线粒体损伤及炎性因子与自由基氧化损伤等有关。随着全球进入老龄化社会，肌肉减少症对老年人的生活质量、医疗资源的消耗有巨大的影响。

尿酸的抗氧化特性可能对肌肉力量有保护作用，Alvim 等发现在健康受试者中，血尿酸增加可增加抗氧化能力，减少运动产生的氧化应激，同时发现肌肉量对血尿酸水平也存在直接影响。Nahas 等根据 1999 ～ 2000 年与 2001 ～ 2002 年国家健康和营养调查对 50 ～ 85 岁 1256 名男性和 1102 名女性使用速肌力仪测定肌力，结果分析显示血尿酸水平与男性肌力峰值呈正相关，但与女性无关，调整混杂因子后结果显示血清尿酸与老年男女的肌肉力量呈正相关，证实尿酸是肌肉力量的保护因素。Wu 等开展的一项针对 50 ～ 74 岁人群的血尿酸水平与肌肉力量的研究显示，高尿酸血症尽管伴随着心血管疾病风险增加，但血尿酸可能在衰老相关肌力下降中发挥保护作用。Macchi 等对 743 名老年人的前瞻性研究也显示血尿酸水平越高，肌肉力量越好，说明尿酸对肌肉确实有一定的保护作用。Floriano 等将血清尿酸与肌肉质量、力量和功能能力联系起来进行研究，线性回归显示血尿酸水平与肌肉质量、力量呈正相关，但与功能能力无明显相关。

相反，Oliveira 等研究认为尿酸的急性升高可能以抗氧化作用等保护因素为主，但其慢性升高却似乎主要与疾病相关。在尿酸的生成过程中，嘌呤核苷酸在黄嘌呤氧化酶作用下生成超氧自由基，可进一步反应生成氧自由基和活性氧，损伤肌细胞，尿酸可诱发炎症反应，刺激 TNF-α、IL-6、IL-1 的产生，进而影响肌肉质量，导致肌肉减少。García 等前瞻性研究显示高尿酸是老年人虚弱的危险因素，建议进一步研究降尿酸治疗是否能预防肌肉减少症。Tanaka 等研究证实血尿酸升高是 2 型糖尿病患者肌群减少的独立危险因素。Beavers 通过对 40 岁以上人群横断面研究分析得出，高尿酸水平与肌肉减少相关，且高尿酸血症者（血清尿酸浓度 > 476μmol/L）患肌肉减少症的概率是尿酸正常水平（血清尿酸浓度 < 357μmol/L）的 2 倍。Huang 等对年龄大于 30岁成年男性的血尿酸水平与握力、伸腿力之间的关系进行横断面研究，在调整混杂因素后发现血尿酸水平四分位数与肌力呈倒"J"形曲线，四个分位即第二个尿酸四分位数（321 ～ 327μmol/L）稍高于第一个四分位数，且后三个四分位数握力和伸腿力明显降低。

尿酸对肌肉力量的影响存在倒"J"形曲线；有限的研究显示合适的血尿酸水平和尿酸的急性升高可能具有抗氧化作用以保护肌肉力量，但慢性升高却表现为促氧化作用损害身体肌肉质量和功能。

第四节　尿酸与关节疾病

血尿酸升高可诱发关节炎，临床上以痛风性关节炎与血尿酸水平关系最为密切，另有研究表明骨关节炎、类风湿关节炎与血尿酸水平亦相关。

一、尿酸与骨关节炎

骨关节炎（osteoarthritis，OA）以关节损害为主，并累及整个关节组织，最终引起关节软骨退变、纤维化、断裂、溃疡及整个关节面的损害，是最常见的慢性关节疾病。国内外多项研究分析得出尿酸及其尿酸盐晶体沉积与骨关节炎的发生、发展相关，关节内沉积的尿酸盐晶体刺激巨噬细胞分泌炎性因子如 IL-6、IL-1β、IL-18、TNF-α，刺激关节急慢性炎症反应。尿酸盐晶体可降低软骨细胞活力，导致软骨细胞死亡；关节内尿酸盐晶体沉积还可诱发骨赘形成、关节腔变窄。Fernández 等研究认为尿酸相关转运基因的变异与膝骨关节炎有关，血尿酸水平升高对膝骨关节炎的严重程度呈正相关，高血尿酸水平组（血尿酸水平 > 405μmol/L）患者膝关节的僵硬、疼痛、功能评分及X 线、MRI 下的关节改变较低血尿酸水平组更明显，这种关联在女性患者中尤为显著。Krasnokutsky 等用关节间隙狭窄程度评估 OA 的严重程度，结果发现血尿酸水平与关节间隙狭窄程度明显相关，血尿酸水平 ≥ 405μmol/L 组关节间隙狭窄平均值为 0.90mm，血尿酸水平 < 405μmol/L 组关节间隙狭窄平均值为 0.31mm；经过 20 周秋水仙碱治疗后膝骨关节炎症状明显好转，也佐证了血尿酸水平高与 OA 的关系。然而，Leung 等研究却显示秋水仙碱治疗骨关节炎效果与安慰剂无明显差别甚至低于安慰剂效果，可能与数据样本量小、秋水仙碱剂量偏低等有关。Sun 等通过对 809 例髋、膝关节骨关节炎患者的 X 线表现分析得出血尿酸水平与全身性 OA 呈正相关，但与膝关节炎无明

显相关性。同样需要注意的是，氧化应激是导致 OA 的重要因素，活性氧可通过多种通路抑制软骨细胞生长，甚至导致其凋亡，而尿酸作为体内内源性抗氧化剂，可以清除活性氧、强氧自由基、一氧化氮等，阻止过氧亚硝酸盐的产生，抑制线粒体损伤，对骨关节炎理论上应存在有益的保护作用。卞福勤等研究显示正常范围血清尿酸水平与膝关节炎关节疼痛及僵硬严重程度呈负相关，表明正常范围血尿酸水平可能对 OA 患者的关节症状具有保护作用。Srivastava 等研究显示正常水平的尿酸对关节影响呈正相关。然而，也有研究认为血清尿酸水平与 OA 无显著相关性。

综上所述，高尿酸水平对骨关节炎的产生、症状和严重程度可能以不利因素为主，但正常尿酸水平对骨关节炎有益或无益，其界值范围及确切关系还需进一步深入研究。

二、尿酸与类风湿关节炎

类风湿关节炎（rheumatoid arthritis，RA）是一种以侵蚀性、对称性多关节炎为主要表现的疾病，病理主要表现为关节滑膜的慢性炎症、血管翳的形成。RA 患者血尿酸、CRP 水平明显升高，提示尿酸可能参与 RA 患者的炎症反应过程，且有数据显示关节周围尿酸盐晶体沉积对血清阴性的类风湿关节炎有一定提示意义。Chen 等通过体外试验证实尿酸盐晶体刺激炎性细胞因子、趋化因子和基质金属蛋白酶 -1 的释放，介导成纤维样滑膜细胞的活化，进而导致类风湿关节炎加重。高尿酸血症是类风湿关节炎患者发生肾损害、心血管并发症的重要协同危险因素。Biswadip 等研究显示血尿酸水平在抗风湿药的治疗下随类风湿关节炎病情改善而明显下降，Lee 等研究认为甲氨蝶呤治疗类风湿关节炎疗效可能与血尿酸水平降低有关，血尿酸下降提示 RA 活动度下降。Adeeba 等研究也显示高尿酸水平与类风湿关节炎活动度有关。但 Choe 等研究却认为，虽然来氟米特能增加尿酸排泄率，降低血尿酸水平，可红细胞沉降率、CRP 等急性反应炎症因子却无明显差异，意味着尿酸可能不会影响 RA 的炎症。

尿酸可能参与类风湿关节炎的炎症过程，但尿酸与 RA 活动度的相关性与急性炎症因子的相关性尚不明确，降尿酸治疗对 RA 的影响也期待更多的基础和临床研究。

第五节　尿酸与椎间盘疾病

血尿酸升高后尿酸盐结晶可沉积在滑膜关节周围，尤其是第一跖趾关节、踝关节、膝关节、肘关节等部位并引发关节严重的疼痛。近十多年，有多项研究表明尿酸与椎间盘病变也有相关性，尿酸盐结晶也可以沉积于关节突关节、椎板及黄韧带、椎间盘，好发于腰椎，其次为颈椎及胸椎，较多的尿酸盐结晶聚集可引起水肿、充血、关节韧带损伤、脊髓病变、神经根损伤和椎间盘炎症，进而可出现发热、溶骨性病变等表现，甚至可造成神经根性疾病、不全性瘫等严重的后果。

一、痛风性椎间盘退变诊断

虽然椎间盘痛风较少见，但其表现易与化脓性椎间盘炎、脊柱结核、脊柱布鲁氏菌感染相混淆，诊断相对困难。传统的 X 线显像技术的敏感度仅有 31%，MRI 可以显示无症状的关节炎症，但因为正常的椎间盘组织与破坏的椎间盘组织密切接触，且椎间盘相邻的骨小梁组织无明显的水肿信号，在 T_2 像中椎间盘组织和椎体内损伤均呈现低信号改变，而周围的软组织信号正常，故 MRI 对于痛风性椎间盘炎诊断的特异性较弱。双能 CT 作为一种较新的影像技术，可对局部沉积的尿酸结晶进行有效显像及鉴别，双能 CT 诊断的敏感度及特异度可达到 91.9% 及 85.4%。在双能 CT 中，终板可表现为穿凿样骨破坏，伴有外缘钙化。椎间盘内抽吸液的病理学检查可作为痛风性椎间盘炎的金标准。结合双能 CT、病理学检查及阳性的实验室结果，痛风性椎间盘炎的诊断可以成立。

二、尿酸与椎间盘退变的关系及相关研究

活性氧与椎间盘退变密切联系。Chang 等认为生理浓度下的尿酸是重要的抗氧化剂，强力清除由椎间盘细胞产生的活性氧，减少由于活性氧引起的氧化应激，从而降低椎间盘内的细胞自噬水平，减少由线粒体凋亡引起的髓核细胞凋亡。内生性的活性氧是正常氧代谢的副产物，在炎症反应刺激下细胞内线粒体生成活性氧增加，是椎间盘细胞内信号通路的重要介质。活性氧主要影响细胞基质代谢、促炎因子表型、凋亡、自噬及细胞的衰老。活性氧不仅加快基质降解，也加剧椎间盘内细胞的数量减少。Yang 等研究认为当血尿酸水平过低，男性低于 265μmol/L 或女性低于 324μmol/L 时，尿酸的抗氧化作用被弱化，这可能会加重椎间盘的退变。

三、尿酸对椎间盘退变影响的分子机制

在急性痛风发作时，尿酸结晶聚集并可造成水肿、充血、炎症反应甚至是骨破坏。根据 Chen 等的研究，尿酸结晶可直接对细胞产生损伤并介导炎症反应，包括巨噬细胞的吞噬作用及前列腺素、缓激肽、IL-1、IL-6 和 TNF-α 等炎症因子的产生。高浓度尿酸导致氧自由基生成增多，损伤血管上皮细胞，氧化修饰 LDL-C，促进动脉粥样硬化发展，影响椎间盘营养物质供应。此外，当尿酸结晶早期沉积于终板时可引起终板炎及骨质破坏，较大影响了由软骨终板渗透的营养物质及氧气，氧供应的降低可造成椎间盘内环境的 pH 下降，又加快了尿酸结晶在终板的沉积。Zou 和 Feng 等研究认为细胞外基质的酸碱度值下降及低氧环境，椎间盘内的营养物质和水分急速减少均加重椎间盘退变。除此之外，Mavrogonatou 研究提示沉积于椎间盘的尿酸结晶引起的高渗透压可影响细胞周期，抑制血小板源性生长因子及胰岛素样生长因子 -1 介导的 DNA 合成，造成细胞体积的变化及 DNA 损伤。

另外，蛋白多糖是椎间盘基质中的重要组成部分，分子量大且含有较多的负离子。蛋白多糖形成的阴离子间隙可明显增加尿酸结晶的溶解性，延缓其结晶化。Chen 等提出当尿酸结晶较多沉积于椎间盘时，椎间盘力学性质的弱化及蛋白水解酶的表达增多，使蛋白多糖的结构遭到破坏，从而使尿酸结晶溶解性下降，进一步引起尿酸结晶的析出。该作用将进一步导致椎间盘结构的破坏，包括髓核的退变和纤维环破裂。

因此可以认为，尿酸对椎间盘的作用是双向的，一方面，生理浓度下的尿酸有较强的抗氧化作用，有利于维持椎间盘内环境稳定；另一方面，高浓度的尿酸可引起椎间盘内氧分压升高和较强的氧化作用，加剧椎间盘退变；此外，当尿酸结晶聚集在终板和椎间盘内时，力学性质的改变和炎症反应都会加快椎间盘退变的进程。

四、高尿酸血症合并椎间盘退变的治疗

由痛风诱发的椎间盘退变可通过降低血尿酸浓度得到一定程度延缓。在急性发作期主要以控制疼痛症状为主，可选用秋水仙碱、非甾体抗炎药或者糖皮质激素等药物。在间歇期或慢性期查明血尿酸升高的病因及防治急性痛风发作是十分重要的。Wan 等进行的病例报道认为，当保守治疗效果欠佳，且有腰部疼痛加重、严重的神经根性病变、脊髓压迫或可疑合并脊柱感染时，利用手术进行解压治疗也是可取的一种方法，解压手术的主要目的是去除痛风石及松解神经。Zhou 等提出降尿酸药物治疗在减少术后并发症的发生方面仍有积极作用。

总而言之，尿酸对于椎间盘退变的作用是双向的，高尿酸血症和低尿酸血症均会加重椎间盘退变。椎间盘痛风的诊断有赖于有效的影像学、病理学及实验室检查结合。高尿酸血症合并椎间盘退变治疗以降尿酸、控制疼痛缓解症状为主，必要时可采取解压手术。

第六节　尿酸与痛风

在美国，痛风是最常见的炎性关节病。在我国，约 1/3 的高尿酸血症患者可发展为痛风。随着生活水平的提高，高尿酸血症和痛风的发病率还在升高。

一、痛风的流行病学

世界各地的痛风发病率差异显著。在美国，痛风的患病率为 3.9%，约 830 万成年人患病。Kuo 等研究发现，美国及英国痛风的患病率在 1988 ～ 1997 年为 2.9%，在 2007 ～ 2008 年升至 3.9%。邵继红等 2003 年调查显示，南京市居民痛风的患病率约为 1.33%，男性为 1.98%，女性为 0.72%。苗志敏等 2006 年调查显示，山东沿海居民痛风的患病率为 1.14%，男性为 1.94%，女性为 0.42%。根据美国 2007 ～ 2008 年全国健康和营养调查显示，74% 的痛风患者同时患有高血压病，71% 合并有 2 期或以上的慢性肾脏病，53% 为肥胖者，26% 患有糖尿病，14% 有心肌梗死病史，10% 有一次卒中病史。Choi HK 等大型前瞻性研究表明，痛风与死亡风险呈正相关，主要由心血管疾病所致。

痛风由高尿酸血症所致，发作与否与患者个体的内环境相关，这也解释了有的患者血尿酸高也不一定会引发痛风的原因。遗传和老年是高尿酸血症的危险因素，而肥胖、高嘌呤饮食、酒精、药物（如噻嗪类利尿剂、环孢素等）、肾功能不全和器官移植等则是高尿酸血症发生痛风的额外危险因素。痛风和高尿酸血症具有遗传异质性，遗

传因素参与尿酸的合成、代谢及痛风的发作，包括单基因遗传病和影响尿酸排泄的单核苷酸多态性（SNP）位点的基因突变能影响高尿酸血症及痛风的发作，这些基因包括 *SLC22A12*、*SLC2A9*（*GLUT9*）、*ABCG2* 和 *SLC17A3*。调查还显示，中国台湾高山族、新西兰毛利人是痛风的高危人群，他们的血尿酸水平的遗传相关度高达 40%～ 70%。

二、痛风的病理生理学

痛风的病理生理可分为 3 个阶段：①无尿酸盐结晶沉积证据的高尿酸血症或无痛风症状的结晶沉积；②急性痛风性关节炎反复发作；③慢性痛风性关节炎、痛风石。理论上这 3 个阶段是连续的、逐渐发展的，然而通过有效干预，从一个阶段发展到下一个阶段也是可避免的。

（一）高尿酸血症阶段

高尿酸血症的定义是正常嘌呤饮食状态下，非同日 2 次空腹血尿酸水平：男性＞ 420μmol/L，女性＞ 360μmol/L。在此浓度下，在体外生理 pH 和温度下尿酸盐可析出形成结晶。此阶段患者无任何症状。

（二）急性炎症反应阶段

尿酸盐结晶（MSU）在关节腔内沉积是触发痛风急性发作的关键。高尿酸血症是 MSU 形成最主要的相关因素，此外 MSU 形成的影响因素还包括局部组织温度、血浆蛋白浓度、pH 等多个方面。

1. MUS 通过两种途径激活单核 / 巨噬细胞诱导急性炎症反应　炎症早期，MSU 与常驻软组织中的巨噬细胞相互作用，巨噬细胞趋化为中性粒细胞，启动急性炎症反应。Manin 等研究发现，MSU 在体内诱发炎症时，炎性因子是在单核细胞和中性粒细胞浸润之前生成，当常驻巨噬细胞缺乏时中性粒细胞浸润和炎症因子的产生显著降低，提示炎症早期，是常驻巨噬细胞介导了炎性细胞因子的产生及中性粒细胞的浸润。

MUS 是通过 TLR 途径和 NALP3 炎症小体激活单核 / 巨噬细胞。单核 / 巨噬细胞的细胞膜表面存在 Toll 样受体 2（Toll like receptor 2，TLR2）和 Toll 样受体 4（Toll like receptor 4，TLR4），可以识别细胞外的 MSU，并诱导 IL-1β 前体的转录。TLR 是 MSU 晶体沉积引起痛风性关节炎的主要因素。在 TLR 介导下，单核细胞吞噬 MSU，引起中性粒细胞聚集，激活补体，产生大量炎症介质，如 IL-β、TNF-α、IL-6 等，NALP3 炎症小体识别细胞内的 MSU 晶体并激活 caspase-1，将 IL-1β 和 IL-18 前体转换为活性形式并释放，从而介导炎症反应。IL-1β 可诱发 IL-6、IL-8、CXCL-1 的释放，可介导中性粒细胞的浸润；IL-18 可以促进 γ 干扰素产生，加速炎症反应；IL-18 也可通过促进中性粒细胞的聚集，促进炎症反应。

2. 单核细胞、中性粒细胞、肥大细胞在急性炎症反应进展中的作用　根据 Martin 等开展的多项研究结果显示，MSU 晶体与常驻巨噬细胞相互作用，从而触发炎症反应，同时诱导单核细胞和中性粒细胞浸润扩大炎症反应，在 TGF-β₁ 介导等多种机制参与下，诱导炎症反应自发缓解。在炎症早期，浸润的中性粒细胞可以在 MSU 及局部炎症因子的作用下产生 CXC 趋化因子配体 8C-X-C motif（chemokine ligand 8，CXCL8）

并驱动自我招募，而浸润的单核细胞在体内无致炎性，随着时间的推移，浸润的单核细胞对 MSU 的持续沉积产生炎症反应，吞噬能力逐步增强，IL-β1 前体表达增多，可分化为 M_1 型巨噬细胞。如果炎症刺激不持续，巨噬细胞将清除中性粒细胞，并促使炎症缓解。反而言之，如有新鲜的 MSU 晶体沉积，MSU 持续刺激炎症性 M_1 型巨噬细胞，会阻断 TGF-β_1 介导的炎症缓解程序，并驱动再次发生炎症，炎症反应进一步加重，故招募的单核细胞和中性粒细胞在痛风炎症进展和缓解中都起到非常重要的作用。

近年来研究发现，浸润单核细胞的作用和分化，体外研究和动物模型研究中存在截然不同的结果。Landis 等在体外研究发现，巨噬细胞在体外分化后，分泌 TNF-α、IL-1β、IL-6 等炎症因子的能力减弱，故推测巨噬细胞在痛风疾病中起保护作用，以此解释痛风存在自限性的特点。然而，Manin 等开展的动物模型研究表明，浸润的单核／巨噬细胞在体内分化为炎症型 M_1 型巨噬细胞，而非 Landis 等认为的保护性巨噬细胞，此类细胞经 MSU 晶体再刺激产生 IL-6、IL-1β、CCL2、中性粒细胞趋化因子（C-X-C motif chemokine ligand 1，CXCL1）等细胞因子，这些细胞因子诱导细胞浸润，关闭抗炎因子 TGF-β_1 驱动的缓解程序，缓解过程发生改变，导致痛风炎症的持续。两者研究结果的不同，考虑可能与两者间炎症环境的差异有关。

在痛风急性发作炎性反应中，中性粒细胞的入侵和活化起重要作用。正常关节液中没有中性粒细胞存在，当痛风急性发作时关节液和滑膜中可检测到大量中性粒细胞聚集。这些聚集的中性粒细胞通过吞噬 MSU 晶体，分泌如骨髓相关蛋白 S100A8/A9、氧自由基、溶酶体酶、花生酸类物质，以及 IL-1、IL-8 等炎症因子，从而推动痛风急性炎症的进展。秋水仙碱可以通过抑制中性粒细胞溶酶体释放和细胞迁移有效控制急性痛风急性发作，进一步佐证了中性粒细胞在痛风急性炎性反应中起到重要作用。

有研究显示，在尿酸盐晶体诱发的炎症中，通过抗组胺治疗，早期的关节肿胀可以缓解。在尿酸盐晶体诱发腹膜炎的动物模型中，清除腹膜的肥大细胞能有效减轻中性粒细胞介导的炎症反应。肥大细胞能够通过脂多糖激活 NALP3 炎症小体，释放 IL-1β，提示肥大细胞也可能参与组织对 MSU 晶体的急性反应。

3. 急性炎症反应的缓解　痛风急性发作存在自限性，一般持续 7～10 天可自行缓解。炎症自发缓解的机制包括：①抗炎因子的上调，Chen 等和 Scanu 等两项不同研究都显示，在痛风炎症后期，抗炎因子 TGF-β_1 水平明显升高。Martin 等研究认为，浸润的单核／巨噬细胞分化为炎症性 M_1 型巨噬细胞，单核或巨噬细胞吞噬凋亡中性粒细胞的能力增加可能导致 TGF-β_1 产生的增加。②关节液中血浆蛋白和脂蛋白的作用，载脂蛋白 B 和载脂蛋白 E 可以附着到晶体表面，从而抑制晶体诱导的中性粒细胞激活。Scanu 等研究发现，高密度脂蛋白可阻断 MSU 刺激成纤维样滑膜细胞（fibroblast-like synovial cell，FLS）释放 CCL2，限制单核细胞浸润和炎症过程。③其他，Martin 等研究认为浸润的单核细胞在炎症比较早的时候不再产生炎症因子，在疾病的自限性方面起到一定作用。

（三）慢性痛风性关节炎、痛风石阶段

在未进行降尿酸治疗情况下，慢性痛风性关节炎、痛风石通常发生在首次痛风急性发作的十余年之后。痛风石是慢性痛风性关节炎的特征，是组织固有免疫和适应性免疫细胞对 MSU 慢性肉芽肿性炎症反应。炎症细胞因子如 IL-1β、TNF-α、TGF-β₁ 在痛风石中表达，提示慢性 MSU 的刺激引起的炎症反应和抗炎之间相互作用。聚集的中性粒细胞外网状陷阱（neutrophil extracellular trap，NET）在非炎症状态下组织 MSU 发展为结晶核心，为痛风石的形成起到一定作用。痛风石是慢性痛风性关节炎侵蚀和关节损伤的主要病理结果。

三、痛风的临床表现和诊断

（一）症状和体征

痛风的自然病程可分为急性发作期、间歇发作期、慢性痛风石病变期。

1. **急性发作期** 痛风首次发作多发生在跖趾关节或足踝，发作前可无任何先兆，或在进食高嘌呤饮食、饮酒、关节受冷及过度活动等诱因下发生，常于深夜出现关节强烈的疼痛而被痛醒，疼痛进行性加剧，约 12h 达到高峰，可以表现为刀割样、撕裂样或咬噬样，疼痛多是难以忍受，描述为"疼痛之王"也不为过，患者出现关节活动受限。受累关节可表现为皮肤发红、关节肿胀、皮温升高、触痛明显、关节功能障碍，部分患者可于数天自行缓解，关节功能可完全恢复正常。痛风受累关节多为单关节，50% 为第一跖趾关节，90% 随着病程进展可累及到该关节。痛风也可累及全身多关节及部位，如踝关节、膝关节等。需要与脊柱关节炎、反应性关节炎等其他关节炎相鉴别，除关节炎表现外，患者可有其他临床表现，如发热、头痛、心悸、乏力、食欲缺乏等全身症状，实验室检查可伴 C 反应蛋白升高、红细胞沉降率增快等，部分患者在痛风发作期血尿酸水平可不高。

2. **间歇发作期** 早期急性关节炎缓解后多无后遗症状，部分患者可能存在遗留局部皮肤色素沉着、肿胀感等。如高尿酸血症持续存在，患者可在初次发作后 1～2 年再次出现急性关节炎的症状，发生的关节可为同一关节，也可为其他关节。随着病情的进展，发作频率逐年增高，关节肿痛程度可增加，持续时间可延长，无症状间歇期缩短，甚至可出现症状迁延不愈，受累关节逐渐增多，可累及如膝关节、髋关节等大关节，甚至可累及脊椎关节、胸锁关节、骶髂关节等，同时也可出现肌腱、滑囊等受累，逐步进入慢性痛风石病变期。

3. **慢性痛风石病变期** 皮下痛风石和慢性痛风石性关节炎是长期显著的高尿酸血症控制不佳，体内尿酸池明显扩大，大量 MSU 晶体沉积于关节滑膜、软骨、骨质、皮下及关节周围软组织，形成 MSU 的团块。发生痛风石的典型部位是耳廓，也可在反复发作的关节周围及跟腱、鹰嘴、髌骨滑囊等处。皮下痛风石表现为皮下隆起的大小不一的黄白色赘生物，随着痛风石增大，皮肤被撑大，局部表面菲薄，破溃后痛风石为白色粉状或糊状物，多持续不断，皮肤愈合困难，迁延不愈。痛风石可侵蚀关节的骨质结构，X 线表现可形成特征的穿凿样骨侵蚀。大量痛风石沉积可造成关节骨质破坏等，从而出现关节畸形或退变、关节周围组织纤维化等改变。此时可表现为关节持续肿痛、局部压痛、关节畸形、功能障碍等。慢性痛风石病变期，关节疼痛等症状相对缓和，如有刺激因素，也可在慢性基础上出现关节炎急性发作。

（二）诊断

1961 年 Mccarty 等通过偏振光显微镜在痛风患者关节滑液中观察到双折光针形的 MSU，进而将关节滑液或痛风石中检出 MSU 结晶列为痛风诊断的金标准。然而，此类检查需依赖关节腔穿刺术，由专业人员观察，同时需具备偏振光显微镜等相关仪器，其病理诊断受到限制，因此国际及我国推出各项基于临床及其他辅助检查的诊断分类标准。

目前有多种痛风诊断的指南和推荐意见，早期以 1977 年美国风湿病学会（American College of Rheumatology，ACR）制定的急性痛风性关节炎分类标准应用最为广泛，其敏感度为 70%～85%，特异度为 64%～97%。随着临床试验广泛开展及现代影像学技术的快速发展，2020 年 ACR 推出了痛风诊断的新标准，为痛风患者提供更特异及准确的分类标准。我国 2019 年由中华医学会内分泌学分会（Chinese Society of Endocrinology，CSE）制定的《中国高尿酸血症与痛风诊疗指南（2019）》也推荐采用 ACR/EULAR 的诊断标准，将"至少 1 次外周关节或滑囊肿胀、疼痛或触痛"作为诊断痛风的必要条件，将"在有症状的关节或滑膜液中发现尿酸钠结晶或出现痛风石"作为确诊的充分条件，若不符合此项充分条件，则依据临床表现、实验室及影像学检查结果累计赋分，≥ 8 分可临床诊断痛风（表 11-1）。

表 11-1　2020 年 ACR /EULAR 痛风诊断标准

步骤	内容
步骤 1：纳入标准（仅当符合此条时才适用于此诊断标准）	曾经至少 1 次外周关节或滑囊发作肿胀、疼痛或触痛
步骤 2 充分标准（符合此条即可诊断痛风）	在有症状发作过的关节滑液或痛风石中发现 MSU 结晶
步骤 3：分类标准（不符合充分标准时，适用于以下诊断标准）	≥ 8 分可临床诊断痛风

临床特点	评分
症状性发作时，曾经累及的关节或滑膜囊	
踝关节或足中部（单关节或寡关节的一部分发作而没有累及第一跖趾关节）	1 分
第一跖趾关节受累（单关节或寡关节发作的一部分）	2 分
A. 受累关节红肿（患者报告或医生观察到） B. 受累关节不能忍受触摸或按压 C. 受累关节导致行走困难或活动功能障碍	
符合上述 1 项特点	1 分
符合上述 2 项特点	2 分
符合上述 3 项特点	3 分
关节痛发作时间特点（符合下列 3 条中 2 条，且与治疗无关，称为 1 次典型发作）： A. 疼痛达峰时间 < 24h B. 关节痛 14 天内消失 C. 2 次发作的间歇期，症状完全消退（基线水平）	

续表

步骤		内容
曾有 1 次典型发作		1 分
曾有 2 次及以上典型发作		2 分
痛风石的临床证据：皮下结节呈粉笔灰样或有浆液，常伴有血管包绕，而且位置典型：关节、耳廓、鹰嘴囊、指腹、肌腱（如跟腱）		
无痛风石		0 分
有痛风石		4 分
血清尿酸（尿酸酶法检测）：在患者未进行降尿酸治疗时和复发 4 周后检测；若条件允许，在这些条件下复测，取最高值计分		
< 240μmol/L		− 4 分
360 ～ 480μmol/L		2 分
480 ～ 600μmol/L		3 分
600μmol/L		4 分
关节液分析：由有经验的医生对有症状关节或滑囊进行穿刺及偏振光显微镜检查		
未检查		0 分
MUS 阴性		− 2 分
影像学特征		
曾有症状发作的关节或滑囊发现尿酸盐沉积的影像学证据或超声证实"双边征"或双源 CT 证实尿酸盐沉积	有	4 分
	无	0 分
痛风相关关节损伤的影像学证据：有 X 线证实手和（或）足至少 1 处关节侵蚀	有	4 分
	无	0 分

四、痛风的治疗

痛风的治疗包括急性发作期的快速控制病情和长期有效的管理。长期管理的中心策略是将血尿酸降低到尿酸钠结晶溶解的浓度。

（一）痛风急性发作期的治疗

痛风急性发作时需要快速有效的控制尿酸钠结晶引起的炎症反应，从而减轻关节肿痛。应尽早开始抗炎镇痛治疗，EULAR 推荐治疗时间为痛风发作 12h 内，中华医学会风湿病学分会（CRA）推荐治疗时间为痛风发作 24h 内。国内外指南推荐急性期使用药物包括非甾体抗炎药物（NSAID）、秋水仙碱或糖皮质激素，这些药物可以单独使用，也可联合使用治疗严重的急性发作。在选择药物时，需仔细考虑患者的并发症和药物相互作用的可能性。此外，在疼痛关节处局部使用冰块外敷也可减轻疼痛。由于痛风的急性发作可以出现在降尿酸的过程中，也可出现在血尿酸达到目标水平后几个月，常可以解释部分患者痛风发作但是尿酸不高的现象。

过去认为降尿酸治疗至少要在急性发作后 2 周才能开始。然而，目前国内外越来越多的研究证实，痛风急性发作期即开始降尿酸治疗不会延长急性发作时间，但需要进行充分有效急性发作的治疗，同时发作期即使用降尿酸药物可提高患者降尿酸治疗的依从，所以指南建议一旦确诊，在控制急性发作的同时，应开始进行降尿酸治疗，并经常对血尿酸进行监测（如每月 1 次），直到血尿酸降至目标浓度为止。一旦达到目标水平，可减少监测频率（如每 6 个月一次）以确保血尿酸保持在目标水平。

（二）痛风慢性期治疗

痛风慢性期的治疗旨在长期有效的控制血尿酸水平，预防痛风复发、痛风石的出现等。宣教、饮食控制和调整生活方式非药物治疗是痛风管理的一个重要组成部分。目前可使用的降尿酸药物主要分为三类：抑制尿酸生成药物（黄嘌呤氧化酶抑制剂），如别嘌醇、非布司他；促尿酸排出药物，如丙磺舒、苯溴马隆，以及促进尿酸盐转化为水溶性和易排泄尿囊素的尿酸酶（聚乙二醇化尿酸特异性酶）制剂，如培戈洛酶（pegloticase）和拉布立酶（rasburicase）。《中国高尿酸血症和痛风诊疗指南（2019）》提出，选择降尿酸药物时应综合考虑药物的适应证、禁忌证和高尿酸血症的分型。推荐别嘌醇、非布司他或苯溴马隆为痛风患者降尿酸治疗的一线用药；单药足量、足疗程治疗，对于血尿酸仍未达标的患者，可考虑联合应用两种不同作用机制的降尿酸药物，不推荐尿酸酶与其他降尿酸药物联用。

（三）难治性痛风的治疗

根据《中国高尿酸血症与痛风诊疗指南（2019）》，难治性痛风的定义是指具备以下 3 条中至少 1 条：①单用或联合使用常规降尿酸药物足量、足疗程但血清尿酸仍≥360μmol/L；②接受规范化治疗但每年痛风发作仍大于 2 次；③存在多发性和（或）进展性痛风石。该指南根据现有文献及共识意见还对难治性痛风总结出以下定义：基线血清尿酸≥ 480μmol/L 且存在下列临床特征之一：① 18 个月内痛风发作至少 3 次；②至少 1 个痛风石；③持续性关节疼痛或者影像学提示痛风相关的关节损伤；④使用别嘌醇治疗存在禁忌或使用最大剂量别嘌醇治疗 3 个月以上时血清尿酸仍不达标者。

难治性痛风的治疗原则包括降低血清尿酸水平及改善临床症状，但是往往常规药物的使用并不能很好地缓解症状。降尿酸药物方面聚乙二醇重组尿酸酶制剂培戈洛酶适用于大部分难治性痛风患者，且疗效较好，药代动力学不受性别、年龄、体重和肌酐清除率的影响，可选择用于传统降尿酸治疗无效的患者，但是对于葡萄糖 - 6 - 磷酸酶缺陷患者及伴有心血管疾病患者应避免使用。对秋水仙碱、NSAID、糖皮质激素禁忌或抗炎效果欠佳的患者，可考虑 IL-1 抑制剂治疗。国际上已批准用于风湿性疾病的 IL-1 拮抗剂主要有阿那白滞素（anakinra）、卡那奴单抗（canakinumab）和利纳西普（rilonacept），但均未在中国上市。TNF-α 抑制剂依那西普、英夫利西单抗和托珠单抗对于难治性痛风的治疗仅限于个别病例报告，其有效性及安全性仍需要多中心、大样本量研究来证实。

目前痛风病因和发病机制的研究虽然有了重大进展，但是痛风的患病率仍然逐年升高，较多患者仍然控制不佳。当有痛风阳性家族史、痛风急性发作频率高、起病年龄小、血尿酸水平显著升高等情况，尤需引起重视；当合并有糖尿病、高血压等代谢疾病，或合并其他肾脏疾病时，肾功能不全的风险增加，心脑血管疾病发病率也增加。因此，痛风的管理重点在于控制血尿酸水平、预防再次发作、积极治疗并存疾病，同时加强宣教，提高患者的认知，使长期血尿酸水平保持平稳，是预防痛风复发的关键（表 11-2）。

表 11-2　ACR/EULAR 痛风治疗原则

治疗方案	详细内容
降尿酸治疗的适应证	确诊痛风或痛风石（通过查体或影像学检查）、痛风频繁急性发作（＞1 次 / 年）、慢性肾脏病 2 期或更严重、有肾结石病史
血尿酸目标	至少＜ 360μmol/L 对于严重或有痛风石疾病，＜ 300μmol/L 是必要的
血尿酸监测	每月监测直到血尿酸达到目标水平，6 个月后复测，确保维持在目标水平
急性发作的药物治疗	非甾体抗炎药物（NSAID）、秋水仙碱、糖皮质激素
在降尿酸治疗开始时预防性抗炎治疗	小剂量秋水仙碱或 NSAID（三线：小剂量糖皮质激素）至少 6 个月，或在没有痛风石存在的情况下血尿酸达到目标水平后 3 个月，或在有痛风石存在情况下血尿酸达到目标水平后 6 个月
降尿酸治疗方案	黄嘌呤化酶抑制剂（如别嘌醇、非布司他）是一线；促尿酸排泄药（如丙磺舒）是二线；聚乙二醇化尿酸酶（如培戈洛酶）是三线或者在口服降尿酸治疗失败
教育	患者宣教需接受长期降尿酸治疗的基本原则和降尿酸治疗过程中出现急性发作的风险，提供包括急性期的管理和健康生活方式建议的行动计划
筛查合并症	2 型糖尿病、心血管病、高血压病、血脂异常、慢性肾脏病、肥胖和阻塞性睡眠呼吸暂停等都需要被筛查

参 考 文 献

卞福勤，徐建华，王康，等，2019. 正常范围血清尿酸水平与膝骨关节炎症状及结构改变的相关性 . 中华疾病控制杂志，23(5): 602-606, 612.

陈光亮，徐叔云，2003. 高尿酸血症研究进展 . 中国药理学通报，19(10): 1088-1092.

程晓光，董剩勇，王亮，等，2019. 应用双能 X 线骨密度仪调查中国人群骨密度水平和骨质疏松症患病率：多中心大样本体检人群调查 . 中华健康管理学杂志，13(1): 51-58.

高尿酸血症相关疾病诊疗多学科共识专家组，2017. 中国高尿酸血症相关疾病诊疗多学科专家共识 . 中华内科杂志，56(3): 235-248.

李百举，杨乃龙，宋青青，等，2013. 尿酸下调人骨髓间充质干细胞体外诱导为成骨细胞过程中 11β-HSD1 的表达 . 中华骨质疏松和骨矿盐疾病杂志，6(1): 50-59.

刘志伟，高阳，付珊珊，等，2020. 血尿酸水平与男性骨质疏松症的关系 . 江苏医药，46(1): 69-72.

马远征，王以朋，刘强，等，2019. 中国老年骨质疏松诊疗指南 (2018). 中国老年学杂志，39(11): 2557-2575.

苗志敏，赵世华，王颜刚，等，2006. 山东沿海居民高尿酸血症及痛风的流行病学调查 . 中华内分泌代谢杂志，22(5): 421-425.

孙姗姗，田力，冯晓东，等，2019. 肌肉骨骼超声联合生物力学在痛风性关节炎无症状高尿酸血症期及急性期中的应用 . 中国中西医结合影像学杂志，17(3): 262-265.

王琪，李雷，2021. 骨质疏松症患者骨密度与血糖、血脂及血尿酸的相关性分析 . 实用中西医结合临床，

21(23): 116-117, 127.

王雪莲, 吴乃君, 程梦凡, 2020. 2 型糖尿病合并骨量异常患者血尿酸水平的变化. 华北理工大学学报 (医学版), 22(3): 186-190.

王亚琦, 王霞, 2017. 骨密度与血糖、血脂及血尿酸水平相关性分析. 中国骨质疏松杂志, 23(9): 1180-1182, 1198.

项文静, 张玮婧, 金志斌, 等, 2018. 痛风石形成的影响因素分析. 中华风湿病学杂志, 22(10): 675-679.

肖潇, 胡松, 刘佳, 等, 2018. 肌肉减少症的研究进展. 青岛大学学报 (医学版), 54(6): 734-738.

修双玲, 孙丽娜, 曹雪霞, 等, 2019. 老年男性 2 型糖尿病患者尿酸与骨质疏松的相关性. 中华骨质疏松和骨矿盐疾病杂志, 12(2): 115-119.

杨乃龙, 朱晓琳, 张冬, 2012. 不同浓度尿酸对人骨髓间充质干细胞增殖的影响. 中华临床医师杂志 (电子版), 6(17): 5145-5148.

赵腊梅, 高梅, 阎磊, 等, 2020. 类风湿关节炎肾损害的危险因素分析. 中华实用诊断与治疗杂志, 34(3): 289-292.

中华医学会, 中华医学会杂志社, 中华医学会全科医学分会, 等, 2020. 痛风及高尿酸血症基层诊疗指南 (实践版 • 2019). 中华全科医师杂志, 19(6): 486-494.

中华医学会内分泌学分会, 2020. 中国高尿酸血症与痛风诊疗指南 (2019). 中华内分泌代谢杂志, 36(1): 1-13.

Alvim RO, Siqueira JH, Zaniqueli D, et al, 2020. Influence of muscle mass on the serum uric acid levels in children and adolescents. Nutr Metab Cardiovasc Dis, 30(2): 300-305.

Ames BN, Cathcart R, Schwiers E, et al, 1981. Uric acid provides an antioxidant defense in humans against oxidant- and radical-caused aging and cancer: a hypothesis. Proc Natl Acad Sci USA, 78(11): 6858-6862.

Andrés M, Sivera F, Falzon L, et al, 2014. Dietary supplements for chronic gout. Cochrane Database Syst Rev, (10): CD010156.

Beavers KM, Beavers DP, Serra MC, et al, 2009. Low relative skeletal muscle mass indicative of sarcopenia is associated with elevations in serum uric acid levels: findings from NHANES Ⅲ. J Nutr Health Aging, 13(3): 177-182.

Becker M A, Schumacher HR, Espinoza LR, et al, 2010. The urate-lowering efficacy and safety of febuxostat in the treatment of the hyperuricemia of gout: the CONFIRMS trial. Arthritis Res Ther, 12(2): R63.

Becker MA, Schumacher HR Jr, Wortmann RL, et al, 2005. Febuxostat compared with allopurinol in patients with hyperuricemia and gout. N Engl J Med, 353(23): 2450-2461.

Bozkurt H, Arac D, Cigdem B, 2019. Effect of preoperative uric acid level and neutrophil/lymphocyte ratio on preoperative and postoperative visual analogue pain scores in patients with lumbar disc herniation: a cross-sectional study. Turk Neurosurg, 29(5): 705-709.

Cao YF, Li H, Liu WD, et al, 2019. Five years of follow-up of immediate quadriparesis caused by a large calcified mass in the ligamentum flavum: a case report.Medicine (Baltimore), 98(43): e17456.

Carr A, Doyle AJ, Dalbeth N, et al, 2016. Dual-energy CT of urate deposits in costal cartilage and intervertebral disks of patients with tophaceous gout and age-matched controls. AJR Am J Roentgenol, 206(5): 1063-1067.

Chang Y, Yang M, Zhang Y, et al, 2020. Does hyperuricemia correlate with intervertebral disc degeneration. Med Hypotheses, 140: 109673.

Chen DP, Wong CK, Tam LS, et al, 2011. Activation of human fibroblast-like synoviocytes by uric acid crystals in rheumatoid arthritis. Cell Mol Immunol, 8(6): 469-478.

Chen JW, Ni B B, Li B, et al, 2014. The responses of autophagy and apoptosis to oxidative stress in nucleus pulposus cells: implications for disc degeneration. Cell Physiol Biochem, 34(4): 1175-1189.

Chen YH, Hsieh SC, Chen WY, et al, 2011. Spontaneous resolution of acute gouty arthritis is associated with rapid induction of the anti-inflammatory factors TGF β 1, IL-10 and soluble TNF receptors and the intracellular cytokine negative regulators CIS and SOCS3. Ann Rheum Dis, 70(9): 1655-1663.

Chhana A, Callon KE, Pool B, et al, 2011. Monosodium urate monohydrate crystals inhibit osteoblast viability and function: implications for development of bone erosion in gout. Ann Rheum Dis, 70(9): 1684-1691.

Choe JY, Kim SK, 2015. Association between serum uric acid and inflammation in rheumatoid arthritis: perspective on lowering serum uric acid of leflunomide. Clin Chim Acta, 438: 29-34.

Choi HK, Curhan G, 2007. Independent impact of gout on mortality and risk for coronary heart disease. Circulation, 116(8): 894-900.

Dalbeth N, Chen P, White M, et al, 2014. Impact of bariatric surgery on serum urate targets in people with morbid obesity and diabetes: a prospective longitudinal study. Ann Rheum Dis, 73(5): 797-802.

Dalbeth N, Clark B, Gregory K, et al, 2009. Mechanisms of bone erosion in gout: a quantitative analysis using plain radiography and computed tomography. Ann Rheum Dis, 68(8): 1290-1295.

Dalbeth N, Pool B, Gamble GD, et al, 2010. Cellular characterization of the gouty tophus: a quantitative analysis.Arthritis Rheum, 62(5): 1549-1556.

Dalbeth N, Smith T, Nicolson B, et al, 2008. Enhanced osteoclastogenesis in patients with tophaceous gout: urate crystals promote osteoclast development through interactions with stromal cells.Arthritis Rheum, 58(6): 1854-1865.

Dalbeth N, Stamp L, 2014. Hyperuricaemia and gout: time for a new staging system. Ann Rheum Dis, 73(9): 1598-1600.

Dalbeth N, Topless R, Flynn T, et al, 2015. Mendelian randomization analysis to examine for a causal effect of urate on bone mineral density. J Bone Miner Res, 30(6): 985-991.

Daoussis D, Panoulas V, Toms T, et al, 2009. Uric acid is a strong independent predictor of renal dysfunction in patients with rheumatoid arthritis. Arthritis Res Ther, 11(4): R116.

Das SK, Ramakrishnan S, Mishra K, et al, 2002. A randomized controlled trial to evaluate the slow-acting symptom-modifying effects of colchicine in osteoarthritis of the knee: a preliminary report. Arthritis Rheum, 47(3): 280-284.

Davies KA, Sevanian A, Muakkassah-Kelly SF, et al, 1986. Uric acid-iron ion complexes. A new aspect of the antioxidant functions of uric acid.Biochem J, 235(3): 747-754.

de Oliveira EP, Burini RC, 2012. High plasma uric acid concentration: causes and consequences. Diabetol Metab Syndr, 4: 12.

De Vera MA, Marcotte G, Rai S, et al, 2014. Medication adherence in gout: a systematic review. Arthritis Rheum, 66(10): 1551-1559.

Dehlin M, Ekström EH, Petzold M, et al, 2017. Factors associated with initiation and persistence of urate-lowering therapy. Arthritis Res Ther, 19(1): 6.

Denoble AE, Huffman KM, Stabler TV, et al, 2011. Uric acid is a danger signal of increasing risk for osteoarthritis through inflammasome activation. Proc Natl Acad Sci USA, 108(5): 2088-2093.

Ding X, Zeng C, Wei J, et al, 2016. The associations of serum uric acid level and hyperuricemia with knee osteoarthritis. Rheumatol Int, 36(4): 567-573.

Domazetovic V, Marcucci G, Iantomasi T, et al, 2017. Oxidative stress in bone remodeling: role of antioxidants. Clin Cases Miner Bone Metab, 14(2): 209-216.

Duprez TP, Malghem J, Vande Berg BC, et al, 1996. Gout in the cervical spine: MR pattern mimicking diskovertebral infection.AJNR Am J Neuroradiol, 17(1): 151-153.

Feng CC, Yang MH, Lan MH, et al, 2017. ROS: crucial intermediators in the pathogenesis of intervertebral disc degeneration. Oxid Med Cell Longev: 5601593.

Fernández-Torres J, Martínez-Nava GA, Oliviero F, et al, 2019. Common gene variants interactions related to uric acid transport are associated with knee osteoarthritis susceptibility. Connect Tissue Res, 60(3): 219-229.

Fiehn C, Zeier M, 2006. Successful treatment of chronic tophaceous gout with infliximab (Remicade). Rheumatol Int, 26(3): 274-276.

FitzGerald JD, Dalbeth N, Mikuls T, et al, 2020.2020 American college of rheumatology guideline for the management of gout. Arthritis Rheum, 72(6): 744-760.

Floriano JP, Nahas PC, de Branco FMS, et al, 2020. Serum uric acid is positively associated with muscle mass and strength, but not with functional capacity, in kidney transplant patients. Nutrients, 12(8): 2390.

Gago R, Vilá S, Vélez-Rivera J, et al, 2018. Severe systemic inflammatory response syndrome immediately after spinal surgery in a patient with axial gout. BMJ Case Rep: bcr-2017-222474.

García-Esquinas E, Guallar-Castillón P, Carnicero JA, et al, 2016. Serum uric acid concentrations and risk of frailty in older adults. Exp Gerontol, 82: 160-165.

Ghosh B, Baidya D, Halder P, et al, 2016. Correlation of serum uric acid with disease activity and C-reactive protein in patients suffering from rheumatoid arthritis. Open J Rheumatol Autoimmune Dis, 6(3): 79-84.

Hande KR, Noone RM, Stone WJ, 1984. Severe allopurinol toxicity. description and guidelines for prevention in patients with renal insufficiency. Am J Med, 131(6): 1258-1259.

Hannawi S, AlSalmi I, Moller I, et al, 2017. Uric acid is independent cardiovascular risk factor, as manifested by increased carotid intima-media thickness in rheumatoid arthritis patients. Clin Rheumatol, 36(8): 1897-1902.

Hartman R, Patil P, Tisherman R, et al, 2018. Age-dependent changes in intervertebral disc cell mitochondria and bioenergetics. Eur Cell Mater, 36: 171-183.

Hershfield MS, Callaghan JT, Tassaneeyakul W, et al, 2013. Clinical Pharmacogenetics Implementation Consortium guidelines for human leukocyte antigen-B genotype and allopurinol dosing. Clin Pharmacol Ther, 93(2): 153-158.

Hill EM, Sky K, Sit M, et al, 2015. Does starting allopurinol prolong acute treated gout? A randomized clinical trial. J Clin Rheumatol, 21(3): 120-125.

Hou LC, Hsu AR, Veeravagu A, et al, 2007. Spinal gout in a renal transplant patient: a case report and literature review. Surg Neurol, 67(1): 65-73.

Huang C, Niu KJ, Kobayashi Y, et al, 2013. An inverted J-shaped association of serum uric acid with muscle strength among Japanese adult men: a cross-sectional study. BMC Musculoskelet Disord, 14: 258.

Ichida K, Matsuo H, Takada T, et al, 2012. Decreased extra-renal urate excretion is a common cause of hyperuricemia. Nat Commun, 3: 764.

Iki M, Yura A, Fujita Y, et al, 2020. Relationships between serum uric acid concentrations, uric acid lowering medications, and vertebral fracture in community-dwelling elderly Japanese men: Fujiwara-kyo Osteoporosis Risk in Men (FORMEN) Cohort Study. Bone, 139: 115519.

Isnuwardana R, Bijukchhe S, Thadanipon K, et al, 2020. Association between vitamin D and uric acid in adults: a systematic review and meta-analysis. Horm Metab Res, 52(10): 732-741.

Ito H, Abe M, Mifune M, et al, 2011. Hyperuricemia is independently associated with coronary heart disease and renal dysfunction in patients with type 2 diabetes mellitus. PLoS One, 6(11): e27817.

Janssens HJEM, Janssen M, van de Lisdonk EH, et al, 2010. Limited validity of the American College of Rheumatology criteria for classifying patients with gout in primary care. Ann Rheum Dis, 69(6): 1255-1256.

Jin HJ, Son ES, Kim DH, 2020. The frequency of axial deposition in Korean patients with gout at a tertiary spine center. Front Med (Lausanne), 7: 339.

Jiri MT, Zhang L, Lan B, et al, 2016. Genetic variation in the ABCG2 gene is associated with gout risk in the Chinese Han population. Clin Rheumatol, 35(1): 159-163.

Jordan KM, Cameron JS, Snaith M, et al, 2007. British society for rheumatology and british health professionals in rheumatology guideline for the management of gout. Rheumatology (Oxford), 46(8): 1372-1374.

Jutkowitz E, Choi HK, Pizzi LT, et al, 2014. Cost-effectiveness of allopurinol and febuxostat for the management of gout. Ann Intern Med, 161(9): 617-626.

Karam I, Ahmad A, Baker DL, 2021. A man with intractable back pain, spondylodiscitis: a case report of uncommon site of spinal gout. Cureus, 13(7): e16480.

Karimi F, Dabbaghmanesh MH, Omrani GR, 2019. Association between serum uric acid and bone health in adolescents. Osteoporos Int, 30(10): 2057-2064.

Khanna D, Fitzgerald JD, Khanna PP, et al, 2012.2012 American College of Rheumatology guidelines for management of gout. Part 1: systematic nonpharmacologic and pharmacologic therapeutic approaches to hyperuricemia. Arthritis Rheum, 64(10): 1431-1446.

Kim SK, Kwak SG, Choe JY, 2018. Serum uric acid level is not associated with osteoarthritis in Korean population: data from the Seventh Korea National Health and Nutrition Examination Survey 2016. Rheumatol Int, 38(11): 2077-2085.

Konatalapalli RM, Lumezanu E, Jelinek JS, et al, 2012. Correlates of axial gout: a cross-sectional study. J Rheumatol, 39(7): 1445-1449.

Krasnokutsky S, Oshinsky C, Attur M, et al, 2017. Serum urate levels predict joint space narrowing in non-gout patients with medial knee osteoarthritis. Arthritis Rheumatol, 69(6): 1213-1220.

Kuo CF, Grainge MJ, Zhang WY, et al, 2015. Global epidemiology of gout: prevalence, incidence and risk factors. Nat Rev Rheumatol, 11(11): 649-662.

Landis RC, Yagnik DR, Florey O, et al, 2002. Safe disposal of inflammatory monosodium urate monohydrate crystals by differentiated macrophages.Arthritis Rheum, 46(11): 3026-3033.

Latourte A, Bardin T, Richette P, 2014. Prophylaxis for acute gout flares after initiation of urate-lowering therapy.Rheumatology (Oxford)，53(11): 1920-1926.

Lawrence Edwards N, Singh JA, Troum O, et al, 2019. Characterization of patients with chronic refractory gout who do and do not have clinically apparent tophi and their response to pegloticase.Rheumatology (Oxford): kez017.

Lee JJ, Bykerk VP, Dresser GK, et al, 2016. Reduction in serum uric acid may be related to methotrexate efficacy in early rheumatoid arthritis: data from the Canadian early arthritis cohort (CATCH). Clin Med Insights Arthritis Musculoskelet Disord, 9: 37-43.

Leung YY, Haaland B, Huebner JL, et al, 2018. Colchicine lack of effectiveness in symptom and inflammation modification in knee osteoarthritis (COLKOA): a randomized controlled trial. Osteoarthritis Cartilage, 26(5): 631-640.

Lin KM, Lu CL, Hung KC, et al, 2019. The paradoxical role of uric acid in osteoporosis. Nutrients, 11(9): 2111.

Lin XF, Zhao CC, Qin A, et al, 2015. Association between serum uric acid and bone health in general population: a large and multicentre study. Oncotarget, 6(34): 35395-35403.

Liu-Bryan R, Scott P, Sydlaske A, et al, 2005. Innate immunity conferred by toll-like receptors 2 and 4 and myeloid differentiation factor 88 expression is pivotal to monosodium urate monohydrate crystal-induced inflammation. Arthritis Rheum, 52(9): 2936-2946.

Loeb JN, 1972. The influence of temperature on the solubility of monosodium urate.Arthritis Rheum, 15(2): 189-192.

Lu N, Dubreuil M, Zhang YQ, et al, 2016. Gout and the risk of Alzheimer's disease: a population-based, BMI-matched cohort study. Ann Rheum Dis, 75(3): 547-551.

Macchi C, Molino-Lova R, Polcaro P, et al, 2008. Higher circulating levels of uric acid are prospectively associated with better muscle function in older persons. Mech Ageing Dev, 129(9): 522-527.

Mandal AK, Mount DB, 2015. The molecular physiology of uric acid homeostasis. Annu Rev Physiol, 77: 323-345.

Mandell BF, Yeo AE, Lipsky PE, 2018. Tophus resolution in patients with chronic refractory gout who have persistent urate-lowering responses to pegloticase. Arthritis Res Ther, 20(1): 286.

Martin WJ, Shaw O, Liu X, et al, 2011. Monosodium urate monohydrate crystal-recruited noninflammatory monocytes differentiate into M1-like proinflammatory macrophages in a peritoneal murine model of gout. Arthritis Rheum, 63(5): 1322-1332.

Martin WJ, Walton M, Harper J, 2009. Resident macrophages initiating and driving inflammation in a monosodium urate monohydrate crystal-induced murine peritoneal model of acute gout.Arthritis Rheum, 60(1): 281-289.

Martinon F, Pétrilli V, Mayor A, et al, 2006. Gout-associated uric acid crystals activate the NALP3 inflammasome. Nature, 440(7081): 237-241.

Matsuo H, Nakayama A, Sakiyama M, et al, 2014. ABCG2 dysfunction causes hyperuricemia due to both renal urate underexcretion and renal urate overload. Sci Rep, 4: 3755.

Mavrogonatou E, Kletsas D, 2012. Differential response of nucleus pulposus intervertebral disc cells to high salt, sorbitol, and urea. J Cell Physiol, 227(3): 1179-1187.

McCarty DJ, Hollander JL, 1961. Identification of urate crystals in gouty synovial fluid. Ann Intern Med, 54: 452-460.

Mehta T, Bůžková P, Sarnak MJ, et al, 2015. Serum urate levels and the risk of hip fractures: data from the Cardiovascular Health Study. Metabolism, 64(3): 438-446.

Merriman TR, Dalbeth N, 2011. The genetic basis of hyperuricaemia and gout. Joint Bone Spine, 78(1): 35-40.

Miner JN, Tan PK, Hyndman D, et al, 2016. Lesinurad, a novel, oral compound for gout, acts to decrease serum uric acid through inhibition of urate transporters in the kidney. Arthritis Res Ther, 18(1): 214.

Mohammed Ali DM, Al-Fadhel SZ, Al-Ghuraibawi NHA, et al, 2020. Serum chemerin and visfatin levels and their ratio as possible diagnostic parameters of rheumatoid arthritis. Reumatologia, 58(2): 67-75.

Moi JHY, Sriranganathan MK, Falzon L, et al, 2014. Lifestyle interventions for the treatment of gout: a summary of 2 Cochrane systematic reviews. J Rheumatol Suppl, 92: 26-32.

Muka T, de Jonge EAL, Kiefte-de Jong JC, et al, 2016. The influence of serum uric acid on bone mineral density, hip geometry, and fracture risk: the Rotterdam study. J Clin Endocrinol Metab, 101(3): 1113-1122.

Nahas PC, Rossato LT, de Branco FMS, et al, 2021. Serum uric acid is positively associated with muscle strength in older men and women: findings from NHANES 1999-2002. Clin Nutr, 40(6): 4386-4393.

Naqvi SM, Buckley CT, 2016. Bone marrow stem cells in response to intervertebral disc-like matrix acidity and oxygen concentration: implications for cell-based regenerative therapy. Spine (Phila Pa 1976), 41(9): 743-750.

Neogi T, Jansen TLTA, Dalbeth N, et al, 2015.2015 Gout classification criteria: an American College of Rheumatology/European League Against Rheumatism collaborative initiative. Ann Rheum Dis, 74(10): 1789-1798.

Nguyen C, Ea HK, Palazzo E, et al, 2010. Tophaceous gout: an unusual cause of multiple fractures. Scand J Rheumatol, 39(1): 93-96.

Nuki G, 2008. Colchicine: its mechanism of action and efficacy in crystal-induced inflammation. Curr Rheumatol Rep, 10(3): 218-227.

Pakpoor J, Seminog OO, Ramagopalan SV, et al, 2015. Clinical associations between gout and multiple sclerosis, Parkinson's disease and motor neuron disease: record-linkage studies. BMC Neurol, 15: 16.

Pan KY, Yao XC, Liu MB, et al, 2020. Association of serum uric acid status with bone mineral density in adolescents aged 12-19 years. Front Med (Lausanne), 7: 255.

Park KY, Kim HJ, Ahn HS, et al, 2017. Association between acute gouty arthritis and meteorological factors: an ecological study using a systematic review and meta-analysis. Semin Arthritis Rheum, 47(3): 369-375.

Perez-Ruiz F, 2009. Treating to target: a strategy to cure gout. Rheumatology (Oxford), 48(Suppl 2): ii9-ii14.

Perez-Ruiz F, Calabozo M, Pijoan JI, et al, 2002. Effect of urate-lowering therapy on the velocity of size reduction of tophi in chronic gout. Arthritis Rheum, 47(4): 356-360.

Piret SE, Danoy P, Dahan K, et al, 2011. Genome-wide study of familial juvenile hyperuricaemic (gouty) nephropathy (FJHN) indicates a new locus, FJHN$_3$, linked to chromosome 2p22.1-p21. Hum Genet, 129(1): 51-58.

Powers SK, Kavazis AN, DeRuisseau KC, 2005. Mechanisms of disuse muscle atrophy: role of oxidative stress. Am J Physiol Regul Integr Comp Physiol, 288(2): R337-R344.

Qaseem A, Hicks LA, Etxeandia-Ikobaltzeta I, et al, 2023. Pharmacologic treatment of primary osteoporosis or low bone mass to prevent fractures in adults: a living clinical guideline from the American college of physicians. Ann Intern Med, 176(2): 224-238.

Ramasamy SN, Korb-Wells CS, Kannangara DRW, et al, 2013. Allopurinol hypersensitivity: a systematic review of all published cases, 1950-2012. Drug Saf, 36(10): 953-980.

Reber LL, Marichal T, Sokolove J, et al, 2014. Contribution of mast cell-derived interleukin-1 β to uric acid crystal-induced acute arthritis in mice. Arthritis Rheumatol, 66(10): 2881-2891.

Roddy E, 2011. Revisiting the pathogenesis of podagra: why does gout target the foot. J Foot Ankle Res, 4(1): 13.

Saketkoo LA, Robertson HJ, Dyer H R, et al, 2009. Axial gouty arthropathy. Am J Med Sci, 338(2): 140-146.

Sánchez-Lozada LG, Nakagawa T, Kang DH, et al, 2006. Hormonal and cytokine effects of uric acid. Curr Opin Nephrol Hypertens, 15(1): 30-33.

Scanu A, Oliviero F, Ramonda R, et al, 2012. Cytokine levels in human synovial fluid during the different stages of acute gout: role of transforming growth factor β 1 in the resolution phase. Ann Rheum Dis, 71(4): 621-624.

Schauer C, Janko C, Munoz LE, et al, 2014. Aggregated neutrophil extracellular traps limit inflammation by degrading cytokines and chemokines. Nat Med, 20(5): 511-517.

Schlesinger N, Detry MA, Holland BK, et al, 2002. Local ice therapy during bouts of acute gouty arthritis. J Rheumatol, 29(2): 331-334.

Schumacher HR Jr, Becker MA, Wortmann RL, et al, 2008. Effects of febuxostat versus allopurinol and placebo in reducing serum urate in subjects with hyperuricemia and gout: a 28-week, phase III, randomized, double-blind, parallel-group trial. Arthritis Rheum, 59(11): 1540-1548.

Shakeri F, Azadi HG, Parizadeh SMR, et al, 2018. The relation between biochemical parameters and rheumatoid arthritis disease. Journal of Advances in Biology & Biotechnology, 19(3): 1-5.

Singh JA, 2014. Challenges faced by patients in gout treatment: a qualitative study. J Clin Rheumatol, 20(3): 172-174.

Singh JA, Reddy SG, Kundukulam J, 2011. Risk factors for gout and prevention: a systematic review of the literature. Curr Opin Rheumatol, 23(2): 192-202.

Smith EUR, Díaz-Torné C, Perez-Ruiz F, et al, 2010. Epidemiology of gout: an update. Best Pract Res Clin Rheumatol, 24(6): 811-827.

Soskind R, Abazia DT, Bridgeman MB, 2017. Updates on the treatment of gout, including a review of updated treatment guidelines and use of small molecule therapies for difficult-to-treat gout and gout flares. Expert Opin Pharmacother, 18(11): 1115-1125.

Srivastava SR, Srivastava RN, Sharma AC, et al, 2018. Serum uric acid levels influence osteoarthritis knee in non-gout population: does reference range need a revisit. Osteoarthritis Cartilage, 26: S224-S225.

Stamp LK, Taylor WJ, Jones PB, et al, 2012. Starting dose is a risk factor for allopurinol hypersensitivity syndrome: a proposed safe starting dose of allopurinol. Arthritis Rheum, 64(8): 2529-2536.

Sundy JS, Ganson NJ, Kelly SJ, et al, 2007. Pharmacokinetics and pharmacodynamics of intravenous PEGylated recombinant mammalian urate oxidase in patients with refractory gout.Arthritis Rheum, 56(3): 1021-1028.

Tanaka KI, Kanazawa I, Notsu M, et al, 2021. Higher serum uric acid is a risk factor of reduced muscle mass in men with type 2 diabetes mellitus. Exp Clin Endocrinol Diabetes, 129(1): 50-55.

Taylor TH, Mecchella JN, Larson RJ, et al, 2012. Initiation of allopurinol at first medical contact for acute attacks of gout: a randomized clinical trial. Am J Med, 125(11): 1126-1134.e7.

Terkeltaub RA, Furst DE, Bennett K, et al, 2010. High versus low dosing of oral colchicine for early acute gout flare: twenty-four-hour outcome of the first multicenter, randomized, double-blind, placebo-controlled, parallel-group, dose-comparison colchicine study.Arthritis Rheum, 62(4): 1060-1068.

Tsai CH, Chen YJ, Hsu HC, et al, 2009. Bacteremia coexisting with tophaceous gout of the spine mimicking spondylodiscitis: a case report. Spine, 34(2): E106-E109.

Urano W, Yamanaka H, Tsutani H, et al, 2002. The inflammatory process in the mechanism of decreased serum uric acid concentrations during acute gouty arthritis. J Rheumatol, 29(9): 1950-1953.

Veronese N, Bolzetta F, De Rui M, et al, 2015. Serum uric acid and incident osteoporotic fractures in old people: the PRO.V.A study. Bone, 79: 183-189.

Veronese N, Carraro S, Bano G, et al, 2016. Hyperuricemia protects against low bone mineral density, osteoporosis and fractures: a systematic review and meta-analysis. Eur J Clin Invest, 46(11): 920-930.

Vicente JS, Gómez AL, Moreno RL, et al, 2018. Lumbar gout tophus mimicking epidural abscess with magnetic resonance imaging, bone, and Gallium scans. Indian J Nucl Med, 33(2): 158-160.

Wallace SL, Robinson H, Masi AT, et al, 1977. Preliminary criteria for the classification of the acute arthritis of primary gout.Arthritis Rheum, 20(3): 895-900.

Wan SA, Teh CL, Jobli AT, et al, 2019. A rare cause of back pain and radiculopathy-spinal tophi: a case report. J Med Case Rep, 13(1): 8.

Wang LH, Yu W, Yin XJ, et al, 2021. Prevalence of osteoporosis and fracture in China: the China osteoporosis prevalence study. JAMA Network Open, 4(8): e2121106.

Waring WS, Convery A, Mishra V, et al, 2003. Uric acid reduces exercise-induced oxidative stress in healthy adults.Clin Sci (Lond), 105(4): 425-430.

Wernick R, 1992. Tophi as the initial manifestation of gout. Report of six cases and review of the literature. Arch Intern Med, 152(4): 873-876.

Wu YL, Zhang DF, Pang ZC, et al, 2013. Association of serum uric acid level with muscle strength and cognitive function among Chinese aged 50-74 years. Geriatr Gerontol Int, 13(3): 672-677.

Xiao J, Chen WJ, Feng XH, et al, 2017. Serum uric acid is associated with lumbar spine bone mineral density in healthy Chinese males older than 50 years. Clin Interv Aging, 12: 445-452.

Xiao L, Lin SD, Zhan F, 2019. The association between serum uric acid level and changes of MRI findings in knee osteoarthritis: a retrospective study (a STROBE-compliant article). Medicine (Baltimore), 98(21): e15819.

Xiong A, Yao Q, He J, et al, 2016. No causal effect of serum urate on bone-related outcomes among a population of postmenopausal women and elderly men of Chinese Han ethnicity: a Mendelian randomization study. Osteoporos Int, 27(3): 1031-1039.

Yan DD, Wang J, Hou XH, et al, 2018. Association of serum uric acid levels with osteoporosis and bone turnover markers in a Chinese population. Acta Pharmacol Sin, 39(4): 626-632.

Yang LJ, Rong ZJ, Zeng MJ, et al, 2015. Pyrroloquinoline quinone protects nucleus pulposus cells from hydrogen peroxide-induced apoptosis by inhibiting the mitochondria-mediated pathway. Eur Spine J, 24(8): 1702-1710.

Yang M, Wang NG, Zhang WT, et al, 2021. The dual effect of abnormal serum uric acid on intervertebral disc degeneration. Oxid Med Cell Longev: 2362799.

Yao MY, Zhang J, Li ZH, et al, 2020. Marein protects human nucleus pulposus cells against high glucose-induced injury and extracellular matrix degradation at least partly by inhibition of ROS/NF-κB pathway. Int Immunopharmacol, 80: 106126.

Yin P, Lv H, Li Y, et al, 2017. The association between serum uric acid level and the risk of fractures: a systematic review and meta-analysis. Osteoporos Int, 28(8): 2299-2307.

Zainel AH, Wahab SA, Abdel Aziz Mohammed Y, 2019. Association of hyperuricemia with knee osteoarthritis and generalized osteoarthritis in Iraqi patients. Indian J Public Health, 10(11): 4784.

Zamudio-Cuevas Y, Hernández-Díaz C, Pineda C, et al, 2015. Molecular basis of oxidative stress in gouty arthropathy. Clin Rheumatol, 34(10): 1667-1672.

Zhang T, Yang F, Li J, et al, 2019. Gout of the axial joint-a patient level systemic review. Semin Arthritis Rheum, 48(4): 649-657.

Zhang W, Doherty M, Bardin T, et al, 2006. EULAR evidence based recommendations for gout. Part II: management. Report of a task force of the EULAR Standing Committee for International Clinical Studies Including Therapeutics (ESCISIT). Ann Rheum Dis, 65(10): 1312-1324.

Zhang W, Doherty M, Pascual E, et al, 2006. EULAR evidence based recommendations for gout. Part I: Diagnosis. Report of a task force of the Standing Committee for International Clinical Studies Including Therapeutics (ESCISIT). Ann Rheum Dis, 65(10): 1301-1311.

Zhou SY, Xiao YD, Liu X, et al, 2019. Gout involved the cervical disc and adjacent vertebral endplates misdiagnosed infectious spondylodiscitis on imaging: case report and literature review. BMC Musculoskelet Disord, 20: 425.

Zhu YY, Pandya BJ, Choi HK, 2011. Prevalence of gout and hyperuricemia in the US general population: the National Health and Nutrition Examination Survey 2007-2008.Arthritis Rheum, 63(10): 3136-3141.

Zhu YY, Zhang YQ, Choi HK, 2010. The serum urate-lowering impact of weight loss among men with a high cardiovascular risk profile: the Multiple Risk Factor Intervention Trial.Rheumatology (Oxford)，49(12): 2391-2399.

Zou YL, Li Y, Liu JC, et al, 2019. Gouty spondylodiscitis with lumbar vertebral body retrolisthesis: a case report.Medicine (Baltimore)，98(7): e14415.

第 12 章

尿酸与内分泌及代谢性疾病

肥胖、糖尿病和高尿酸血症等代谢性疾病发病率快速上升，已成为新的慢性病和公共卫生问题，预防和治疗肥胖及糖尿病、高尿酸血症等代谢性疾病，也是目前临床医学及基础研究关注的重要内容。本章将详述尿酸与代谢综合征、糖尿病、肥胖和甲状腺疾病的研究进展。

第一节 尿酸与代谢综合征

代谢综合征（metabolic syndrome，MS）是一组心脑血管疾病相关危险因子在同一个体的聚集现象，这些危险因子主要包括肥胖（特别指向心性肥胖）、高血压（或血压偏高但未达高血压诊断标准）、血脂异常、糖尿病或空腹血糖升高 / 葡萄糖耐受不良等。目前有研究把高尿酸血症和凝血因子的不正常等也归类到代谢综合征。更准确地说，MS 并不是一种疾病，它是一组能使患者易患冠心病、脑卒中、肾功能不全及周围血管疾病的总称，具有这些危险因素的患者死亡率也比普通人急剧增高。较多的研究提示代谢综合征患者血尿酸水平通常升高，并随着代谢综合征组分的数量增加，血尿酸水平也进一步升高。

一、代谢综合征的概念演变及流行病学

早在 1920 年瑞典医师 Kylin 报告代谢疾病风险因子聚集，提出其是一群发生在同一个体的与心脑血管疾病和 2 型糖尿病风险增加相关联并可调整的风险因素。代谢综合征之父 Reaven 提出 "Syndrome X" 的概念，用于描述这种由胰岛素抵抗、动脉血压升高、血甘油三酯增高和高密度脂蛋白胆固醇水平降低及葡萄糖耐受不良的多个组分集合，他指出胰岛素抵抗是 Syndrome X 的病理生理特征，所有其他组分的异常可能是继发于胰岛素抵抗。1998 年 WHO 首次引入 "代谢综合征" 这个概念，并给出其诊断标准是 2 型糖尿病、葡萄糖耐量减退、空腹血糖受损或胰岛素抵抗再加上两个其他的危险因素。欧洲学者在 1999 年提出 "胰岛素抵抗综合征" 的概念，增加了空腹高胰岛素血症，并建议使用腰围增加来反映 1998 年 WHO 标准中的向心性肥胖。2001 年美国国家胆固醇教育项目的成人治疗专家小组Ⅲ [national cholesterol education program in adults（adult treatmene panel Ⅲ），NCEP ATP Ⅲ]提出一个更加简单的定义，符合腰围增加、高血压、高甘油三酯、低高密度脂蛋白胆固醇和高空腹葡萄糖浓度这5个危险因子的任何3个即可诊断。2005年国际糖尿病联合会（International Diabetes Federation，IDF）根据不同种族划分了正常腰围标准，亚洲正常男性腰围＜90cm，女性＜80cm）；欧洲（正常男性腰围＜94cm，女性＜80cm和美国正常男性腰围＜102cm，女性＜88cm。2009年IDF、美国心肺血研究所（National Heart，Lung，and Blood Institute）、美国心脏学会（American College of Cardiology，ACC）依照族裔不同调整腰围标准，具备以下三项或更多项来诊断代谢综合征：①向心性肥胖：根据不同的种族和国家，采用不同的标准；② TG ≥ 1.70mmol/L（或已经治疗）；③ HDL-C，男性＜1.0mmol/L，女性＜1.3mmol/L，或已接受相应治疗；④血压：收缩压 ≥ 130mmHg，或舒张压 ≥ 85mmHg，或此前已接受相应治疗或此前已诊断高血压；⑤空腹血糖 ≥ 5.6mmol/L，或已接受相应治疗或此前已诊断2型糖尿病。

我国MS的患病率呈逐年上升趋势。按NCEP ATP Ⅲ诊断标准，根据2021年中国心血管病健康与疾病报告显示成人MS标准化患病率为24.2%，且患病率随着年龄升高逐渐上升，80岁以上的老年人群MS患病率达到33.9%。第三次美国国家健康和营养调查研究NHANES Ⅲ报告在20岁以上的人群中MS患病率为34%。MS已严重危害人类的身心健康，是世界公共卫生问题，对其危险因素预防是MS防控的重要手段。

二、高尿酸血症与代谢综合征的关系及相关研究

代谢综合征发病率与血尿酸水平的升高呈正相关。Ozsahin等研究发现，在没有代谢综合征组分的人群中平均血尿酸浓度为273μmol/L，而包含3个代谢综合征组分的人群中，平均血尿酸浓度为351μmol/L。Choi研究分析NHANES Ⅲ的数据显示，血尿酸水平低于357μmol/L者占代谢综合征患者的18.9%，而血尿酸水平等于或高于595μmol/L者占代谢综合征患者的70.7%。痛风患者代谢综合征的发病率为62.8%，是没有痛风患者发病率的2倍。Puig等在代谢综合征患者的研究中发现，在调整如年龄、性别、肌酐清除率、酒精和利尿剂的使用等几项混杂因素后，平均血尿酸水平与对照组比较高30～59.5μmol/L。Onat等研究观察到在调整了代谢综合征的其他危险因素后，血尿酸水平每增加一个标准差的值，代谢综合征患病率增加35%。在所有的代谢综合征组分中，腰围与血尿酸水平相关性最强（r=0.445，P < 0.01）。Norvik的研究显示高尿酸血症与多个代谢综合征组分相关，其中又以血甘油三酯水平增高的相关性最强。朱文华研究显示血尿酸水平每增高60μmol/L，血甘油三酯水平升高0.6mmol/L、血总胆固醇水平升高0.05mmol/L。高尿酸血症可诱发胰岛素抵抗和高胰岛素血症，抑制脂蛋白酶活性，增加游离脂肪酸浓度，可促进低密度脂蛋白胆固醇的氧化和脂质过氧化，升高血脂水平，而高血脂水平在动脉粥样硬化进展过程中起重要作用。

三、高尿酸血症和代谢综合征相互影响的机制

高尿酸血症参与代谢综合征的机制尚不十分清楚。在果糖诱导代谢综合征动物模

型中，高尿酸血症是可能的致病原因，若降低果糖诱导的代谢综合征动物的血尿酸水平，代谢综合征即可得到改善，包括血压和血甘油三酯水平下降、高胰岛素血症改善及体重的减轻。在过去几十年间，富含果糖和嘌呤食物摄取的增加与全球代谢综合征的流行密切相关，亦说明升高的血尿酸水平可能参与代谢综合征发生。

代谢综合征引起尿酸合成增加和（或）尿酸排泄降低均可引起高尿酸血症，尿酸产生增加是代谢综合征患者出现高尿酸血症的主要原因。果糖磷酸化后在肝脏分解，可使尿酸合成增加，摄取果糖增加可解释代谢综合征的尿酸生产过剩。代谢综合征患者中，近端肾小管重吸收增加介导的肾尿酸排泄受阻、尿酸排泄减少，以及存在肥胖和高血压时，钠的重吸收增加致使尿酸排泄减少，也是导致代谢综合征患者伴随高尿酸血症的另一重要机制。

四、代谢综合征伴随高尿酸血症治疗

代谢综合征发病率随体内尿酸水平升高而增高，因此代谢综合征患者也往往伴随高尿酸血症。尿酸与代谢综合征各个组分之间的治疗原则、注意事项详见各有关章节。

总之，较多的流行病学研究证据及动物实验表明高尿酸血症与代谢综合征及其组分相关联，也有研究认为高尿酸血症应是代谢综合征的另一个组分。尽管高尿酸血症的患病率较高，但往往由于无明显的临床症状而被人们忽视。鉴于高尿酸血症参与多器官多系统疾病的发生、发展，把高血尿酸作为代谢综合征和心脑血管疾病筛查项目进行早期干预，对控制代谢综合征具有重要意义。未来需要开展更多关于尿酸如何导致代谢综合征的细胞机制研究，也需进一步进行降尿酸治疗是否可预防、改善代谢综合征方面的基础和临床研究。

第二节　尿酸与 2 型糖尿病

2 型糖尿病是以高血糖为特征的代谢性疾病，发病率高，糖尿病慢性并发症是增加家庭及社会经济负担、影响患者生活质量、危害公众健康的重要原因。高尿酸血症患病率在现今社会逐步增高，称为继"高血压、高血糖、高血脂"三高之后的"四高"。全国甲状腺、碘营养状态和糖尿病的流行病学调查显示，我国 18 岁及以上人群糖尿病患病率为 11.2%。2 型糖尿病伴高尿酸血症的患病率也呈上升趋势，各研究报告患病率有所不同，有的可高达 33.8%。埃塞俄比亚的 Arersa 等研究提示高尿酸血症发病率在 2 型糖尿病患者中高达 22%，肥胖、糖尿病病程、冠状动脉粥样硬化性心脏病家族史、酒精摄入是糖尿病合并高尿酸血症的高危因素。

一、高尿酸血症和 2 型糖尿病的关系及研究现状

时至今日，高尿酸血症和 2 型糖尿病无论是在发达国家还是在发展中国家的患病率都呈显著上升趋势，也有很多对两者之间的相关性研究和发病机制的研究正在进行当中。就目前而言，许多研究集中在实验模型的建立上。史浩楠等用脂肪乳、氧嗪酸钾、

腺嘌呤等模拟小鼠饮食后血糖、尿酸、肌酐、尿素氮的变化情况，提示使用大量脂肪乳、氧嗪酸钾组小鼠与使用大量腺嘌呤、乙胺丁醇组小鼠能获得较可靠的高尿酸血症合并 2 型糖尿病动物模型。我国其他研究学者也在使用类似模型的基础上模拟出高尿酸血症老鼠的血糖水平较对照组有显著提升。

2013 年，Jourdan 等在 *Nature* 发表了一篇 NLRP3 炎症小体与 2 型糖尿病关系的文章，提出 NLRP3 可能是导致胰岛细胞功能减退的机制之一。不久后韩国 Kim 提出，高尿酸血症导致糖尿病肾病的机制可能是血尿酸激活了巨噬细胞中 NLRP3 炎症小体并促进了近端肾小管细胞趋化因子的分泌，这些系统和局部效应最终导致分泌 IL-1β 的巨噬细胞聚集，产生糖尿病肾病。Kim 研究显示，女性高尿酸血症与动脉粥样硬化、糖尿病血管病和心血管疾病死亡率存在相关性，这种相关性高于男性；而在男性中，血尿酸水平升高与空腹血糖受损有相关性，但这种相关性在女性中没有统计学意义，这提示女性 2 型糖尿病患者血尿酸水平升高可能预示糖尿病相关血管病变、心血管事件的不良后果，而男性高尿酸有更高的空腹血糖受损风险。另外，2 型糖尿病合并高尿酸血症患者各项心血管疾病危险因素发生率均高于单纯 2 型糖尿病组，提示高尿酸血症和 2 型糖尿病患者的传统心血管疾病危险因素有密切关系，其中，血脂代谢异常、肥胖等影响了 2 型糖尿病患者的高尿酸血症发生。女性合并高尿酸的 2 型糖尿病患者的胰岛 B 细胞分泌功能高于单纯 2 型糖尿病患者；何银辉等研究提示男性 2 型糖尿病血尿酸水平与馒头餐负荷的胰岛 B 细胞功能及胰岛素抵抗呈正相关，高尿酸血症患者伴随的较高的胰岛 B 细胞功能可能是一种代偿性反应，胰岛 B 细胞分泌功能也可能因胰岛素抵抗而代偿性增高。

一项荟萃分析指出，血尿酸每升高 59.5μmol/L，2 型糖尿病发病率可增加 6%，提示血尿酸水平升高是中、老年人发生 2 型糖尿病的独立危险因素，并且血尿酸水平和空腹血糖受损、2 型糖尿病发病率呈非线性正相关。在一项随访长达 3 年半的研究中，糖尿病患者相对于血糖正常人群有更高的高尿酸血症发病率（男性 32%，女性 15%）；在除外性别、体重指数、基础疾病、用药等影响后，糖尿病合并高尿酸血症患者相较于尿酸正常的糖尿病患者，有更高的糖尿病微血管及大血管病变、心血管病、糖尿病肾病、糖尿病视网膜病变的风险。有研究认为 2 型糖尿病患者血尿酸升高与尿蛋白排泄相关，高尿酸血症可能参与糖尿病肾脏损害的发生。张莉研究显示高尿酸与早期糖尿病肾病患者的 eGFR 异常相关，高尿酸血症是其危险因素之一，该研究还指出，在一定范围内血清尿酸急性升高对机体有抗氧化保护作用，慢性升高尤其在高于正常时则表现为促氧化作用，而对于大多数无症状高尿酸血症合并糖尿病的患者来说，慢性升高占据主要的部分，因此，尿酸在糖尿病中，与在认知功能的表现中的那种"左右摇摆"的氧化、抗氧化作用不同，表现以氧化应激、加重糖尿病肾病进展为主。

二、高尿酸血症与 2 型糖尿病相互影响的作用机制

高尿酸血症和糖尿病相互并存、相互发展，两者之间的相关性和发病机制的相关研究也在进行中。临床上 2 型糖尿病患者中高尿酸血症高发，可能的解释为：①多数

2 型糖尿病患者存在高胰岛素血症，胰岛素能促进肾脏对尿酸的重吸收，导致尿酸排泄减少；②糖尿病患者往往合并动脉粥样硬化，导致肾小球缺氧，乳酸生成增多，竞争尿酸排泄，导致血尿酸水平上升；③ 2 型糖尿病及其急慢性并发症使体内氧化应激水平增加，尿酸作为人体内主要的内生性水溶性抗氧化剂之一，为保护机体免受氧化自由基的损害，血尿酸水平反应性升高。

糖尿病性大血管并发症的主要病理改变是血管动脉粥样硬化，高尿酸血症加快糖尿病患者动脉粥样硬化的风险。高尿酸血症引起或者加重糖尿病微血管病变可能的机制为：①高尿酸时尿酸盐结晶析出，沉积于血管壁，直接损伤血管内膜，并趋化中性粒细胞引起炎性反应，造成内皮损伤，加速动脉粥样硬化进程；②尿酸增加血小板黏度，尿酸盐可直接破坏血小板，同时在自由基的形成和氧化应激方面也起作用；③高尿酸时，体内尿酸盐结晶易析出，结晶沉积于胰岛细胞，导致患者的胰岛 B 细胞功能亢进或受损，引起糖代谢紊乱，促进糖尿病进程。

三、高尿酸血症合并 2 型糖尿病患者的治疗

高尿酸血症合并 2 型糖尿病的治疗原则是综合治疗，如积极减重，血糖、血压、血尿酸、血脂等各项指标达标，预防相关并发症。无论是高尿酸血症还是糖尿病的治疗均需在积极的生活方式干预基础上合理选择临床用药。生活方式的改变同时也有利于对伴发疾病，如高血压、肥胖及血脂异常的管理，伴有 2 型糖尿病的高尿酸患者降尿酸的治疗与单纯性高尿酸患者无差异，但合并高尿酸的糖尿病患者降低血糖的药物不同程度地影响血尿酸水平。

（一）胰岛素

胰岛素可促进嘌呤合成尿酸增加，升高血尿酸水平。高胰岛素血症与胰岛素抵抗可增加高尿酸血症的发生。研究表明，糖尿病患者起始胰岛素降糖治疗可显著增加血尿酸水平，同时增加痛风发作风险。高尿酸血症伴发糖尿病患者需长期使用胰岛素降血糖时应启用降尿酸药物，以减少痛风发作。

（二）二甲双胍

二甲双胍抑制肝脏的糖异生，提高外周组织肌肉和脂肪对葡萄糖的摄取与利用，提高胰岛 B 细胞对血糖的应答，增加胰岛素敏感性，升高胰高血糖素样肽 -1（glucagon-like peptide-1，GLP-1）水平，保护胰岛 B 细胞，同时降体重、降尿酸及调节血脂等作用。二甲双胍的主要不良反应是体内乳酸积聚，乳酸堆积可抑制肾小管尿酸排泌，导致血尿酸水平升高。因为二甲双胍直接以原形经肾脏排泄，有肾功能损害时易出现二甲双胍与乳酸在体内蓄积，可能会增加乳酸酸中毒风险，建议肾功能受损 [eGFR < 45ml/（min·1.73m^2）] 和低氧血症患者应避免使用。

（三）二肽基肽酶 - Ⅳ抑制剂

通过抑制二肽基肽酶 - Ⅳ（dipeptidyl peptidase- Ⅳ，DPP-4）而减少 GLP-1 的失活，增加内源性 GLP-1 水平，以葡萄糖浓度依赖的方式刺激胰岛素分泌，抑制胰高血糖素分泌，起到双重激素调控作用，也对胰岛 B 细胞的缺陷具有修复功能。该类药物具有

减少血糖波动、保护血管内皮细胞、降低血压、改善血脂、减轻炎症反应和抗氧化应激等多方面作用。研究提示 DPP-4 抑制剂降低血压的机制可能为抑制肾脏近端小管微绒毛上 Na/H 交换离子亚型 3 的活性及表达，增加尿钠排出，而尿钠重吸收受抑同时伴随尿酸的重吸收受抑，尿酸排泄增加，降低血尿酸水平，适用于糖尿病合并高尿酸血症患者。

（四）噻唑烷二酮类药物

噻唑烷二酮类（thiazolidinediones，TZD）药物通过激活肌肉和脂肪细胞内过氧化物酶体增殖激活受体，改善胰岛素敏感性，增加外周组织葡萄糖摄取和利用。TZD 药物除降糖以外，还具有调脂、降压、降尿酸等多种作用，适用于糖尿病合并高尿酸血症、代谢综合征患者。

（五）钠 - 葡萄糖协同转运蛋白 2 抑制剂

钠 - 葡萄糖协同转运蛋白 2（sodium-dependent glucose transporters 2，SGLT-2）抑制剂通过抑制肾脏对葡萄糖的重吸收，使过量的葡萄糖从尿液中排出，从而降低血糖。其机制可能是通过减少缺氧诱导因子 -1 蛋白和肾损伤分子 -1 表达，抑制肾素 - 血管紧张素 - 醛固酮系统的激活，降低氧化应激产生。2 型糖尿病患者使用 SGLT-2 抑制剂降糖时尿酸清除率和排泄分数均增加，降低血尿酸水平并附带一定的抗炎、降低体重的作用，对于合并代谢综合征的患者，似乎更有益处。这使得它的地位在国内外的 2 型糖尿病指南中均得到提升，不过，SGLT-2 抑制剂本身增加糖尿病患者尿路感染及酮症酸中毒风险等不良反应，又使得"双刃剑"效应愈发突出，选择合适的患者、何时启动、何时停用 SGLT-2 抑制剂，对于合并高尿酸血症的糖尿病患者来说，仍需要进一步地研究。

总的来说，高尿酸血症和 2 型糖尿病作为两个常见的代谢性慢性疾病常密切联系。在动物模型上，已经有高尿酸血症老鼠模型可诱发和加重 2 型糖尿病的证据，而高血糖在高尿酸血症的形成中也起重要作用，二者相互促进，加速疾病的进展。治疗上需综合治疗多项代谢异常，包括体重、血糖、血压、血脂、尿酸等。在降糖及降尿酸的药物选择上，需考虑药物的相互影响及不良反应，合理配伍，个体化治疗，最大限度地降低心脑血管疾病风险，使患者获益最大化，提高患者的生活质量和寿命。

第三节　尿酸与肥胖

肥胖在全球流行。我国 2021 年 12 月发布的《第五次国民体质监测公报》显示成年人和老年人的超重率分别为 35.0% 和 41.7%，肥胖率分别为 14.6% 和 16.7%，且呈逐年持续上升趋势。2015 ～ 2016 年美国卫生统计中心报告 40 ～ 59 岁人群肥胖率为 42.8%，20 ～ 39 岁人群肥胖率为 35.7%。据估计，到 2025 年，全球男性肥胖患病率将上升至 18%，女性将上升至 21%。Bibbins-Domingo 的研究显示，校正高血压、血脂异常及其他心血管危险因素后，体重指数升高与冠心病、脑卒中和外周血管疾病等显著相关，提示体重指数可独立预测心脑血管疾病的发生。肥胖是代谢综合征最重要的组分，而在前文中提到，代谢综合征常伴有高尿酸血症。因此，肥胖和高尿酸血症亦常并存，二者与脂质代谢异常、高血压、糖尿病等密切相关，对机体的危害亦有很多相似之处。

一、高尿酸血症合并向心性肥胖动物研究

林志健等采用高嘌呤饮食诱导迪法克鹌鹑模型，首先出现高尿酸血症，在造模后期（约 28 天）动物腹部脂肪量和腹部脂肪率（腹部脂肪率 = 腹部脂肪量 / 体重 × 100%）高于正常组，动物表现为高尿酸血症合并向心性肥胖。孔悦等研究发现高果糖饮食诱导的大鼠先出现高甘油三酯血症，然后在第 28 天时出现高甘油三酯血症合并高血糖 / 高尿酸血症，同时伴发肾脏脂肪指数升高，动物表现为高尿酸血症合并向心性肥胖等多种代谢紊乱。Roncal 等以高果糖饮食诱导 SD 大鼠代谢综合征模型，发现大鼠可出现高尿酸血症合并腹部脂肪蓄积，采用别嘌醇干预后大鼠的血尿酸和血脂水平下降、体重减轻、腹部脂肪量减少。

二、高尿酸血症与肥胖的关系及相关研究

国内外学者对不同地域、种族及年龄人群的高尿酸血症与肥胖相关性进行了很多流行病学研究，结果表明高尿酸血症与肥胖密切相关。

（一）高尿酸血症是肥胖的独立预测因子

2005 ～ 2006 年陈涛等调查分析了中国大陆 15 000 多名城乡居民，结果显示随着血尿酸水平升高，肥胖患病率明显升高，将血清尿酸四分位分组后向心性肥胖的发生率分别是 19.9%、23.5%、28.0%、32.9%。邵继红等研究还发现，血尿酸水平正常的人群肥胖患病率占 30.90%，高尿酸血症人群肥胖患病率为 53.4%，高尿酸血症患者的肥胖危险性是正常尿酸水平患者的 2.57 倍。Ogura 等对 17 155 名日本大学生的调查也显示了尿酸水平和肥胖指标相关联，尿酸与皮肤皱褶厚度和体重指数的相关系数分别为 0.286、0.282（$P < 0.001$），而且体重指数随血尿酸水平的升高而升高。Masuo 等对 433 例受试者进行 5 年随访研究后发现，基线时的体重指数、血尿酸水平和去甲肾上腺素水平是未来体重指数变化的决定性因素，血尿酸水平与体重增加和血压升高呈正相关。

（二）肥胖是高尿酸血症的重要独立危险因素

与正常体重指数人群相比，肥胖人群中高尿酸血症的发病率明显升高。张长青等将体重指数按照四分位数分组后发现随着体重指数比例分组的提高，高尿酸血症的发生率逐步提高，分别为 1.2%、3.8%、8.0% 和 13.5%。Framingham 研究显示女性体重增加 50%，血清尿酸含量增加 47.6μmol/L；男性体重增加 30%，血清尿酸含量相应增加 59.5μmol/L。

近年来研究发现儿童高尿酸血症的患病率随着肥胖率的不断升高而呈升高趋势。Oyama 等以超重百分比（percentage of overweight, POW）≥ 20% 作为儿童肥胖的标准，发现肥胖儿童的高尿酸血症患病率显著高于非肥胖儿童，POW ≥ 20% 的儿童尿酸水

平明显升高。目前研究证实肥胖儿童伴发高尿酸血症会影响成年后代谢综合征及相应心血管疾病的发生。

肥胖可分为向心性肥胖和皮下肥胖。相对于皮下肥胖，向心性肥胖与尿酸水平升高更为密切。Kim 等对 699 例糖尿病患者腹部脂肪与血尿酸水平关系的研究显示，在 2 型糖尿病患者中，腹部脂肪面积与尿酸水平呈正相关，而皮下脂肪面积与血尿酸水平无相关性。Ishizaka 等分析了 3153 名男性和绝经后女性患者，发现体重指数的升高与血尿酸水平的升高显著相关，男性腰围长度与血尿酸水平呈正相关。Zhu 等分析了 1 万余名男性，发现体重下降和血尿酸水平恢复正常呈等级对应关系，与体重无变化相比，体重下降 ≥ 10kg、5 ~ 9.9kg、1 ~ 4.9kg 时对应尿酸分别降低 37μmol/L、19μmol/L、7μmol/L。

三、高尿酸血症与肥胖相互作用的病理生理机制

（一）高尿酸血症和肥胖相关的基因和表观遗传

导致痛风和肥胖之间关系的基因已被广泛研究。Lyngdoh 等进行的孟德尔随机化研究结果表明，*FTO*、*MC4R* 和 *TMEM18* 基因区域中体重指数增加的变异等位基因与较高的血清尿酸浓度相关。Larsson 的孟德尔遗传研究表明，基因相关的较高体重指数与痛风风险和较高的血清尿酸浓度有因果关系。表观遗传在尿酸盐代谢中的作用正逐渐被科学界所承认。最近的研究表明，大脑信号通路也受到暴露于高果糖摄入后的表观遗传变化的调节。

（二）微生物群在高尿酸血症和肥胖病理生理学中的作用

与常规饲养的小鼠相比，无菌环境中饲养的小鼠的脂肪含量显著降低。肥胖小鼠和瘦小鼠在肠道微生物群的组成方面具有不同的模式。在人体中，微生物群组成的变化与肥胖和 2 型糖尿病相关。短链脂肪酸 （short-chain fatty acid，SCFA） 主要由醋酸盐、丙酸盐和丁酸盐组成，这些短链脂肪酸影响全身代谢，SCFA 中丁酸盐介导、不可消化的纤维水平的增加会降低体重。越来越多的证据表明，益生元或益生菌对微生物群的改变对宿主的代谢有益，益生元通过 GLP-1 和肠胃激素肽增加及生长素释放肽水平降低导致负能量效应。目前研究表明正常血尿酸水平人群和痛风患者微生物群的组成不同，痛风和 2 型糖尿病患者的肠道菌群组成相似，痛风和 2 型糖尿病患者的丁酸合成水平有所下降。丁酸在人体肠道中的保护机制包括为肠黏膜提供营养、促进肠绒毛的生长和修复、增强肠道免疫力、促进有益微生物的生长及抑制病原菌的定植。因此，丁酸生理合成的减少会导致许多生理功能障碍。此外，肠道菌群中过多的黄嘌呤脱氢酶和尿囊素酶的相对缺乏可能导致较高水平的尿酸积累。含益生菌的饮食可防止氧嗪酸引起的高尿酸血症，有研究对高尿酸血症大鼠使用降尿酸药物后发现微生物群组成可发生变化。

（三）尿酸与脂肪细胞之间的相互作用

1.脂肪细胞对尿酸的作用 脂肪不仅储存能量，而且是人体重要的内分泌器官。脂肪细胞分泌的脂肪因子参与能量代谢，在肥胖发生中起重要作用。瘦素（leptin）、

内脏脂肪素（visfatin）、脂联素（adiponectin）及代谢性疾病相关的脂肪内分泌激素可影响尿酸的代谢。脂联素水平在肥胖患者中下降，而瘦素、内脏脂肪素等其他脂肪因子的水平则较正常人升高。向心性肥胖是高尿酸血症的独立危险因素，脂肪因子在其中起到重要作用。

2. 尿酸对脂肪细胞的作用　尿酸直接作用于脂肪细胞引起脂肪细胞的炎症反应。将尿酸与脂肪前体细胞（3T3L-1）一起培养后，脂肪组织中 MCP-1 表达增加，脂联素则显著减少。URAT1 是尿酸进入细胞内的转运体，其不仅在血管内皮细胞和肾小管中表达，在脂肪细胞中亦有表达，可能因为脂肪细胞表达 URAT1，尿酸进入脂肪细胞内导致脂肪细胞功能障碍，增强脂肪组织脂解作用，IL-6、TNF-α 等细胞因子分泌增多，而脂联素分泌减少，致使对胰岛素敏感性下降，同时可使 MCP-1 表达增加，巨噬细胞浸润，发生炎症反应。生理状态下尿酸为抗氧化剂，但在肥胖状态下，尿酸则转变为促氧化剂，直接参与脂肪细胞的氧化应激反应和增殖，脂肪细胞中的氧化应激反应是胰岛素抵抗和肥胖的重要原因，参与心血管疾病的发生。尿酸水平升高还可降低脂蛋白酶活性，影响脂质代谢和脂肪细胞分布，促使体型及体重发生改变，向肥胖发展。

四、肥胖引起血尿酸增加的机制

向心性肥胖与皮下肥胖的高尿酸血症形成存在差异，向心性肥胖主要是尿酸生成增多，而皮下肥胖以尿酸排泄障碍为主。

（一）尿酸合成增加

肥胖患者饮食摄入增加，消耗减少，导致过多的脂肪主要在腹部、内脏器官蓄积，增加新陈代谢中核酸总量，通过嘌呤代谢致使尿酸合成增加。此外，内脏脂肪的蓄积作用可进一步增加尿酸水平，其机制可能是内脏脂肪具有较强的脂肪生成与脂解作用，内脏脂肪过多积累产生大量的游离脂肪酸（free fat acid，FFA），而过多的 FFA 将加重肝脏的胰岛素抵抗，这些原因导致甘油醛 -3- 磷酸脱氢酶活性降低和甘油醛 -3- 磷酸脱氢酶代谢延迟，使辅酶Ⅱ介导的由 5- 磷酸核糖向磷酸核糖焦磷酸进行的从头合成系统功能亢进，从而增加甘油三酯的合成和尿酸生成。

（二）肾脏排泄尿酸减少

肥胖对肾脏功能有不同程度的影响，主要表现在以下几个方面：

1. 胰岛素抵抗　此前已提到肥胖可以导致 IR，IR 影响到肾的近曲小管细胞，使其表面泵的活性增强，促进肾小管 Na^+-H^+ 交换增加。尿液的 H^+ 通过阴离子交换系统来吸收有机酸等阴离子，后者再通过 URAT1 来吸收尿酸，使尿酸重吸收增加，排泄减少。

2. 肥胖相关性肾病　肾脏脂肪摄取过多的直接压迫作用及高脂血症等长期作用会损害肾小球，导致肾小球动脉硬化、肾血流量减少，导致尿酸排泄障碍，同时肾小管排泌尿酸减少也使血尿酸水平升高。

3. 脂肪过度分解　当饥饿、劳累时，肥胖患者动用蓄积的脂肪来产热供能，此时脂肪分解产生的酮体竞争血尿酸的排泄，间接升高血尿酸水平，同时游离脂肪酸诱导代谢综合征，降低尿酸的排泄，也会升高血尿酸水平。

（三）脂肪因子的内分泌作用

1. 内脏脂肪素　　主要来源于内脏脂肪，并与腰围、臀围、腰臀比、体重、空腹血糖呈正相关。主要生物学功能是模拟胰岛素的作用，调节脂代谢和分泌作用，从胰岛素和内脏脂肪的堆积两方面来增加血尿酸水平，可通过模拟胰岛素的内分泌功能调节外周组织的胰岛素敏感性，促进葡萄糖合成甘油三酯。同时内脏脂肪素的自分泌和旁分泌功能也可以进一步导致内脏脂肪蓄积，加重肥胖。

2. 瘦素　　是肥胖基因编码的由脂肪细胞分泌的一种多肽激素。人血清瘦素与血清尿酸水平呈正相关，瘦素可能参与了尿酸的代谢。瘦素导致高尿酸血症的可能机制为高瘦素血症导致高胰岛素血症和 IR，而 IR 可增加肝脏脂肪酸合成，增加嘌呤代谢，从而增加尿酸的生成。尿酸反过来也会影响肾脏对瘦素的清除并增加瘦素基因的表达，通过上述机制进一步导致高尿酸血症。

3. 脂联素　　是一种细胞胰岛素增敏剂，肥胖患者存在 IR 且其脂联素水平通常较正常者低。在校正饮酒、年龄、吸烟、体重指数、血压、血脂后用稳态模式评估法（homeostasis model assessment-insulin resistance，HOMA-IR）可见脂联素水平与血尿酸水平呈负相关，当脂联素分泌受到抑制后会减少血管内皮细胞一氧化氮生成，导致内皮功能障碍，加重 IR，进一步升高尿酸水平。

4. 其他脂肪因子　　增大的脂肪细胞可以分泌 TNF-α、IL-6、血清淀粉样蛋白 A、C 反应蛋白等多种细胞因子。肥胖及 IR 的人体内循环的细胞因子水平升高，腹腔内的脂肪库产生的细胞因子数量比其他脂肪库更大。细胞因子通过加速炎症细胞和血管细胞凋亡与坏死，促使合成尿酸所需的原料增加，从而升高血尿酸水平。此外，脂肪因子还可激活氧化应激反应，增加黄嘌呤氧化酶生成和血尿酸水平，还可通过影响胰岛素对葡萄糖及脂肪的代谢作用引起 IR，最终导致尿酸生成增加，以及肾小管对尿酸的重吸收增加。

五、高尿酸血症合并肥胖的治疗

高尿酸血症和肥胖发病率都呈逐年上升的趋势，常伴有不良的生活方式、饮食习惯，二者并存时会加重相关疾病的进展。对于肥胖合并高尿酸血症人群，减重是降低血尿酸水平的一种有效的治疗方法。Nielsen 系统性回顾分析发现超肥胖合并高尿酸血症患者体重下降大于 7kg 对中远期血尿酸水平下降有益，而体重下降超过 35kg 就可减少长期的痛风发作次数。减重干预措施包括生活方式干预、药物治疗及减重手术。

（一）生活方式干预

治疗高尿酸血症和肥胖应从改善生活方式着手，即有效运动，控制体重，戒烟限酒，采用少肉多奶多草本植物饮食。不禁食富含嘌呤的蔬菜和豆制品，因为食物中的嘌呤不是主要的危险因素。肥胖者都应减重，但不能求速瘦，因为快速的减肥可造成大量的酮体产生，反而抑制尿酸排出。一次性大量与体力不相称的剧烈运动等也可以使三磷酸腺苷大量分解而导致血尿酸水平升高。

（二）药物治疗

美国 FDA 已经批准六大类减肥药物：芬特明、奥利司他、芬特明/托吡酯、氯卡色林、纳曲酮/安非他酮和利拉鲁肽针。此外，新型黑皮质素受体-4（melonocortin-4 receptor，MC4R）激动剂、葡萄糖依赖性促胰岛素分泌多肽（glucose-dependent insuli-notropicploypeptide，GIP）类似物、成纤维细胞生长因 21（fibroblast growth factor 21，FGF 21）等在临床试验中显示有应用前景，它们可能在未来加入减肥药物的名单。

目前口服降尿酸药物治疗对减轻体重的临床研究很少。Madero 等通过低果糖饮食和别嘌醇治疗超重及高血压前期患者发现，与安慰剂组相比，别嘌醇干预组不仅血压下降，体重也有明显下降。Soletsky 等对高尿酸血症合并肥胖的青少年予以丙磺舒和别嘌醇治疗后平均体重下降了 0.9kg，而安慰剂治疗组则持续体重增加。SGLT-2 抑制剂通过抑制肾脏对葡萄糖的重吸收，使过量的葡萄糖从尿液中排出，降低血糖，有学者在真实世界的研究中指出，2 型糖尿病患者加用达格列净 24 周能显著降低血尿酸水平，同时尿酸清除率和排泄分数均增加，并附带一定的抗炎、降低体重的作用，对于合并代谢综合征的肥胖患者，似乎很有益处，这使得 SGLT-2 的地位在国内外的 2 型糖尿病指南中均得到提升。目前 GLP-1 受体激动剂在临床已被广泛使用，其中利拉鲁肽针 3mg 在国外被批准可用于减重。但 Tonneijck 等使用 1.8mg 利拉鲁肽治疗超重或肥胖的 2 型糖尿病患者，12 周后利拉鲁肽治疗组的血尿酸水平及尿酸排泄分数无变化。

（三）减重手术治疗

减重手术治疗对体重下降和长期的体重维持效果明显，是目前减重和长期维持体重最有效的干预措施。目前临床上常用的减重术式主要有可调节胃绑带术，腹腔镜袖状胃切除术（laparoscopic sleeve gastrectomy，LSG）和腹腔镜胃旁路术（laparoscopic Roux-en-Y gastric bypass，LRYGB），胆胰转流术/十二指肠转位术等。它们都能够有效改善肥胖症和高血压病、糖尿病、多囊卵巢综合征相关并发症，还能降低血尿酸水平和减少痛风发作次数。

减重手术的比率正在增加，各个国家减重手术适应证有所差异，常用的减重手术适应证包括：BMI $\geq$ 40kg/m^2 或 BMI 在 35 ～ 39.9kg/m^2，有合并症和通过生活方式改变依然减重失败。外科减重手术通常会导致体重减轻 20 ～ 40kg，BMI 为 10 ～ 15kg/m^2，手术 1 ～ 2 年后体重减轻最大，之后体重会缓慢增加，直到 8 ～ 10 年后体重稳定。

近年来研究发现，减重手术后体重减轻会导致尿酸的产生显著减少，以及尿酸的肾脏清除率增加，从而降低肥胖和代谢综合征患者的血清尿酸水平，此外，减重手术后体重减轻会对尿酸盐晶体的炎症反应减少，包括显著减少 IL-1β、IL-6 和 IL-8 的产生及外周血单核细胞分泌的 TNF-α，这种反应有助于降低痛风发作的风险。事实上，在许多研究中观察到减重手术后痛风发作的频率显著降低。

低嘌呤饮食有助于痛风患者在减重手术后痛风发作的风险。Schiavo 等纳入 40 例在袖状胃切除术前诊断为痛风的患者，研究术后低嘌呤饮食（n=24）与正常嘌呤饮食（n=16）对痛风发作频率的影响，观察 1 年后，发现两组的血清尿酸水平、痛风发作的频率均显著降低，低嘌呤饮食患者的血清尿酸水平降低更显著（$P < 0.001$）；而且袖状胃切除术后 1 年，低嘌呤饮食组不再需要别嘌醇治疗，也没有痛风发作。

减重手术对血清尿酸水平和痛风发作频率的影响在手术后随时间的推移而变化。Romero-Talamáset 观察了 99 例减重手术痛风患者和 56 例非减重手术的痛风患者，发现减重手术后立即与接受其他手术的患者相比，减重手术组的痛风发作频率明显更高；减重手术 1 个月后痛风发病率出现显著下降，这种效果可持续 1 年。值得注意的是，在减重手术后第 13 个月观察到血清尿酸水平也显著降低。Dalbeth 等研究显示，在患有 2 型糖尿病且没有痛风病史的肥胖人群中，血清尿酸浓度在腹腔镜袖状胃切除术后的最初几天内升高，但在手术后 1 年出现降低。这种现象可能与手术相关的肾功能障碍及对手术组织破坏的反应，以及代谢效应、分解代谢或禁食或体重过快造成的脱水有关。有可能术后初期血清尿酸水平的剧烈变化会引发痛风发作。

有样本量很少的研究认为不同的减重方式对于降低血尿酸水平可能存在差异。Oberbac 等比较了 10 例接受代谢手术治疗的重度青少年肥胖症患者，其中 5 例接受 LRYGB，5 例接受 LSG，同时设置了 17 例 BMI 正常的青少年对照组，结果表明接受代谢手术治疗的肥胖症青少年术前的血尿酸浓度显著高于正常对照组；术后 12 个月，LSG 和 LRYGB 组青少年患者的平均 SUA、BMI 水平均得到明显下降，而对照组无明显改变；至随访结束，LRYGB 组患者的 SUA 浓度较 LSG 组下降更为明显，具体机制仍有待于进一步研究探讨。

综上所述，高尿酸血症与肥胖相互影响，因此高尿酸血症合并肥胖应引起相应的重视。干预高尿酸血症可以改善肥胖、心血管疾病、代谢综合征等临床结局。然而降低血尿酸水平是否有益于延缓肥胖及相关并发症的发生，是否可减少心血管高危人群的终点事件仍需要更多循证医学证据。

第四节　尿酸与甲状腺疾病

甲状腺功能异常是常见的内分泌系统疾病，许多初次就诊的甲状腺疾病患者有不同程度的营养、代谢异常，而这其中就包含了尿酸代谢异常。近年来研究开始关注甲状腺功能异常和血尿酸之间的关系。

一、尿酸与甲状腺功能异常的关系及相关研究

1955 年，Kuzzel 等最早对痛风患者进行了甲状腺功能检测，发现女性甲状腺功能减退症（hypothyroidism），简称甲减，患病率为 30%，男性甲状腺功能减退症患病率为 20%。Erickson 等在穿刺病理证实为尿酸盐沉积的痛风性关节炎患者中发现甲减发病率亦显著增加。前瞻性研究中 14.8% 的痛风患者合并甲状腺功能减退，其中男性约 11.9%，女性约 25.0%；痛风合并甲状腺功能减退显著高于无痛风患者，男性增高 6 倍，女性增高 2.5 倍。一项回顾性研究中痛风患者甲减总患病率为 20.5%，男性为 15.0%，女性为 40.0%。黄蓉等纳入 18 731 例研究对象，对比血清促甲状腺激素（thyroid stimulating hormone，thyrotropin，TSH）水平与血尿酸水平的研究中，提出当游离甲状腺素 4（free thyroxine 4，FT_4）与游离甲状腺素 3（free thyroxine 3，FT_3）处于正常范围时，血清 TSH 水平升高是高尿酸血症的独立危险因素，并且当 TSH 水平位于 0.69 ～ 3.67mU/L 时，TSH 升高与嘌呤代谢紊乱相关。2019 年 Jian 等对 2254 例健康人群、439 例高尿酸血症患者及 115 例痛风患者进行回顾性研究发现，高尿酸血症及痛风患者的甲状腺功能减退发病率均显著高于血尿酸正常人群。截至目前，高尿酸血症患者甲状腺功能减退症患病率显著增加被学者提出并予以论证。

Desideri 等研究发现甲状腺术后亚临床甲减患者高尿酸血症患病率高达 22.6%，给予左甲状腺素片治疗 2 个月后血尿酸水平及胰岛素抵抗指数明显下降，通过多因素回归分析，胰岛素抵抗指数下降能够影响 23% 血尿酸的下降，提出甲状腺激素可以通过改善胰岛素抵抗调节血尿酸代谢。然而在儿童患者中，Sayari 等研究发现亚临床甲减组血肌酐水平高于甲功正常组，但两组间血尿酸水平无明显差异。因此需要更多的研究来阐明甲状腺功能减退对高尿酸血症和痛风的影响。

陈诗仁等在不同性别的甲状腺功能亢进（hyperthyroidism，简称甲亢）患者血清尿酸水平变化特点的研究中提出，甲状腺功能亢进作为一种消耗性疾病，患者自身基础代谢率较高，而这样的高代谢状态在摄入不足的情况下可能导致尿酸代谢异常，在部分患者中就表现为高尿酸血症甚至痛风。另有研究显示甲亢可能是高尿酸血症的一个危险因素，女性风险比为 2.73，男性风险比高达 4.54。See 等对 87 813 名健康体检者进行分析发现，83 502 名甲状腺功能正常（TSH 0.35 ～ 5.5μU/ml）、1460 名亚临床甲减（TSH > 5.5μU/ml）和 2851 名亚临床甲亢（TSH < 0.35μU/ml），三组中高尿酸血症的发生率分别是 17.8%、19.3% 和 19.4%。因此，目前尚无研究证明高尿酸血症患者甲状腺功能亢进症的患病率升高。一方面，这可能与甲亢时血尿酸的升高不如甲减时明显；另一方面，甲减起病隐匿及临床症状轻微，而甲亢患者往往有明显的高代谢症状出现，及时地给予抗甲状腺药物或 ^{131}I 治疗可缓解甲亢，降低血尿酸水平，因此很少有合并甲亢的高尿酸血症患者单纯因高尿酸血症而就诊，这可能也是高尿酸血症患者中未见甲亢患病率增加的原因。

高尿酸血症与甲状腺激素水平的异常都可能引起高血压、血脂异常等心脑血管疾病危险因素的增加和胰岛素抵抗的加重。那么，是否高尿酸血症对于甲状腺功能有损害吗？答案十分有趣，Xiao 等对 1186 名中国汉族人群进行长达 8 年的健康随访时发现，对于血尿酸水平低于 315μmol/L 的男性及低于 241μmol/L 的女性来说，随着血尿酸水平进一步降低，其 FT_3 水平降低，然而当女性血尿酸在 287 ～ 360μmol/L，男性血尿酸在 380 ～ 421μmol/L 时，却对 FT_3 有保护作用。韦倩雯等提出，在甲状腺功能正常人群中，血清 TSH 水平与血尿酸水平呈 U 形曲线关系，当 TSH 为 2.0μU/ml 时，血尿酸水平最低，这提示血尿酸对于甲状腺功能的影响来说，同样存在一个"合理区间"，其机制可能与尿酸氧化及抗氧化的双面效应有关，但需基础、临床研究来明确。

二、甲状腺功能异常影响血尿酸水平的可能机制

（一）甲状腺功能减退症对尿酸的影响

甲状腺功能减退症可直接导致尿酸排泄减少。有研究表明，甲状腺功能减退可以直接导致肾脏缺血与血肌酐升高，其机制主要是甲状腺功能减退降低了心肌收缩力和心排血量，导致体循环和肾血管的收缩，继而引起肾血流量和肾小球滤过率降低。原发性甲状腺功能减退患者肾小球滤过率比正常人降低 20%～30%，肾小管的重吸收及分泌能力改变，尿量减少，尿酸排泄减少。沈思瑶等在研究氧化应激因子、甲状腺激素和血尿酸水平的关系时发现，氧化蛋白产物与 CRP、血尿酸、TSH 及病程均呈显著正相关（$P < 0.05$），提出了氧化应激在甲状腺功能减退导致高尿酸血症进程中的影响。

（二）甲状腺功能亢进症对尿酸的影响

前面已经提及，由于甲状腺功能亢进患者临床多以甲亢相关症状初诊，甲状腺功能亢进时血尿酸的升高不如甲减时明显，故在真实世界研究中，甲状腺功能亢进与高尿酸血症的关联性并不如甲减那样强烈，但甲状腺功能亢进患者相较于甲状腺功能正常人群，高尿酸血症的发病率确有一定的升高，其中可能的机制认为是源于甲状腺功能亢进时血尿酸产生的增加。尿酸是嘌呤代谢的产物，甲状腺功能亢进高代谢状态导致新陈代谢的加速，三磷酸腺苷的消耗增多，导致组织内二磷酸腺苷或一磷酸腺苷堆积，进而通过嘌呤代谢产生尿酸。Shirota 等研究推测甲状腺功能亢进致高尿酸血症系由甲状腺激素抑制肾小管排泄尿酸所致。

三、高尿酸血症对甲状腺功能的影响

高尿酸血症可能影响甲状腺激素的合成及分泌，导致甲状腺功能异常。众所周知，甲状腺激素的合成受下丘脑（促甲状腺激素释放激素）及垂体（促甲状腺激素）的调控。有学者提出高尿酸血症从多个环节影响下丘脑 - 垂体 - 甲状腺轴的功能，一方面过量的尿酸可抑制下丘脑核内促甲状腺激素释放激素分泌，从而导致甲状腺激素分泌下降；另一方面过量的尿酸可能影响碘化酪氨酸（T_3、T_4 的前身）的形成，影响甲状腺激素的合成。

此外，痛风发作时使用的水杨酸和某些非甾体抗炎药可妨碍甚至阻止甲状腺激素和运输蛋白间的联系，从而导致体内激素水平发生变化并可诱发药物相关性甲状腺功能减退症。

四、高尿酸血症合并甲状腺疾病的治疗

动物研究发现高尿酸组大鼠血清 T_4 的浓度较对照组降低，T_4 与血尿酸水平呈负相关，别嘌醇治疗后，T_4 水平显著升高。Montova 等报道一例老年男性痛风患者病程持续 25 年后发现临床甲减，TSH 74.7mU/L，FT_4 低于正常水平，经左甲状腺素片替代治疗和别嘌醇降尿酸治疗后，患者 TSH 水平恢复正常（2.23mU/L），血清尿酸也由 559μmol/L 降至 458μmol/L，疗效明显。碘是人体重要的微量元素之一，它不仅是甲状

腺激素的主要成分，而且具有甲状腺外的生物学功能。最新研究提示尿碘与高尿酸血症和痛风的发生呈负相关，但其相互关系及分子机制还需要更深入基础的研究和临床前瞻性研究。

抗甲状腺功能亢进药物对血尿酸的影响及降尿酸药物对甲状腺功能的影响目前未见有大样本的报道。2008 年在非布司他的欧洲临床试验中，约 5.5% 的患者在长期服用非布司他、5.8% 的患者在长期服用别嘌醇后出现 TSH 升高（> 5.5μU/ml），小部分（约 4%）出现肝功能异常。Perez-Ruiz 等在小规模临床试验中同样发现，88 例接受非布司他治疗的患者有 7 例出现 TSH 升高，87 例接受别嘌醇治疗的患者中有 4 例出现 TSH 升高。针对此现象尚无明确机制，但在临床工作中可以给我们一定的提示，出现甲状腺功能亢进合并高尿酸血症时，抗甲状腺功能亢进药物可与降尿酸药物同时使用，但尽量减少降尿酸药物种类及剂量，避免加重药物的肝功能损害及白细胞的影响。

综上所述，高尿酸血症患者甲状腺功能异常率增加，尤其是甲状腺功能减退症与高尿酸血症伴发率高，异常的甲状腺功能通过治疗纠正后，血尿酸水平也可以随之恢复正常。同时，学者们的研究提醒我们，尿酸对于甲状腺功能的影响可能存在一个合理的"保护性区间"，对于甲状腺疾病患者，血尿酸水平并不一定是越低越好。

参 考 文 献

陈诗仁，王诗维，李阳，等，2014. 血清尿酸在不同性别的甲状腺功能亢进症中的表达及意义. 医学临床研究，(1): 85-86,87.

陈涛，2009. 尿酸水平与代谢综合征相关性研究. 北京：中国协和医科大学.

国家体育总局，2021. 第五次国民体质监测公报.

何银辉，付麒，杨涛，2019. 男性 2 型糖尿病血尿酸水平与胰岛 β 细胞功能的相关性. 温州医科大学学报，49(3): 162-166.

黄融，曹勤，顾静莉，等，2013. 亚临床甲状腺功能异常与高尿酸血症的临床研究. 上海交通大学学报（医学版），33(10): 1348-1351, 1355.

李红艳，凌凯，徐月霞，等，2019. 血清尿酸与糖尿病肾病的相关性. 中国老年学杂志，39(6): 1321-1323.

李媛媛，周海燕，吴绿英，等，2019. 大鼠高尿酸血症模型的建立与研究. 中国实验动物学报，27(6): 747-752.

林志健，张冰，刘小青，2012. 乙酰辅酶 A 羧化酶在高尿酸血症合并腹型肥胖鹌鹑肝脏中的表达. 中华内分泌代谢杂志，28(1): 73-75.

凌雁，李晓牧，顾迁，等，2012. 女性 2 型糖尿病患者血尿酸水平与胰岛 β 细胞功能的相关性研究. 中华医学杂志，92(8): 541-545.

刘林，王薇，张婷婷，等，2020. 达格列净对 2 型糖尿病患者血、尿电解质及尿酸影响的病例观察. 中国糖尿病杂志，28(5): 345-349.

刘宁，杨文浩，吴寿岭，等，2015. 2 型糖尿病合并高尿酸血症与心血管疾病危险因素的相关性研究. 中国糖尿病杂志，23(7): 627-630.

刘英，曾勇，2016. 高尿酸血症与肥胖. 中国心血管杂志，21(1): 11-13.

邱朝晖，曹奕，郑安琳，等，2001. 高尿酸血症与高血压的关系. 国外医学（心血管疾病分册），(1): 9-11.

邵继红，沈霞，李东野，等，2007. 高尿酸血症与代谢综合征组分关系的研究. 中华流行病学杂志，28(2): 180-183.

沈斯瑶，张静雯，邱红霞，等，2020. 氧化应激因子、甲状腺激素和血尿酸水平与痛风病情相关性研究. 陕西医学杂志, 49(5): 588-591.

史浩楠, 王婷婷, 张蕾, 等, 2020. 高尿酸血症合并 2 型糖尿病动物模型建立的实验研究. 新疆医科大学学报, 43(7): 876-880.

韦倩雯. 血清促甲状腺激素和尿酸水平的 U 形曲线关系. 青岛: 青岛大学.

徐宛玲, 刘辉, 袁磊, 2017. 高尿酸诱导 3T3-L1 脂肪细胞胰岛素抵抗及其机制的研究. 中国糖尿病杂志, 25(7): 644-648.

张莉, 朱翠颜, 王筱菁, 等, 2015. 早期糖尿病肾病患者血清尿酸水平与肾小球滤过率的相关性研究. 新医学, 46(4): 262-267.

张长青, 叶巍, 邢晓博, 等, 2012. 肥胖与高尿酸血症的关系. 中国分子心脏病学杂志, 12(5): 260-263.

中华医学会糖尿病学分会, 2021. 中国 2 型糖尿病防治指南 (2020 年版). 中华内分泌代谢杂志, 37(4): 311-398.

Alberti KG, Zimmet P, Shaw J, et al, 2005. The metabolic syndrome--a new worldwide definition. Lancet, 366(9491): 1059-1062.

Alberti KGMM, Eckel RH, Grundy SM, et al, 2009. Harmonizing the metabolic syndrome: a joint interim statement of the International Diabetes Federation Task Force on Epidemiology and Prevention; National Heart, Lung, and Blood Institute; American Heart Association; World Heart Federation; International Atherosclerosis Society; and International Association for the Study of Obesity. Circulation, 120(16): 1640-1645.

Alberti KGMM, Zimmet PZ, Consultation W, 1998. Definition, diagnosis and classification of diabetes mellitus and its complications. Part 1: diagnosis and classification of diabetes mellitus. Provisional report of a WHO Consultation. Diabet Med, 15(7): 539-553.

Alper AB Jr, Chen W, Yau L, et al, 2005. Childhood uric acid predicts adult blood press. Hypertension, 45(1): 34-38.

Arersa KK, Wondimnew T, Welde M, et al, 2020. Prevalence and determinants of hyperuricemia in type 2 diabetes mellitus patients attending jimma medical center, southwestern Ethiopia, 2019. Diabetes Metab Syndr Obes, 13: 2059-2067.

Balkau B, Charles MA, 1999. Comment on the provisional report from the WHO consultation. European Group for the Study of Insulin Resistance (EGIR). Diabet Med, 16(5): 442-443.

Bibbins-Domingo K, Coxson P, Pletcher MJ, et al, 2007. Adolescent overweight and future adult coronary heart disease. N Engl J Med, 357(23): 2371-2379.

Bo S, Gambino R, Durazzo M, et al, 2008. Associations between serum uric acid and adipokines, markers of inflammation, and endothelial dysfunction. J Endocrinol Invest, 31(6): 499-504.

Brea-García B, Cameselle-Teijeiro J, Couto-González I, et al, 2013. Madelung's disease: comorbidities, fatty mass distribution, and response to treatment of 22 patients. Aesthetic Plast Surg, 37(2): 409-416.

Cani PD, Lecourt E, Dewulf EM, et al, 2009. Gut microbiota fermentation of prebiotics increases satietogenic and incretin gut peptide production with consequences for appetite sensation and glucose response after a meal. Am J Clin Nutr, 90(5): 1236-1243.

Chao GQ, Zhu Y, Fang LZ, 2019. Retrospective analysis of the correlation between uric acid and thyroid hormone in people with normal thyroid function. J Diabetes Res: 5904264.

Choi HK, Ford ES, 2007. Prevalence of the metabolic syndrome in individuals with hyperuricemia. Am J Med, 120(5): 442-447.

Dalbeth N, Chen P, White M, et al, 2014. Impact of bariatric surgery on serum urate targets in people with morbid obesity and diabetes: a prospective longitudinal study. Ann Rheum Dis, 73(5): 797-802.

Dalbeth N, Pool B, Yip S, et al, 2013. Effect of bariatric surgery on the inflammatory response to monosodium urate crystals: a prospective study. Ann Rheum Dis, 72(9): 1583-1584.

Desideri G, Bocale R, D'Amore AM, et al, 2020. Thyroid hormones modulate uric acid metabolism in patients with recent onset subclinical hypothyroidism by improving insulin sensitivity. Intern Emerg Med, 15(1): 67-71.

Dogan A, Yarlioglues M, Kaya MG, et al, 2011. Effect of long-term and high-dose allopurinol therapy on endothelial function in normotensive diabetic patients. Blood Press, 20(3): 182-187.

Edwards NL, 2009. The role of hyperuricemia in vascular disorders. Curr Opin Rheumatol, 21(2): 132-137.

Erickson AR, Enzenauer RJ, Nordstrom DM, et al, 1994. The prevalence of hypothyroidism in gout. Am J Med, 97(3): 231-234.

European Medicines Agency (2008) EPACHMP assessment report for Adenuric.http://www.ema.europa.eu/docs/en_GB/document_library/EPAR_-_Product_Information/human/000777/WC500021812.2008

Expert Panel on Detection, Evaluation, and Treatment of High Blood Cholesterol in Adults, 2001. Executive summary of the third report of the national cholesterol education program (NCEP) expert panel on detection, evaluation, and treatment of high blood cholesterol in adults (adult treatment panel III). JAMA, 285(19): 2486-2497.

Facchini C, Malfatto G, Giglio A, et al, 2016. Lung ultrasound and transthoracic impedance for noninvasive evaluation of pulmonary congestion in heart failure. J Cardiovasc Med (Hagerstown), 17(7): 510-517.

Facchini F, Chen YD, Hollenbeck CB, et al, 1991. Relationship between resistance to insulin-mediated glucose uptake, urinary uric acid clearance, and plasma uric acid concentration. JAMA, 266(21): 3008-3011.

Feig DI, Nakagawa T, Karumanchi SA, et al, 2004. Hypothesis: Uric acid, nephron number, and the pathogenesis of essential hypertension. Kidney Int, 66(1): 281-287.

Feig DI, Soletsky B, Johnson RJ, 2008. Effect of allopurinol on blood press of adolescents with newly diagnosed essential hypertension: a randomized trial. JAMA, 300(8): 924-932.

Ford ES, Giles WH, Dietz WH, 2002. Prevalence of the metabolic syndrome among US adults: findings from the third National Health and Nutrition Examination Survey. JAMA, 287(3): 356-359.

Fruehwald-Schultes B, Peters A, Kern W, et al, 1999. Serum leptin is associated with serum uric acid concentrations in humans. Metabolism, 48(6): 677-680.

Garcia CO, Kutzbach AG, Espinoza LR, 1997. Characteristics of gouty arthritis in the Guatemalan population. Clin Rheumatol, 16(1): 45-50.

Hales CM, Carroll MD, Fryar CD, et al, 2017. Prevalence of obesity among adults and youth: United States, 2015-2016. NCHS Data Brief, (288): 1-8.

Harzstark AL, Small EJ, Weinberg VK, et al, 2011. A phase 1 study of everolimus and sorafenib for metastatic clear cell renal cell carcinoma. Cancer, 117(18): 4194-4200.

Ishizaka N, Ishizaka Y, Toda A, et al, 2010. Changes in waist circumference and body mass index in relation to changes in serum uric acid in Japanese individuals. J Rheumatol, 37(2): 410-416.

Ito H, Abe M, Mifune M, et al, 2011. Hyperuricemia is independently associated with coronary heart disease and renal dysfunction in patients with type 2 diabetes mellitus. PLoS One, 6(11): e27817.

Jia ZT, Zhang XQ, Kang S, et al, 2013. Serum uric acid levels and incidence of impaired fasting glucose and type 2 diabetes mellitus: a meta-analysis of cohort studies.Diabetes Res Clin Pract, 101(1): 88-96.

Johnson RJ, Nakagawa T, Sanchez-Lozada LG, et al, 2013. Sugar, uric acid, and the etiology of diabetes and obesity. Diabetes, 62(10): 3307-3315.

Jourdan T, Godlewski G, Cinar R, et al, 2013. Activation of the Nlrp3 inflammasome in infiltrating macrophages by endocannabinoids mediates beta cell loss in type 2 diabetes. Nat Med, 19(9): 1132-1140.

Kalra S, Aggarwal S, Khandelwal D, 2021. Thyroid dysfunction and dysmetabolic syndrome: the need for enhanced thyrovigilance strategies. Int J Endocrinol: 9641846.

Kanbay M, Ozkara A, Selcoki Y, et al, 2007. Effect of treatment of hyperuricemia with allopurinol on blood press, creatinine clearence, and proteinuria in patients with normal renal functions. Int Urol Nephrol, 39(4):

1227-1233.

Kim HA, Seo YI, Song YW, 2014. Four-week effects of allopurinol and febuxostat treatments on blood press and serum creatinine level in gouty men. J Korean Med Sci, 29(8): 1077-1081.

Kim SM, Lee SH, Kim YG, et al, 2015. Hyperuricemia-induced NLRP3 activation of macrophages contributes to the progression of diabetic nephropathy. Am J Physiol Renal Physiol, 308(9): F993-F1003.

Kim SY, Guevara JP, Kim KM, et al, 2010. Hyperuricemia and coronary heart disease: a systematic review and meta-analysis. Arthritis Rheum, 62(2): 170-180.

Kim TH, Lee SS, Yoo JH, et al, 2012. The relationship between the regional abdominal adipose tissue distribution and the serum uric acid levels in people with type 2 diabetes mellitus. Diabetol Metab Syndr, 4(1): 3.

Kono H, Rusyn I, Bradford BU, et al, 2000. Allopurinol prevents early alcohol-induced liver injury in rats. J Pharmacol Exp Ther, 293(1): 296-303.

Kuzell WC, Schaffarzick RW, Naugler WE, et al, 1955. Some observations on 520 gouty patients. J Chronic Dis, 2(6): 645-669.

Larsson SC, Burgess S, Michaëlsson K, 2018. Genetic association between adiposity and gout: a Mendelian randomization study.Rheumatology (Oxford)，57(12): 2145-2148.

Lau DCW, Douketis JD, Morrison KM, et al, 2007.2006 Canadian clinical practice guidelines on the management and prevention of obesity in adults and children[summary]. CMAJ, 176(8): S1-S13.

Lee JW, Cho YK, Ryan MC, et al, 2010. Serum uric acid as a predictor for the development of nonalcoholic fatty liver disease in apparently healthy subjects: a 5-year retrospective cohort study. Gut Liver, 4(3): 378-383.

Lee YK, Kim JE, Oh HJ, et al, 2011. Serum TSH level in healthy Koreans and the association of TSH with serum lipid concentration and metabolic syndrome.Korean J Intern Med, 26(4): 432-439.

Lehto S, Niskanen L, Rönnemaa T, et al, 1998. Serum uric acid is a strong predictor of stroke in patients with non-insulin-dependent diabetes mellitus. Stroke, 29(3): 635-639.

Li Q, Yang Z, Lu B, et al, 2011. Serum uric acid level and its association with metabolic syndrome and carotid atherosclerosis in patients with type 2 diabetes. Cardiovasc Diabetol, 10: 72.

Li YZ, Teng D, Shi XG, et al, 2020. Prevalence of diabetes recorded in mainland China using 2018 diagnostic criteria from the American Diabetes Association: national cross sectional study. BMJ, 369: m997.

Liu R, Han C, Wu D, et al, 2015. Prevalence of hyperuricemia and gout in mainland china from 2000 to 2014: a systematic review and meta-analysis. Biomed Res Int: 762820.

Liu XH, Zhang JP, Meng ZW, et al, 2019. Gender impact on the correlations between Graves' hyperthyroidism and hyperuricemia in Chinese. Ir J Med Sci, 188(3): 843-848.

Liu YQ, Jin C, Xing AJ, et al, 2013. Serum uric acid levels and the risk of impaired fasting glucose: a prospective study in adults of North China. PLoS One, 8(12): e84712.

Lohsoonthorn V, Dhanamun B, Williams MA, 2006. Prevalence of hyperuricemia and its relationship with metabolic syndrome in Thai adults receiving annual health exams. Arch Med Res, 37(7): 883-889.

López-Suárez A, Elvira-González J, Bascuñana-Quirell A, et al, 2006. Serum urate levels and urinary uric acid excretion in subjects with metabolic syndrome. Med Clin (Barc), 126(9): 321-324.

Louis P, Flint HJ, 2009. Diversity, metabolism and microbial ecology of butyrate-producing bacteria from the human large intestine. FEMS Microbiol Lett, 294(1): 1-8.

Lu XX, Shi XG, Li YB, et al, 2020. A negative association between urinary iodine concentration and the prevalence of hyperuricemia and gout: a cross-sectional and population-based study in Mainland China. Eur J Nutr, 59(8): 3659-3668.

Lv Q, Meng XF, He FF, et al, 2013. High serum uric acid and increased risk of type 2 diabetes: a systemic review and meta-analysis of prospective cohort studies. PLoS One, 8(2): e56864.

Lyngdoh T, Vuistiner P, Marques-Vidal P, et al, 2012. Serum uric acid and adiposity: deciphering causality using a bidirectional Mendelian randomization approach. PLoS One, 7(6): e39321.

MacFarlane LA, Liu CC, Solomon DH, 2015. The effect of initiating pharmacologic insulin on serum uric acid levels in patients with diabetes: a matched cohort analysis. Semin Arthritis Rheum, 44(5): 592-596.

Madero M, Rodríguez Castellanos FE, Jalal D, et al, 2015. A pilot study on the impact of a low fructose diet and allopurinol on clinic blood press among overweight and prehypertensive subjects: a randomized placebo controlled trial. J Am Soc Hypertens, 9(11): 837-844.

Maglio C, Peltonen M, Neovius M, et al, 2017. Effects of bariatric surgery on gout incidence in the Swedish Obese Subjects study: a non-randomised, prospective, controlled intervention trial. Ann Rheum Dis, 76(4): 688-693.

Masuo K, Kawaguchi H, Mikami H, et al, 2003. Serum uric acid and plasma norepinephrine concentrations predict subsequent weight gain and blood pressure elevation. Hypertension, 42(4): 474-480.

Montoya F, Torres RJ, Fraile JM, et al, 2008. An unusual patient with hypothyroidism, tophaceous gout, and marked joint destruction. Nucleosides Nucleotides Nucleic Acids, 27(6): 604-607.

Nagahisa T, Saisho Y, 2019. Cardiorenal protection: potential of SGLT2 inhibitors and GLP-1 receptor agonists in the treatment of type 2 diabetes. Diabetes Ther, 10(5): 1733-1752.

Nakagawa T, Hu HB, Zharikov S, et al, 2006. A causal role for uric acid in fructose-induced metabolic syndrome. Am J Physiol Renal Physiol, 290(3): F625-F631.

Nakagawa T, Tuttle KR, Short RA, et al, 2005. Hypothesis: fructose-induced hyperuricemia as a causal mechanism for the epidemic of the metabolic syndrome. Nat Clin Pract Nephrol, 1(2): 80-86.

Nakamura K, Sakurai M, Miura K, et al, 2014. HOMA-IR and the risk of hyperuricemia: a prospective study in non-diabetic Japanese men.Diabetes Res Clin Pract, 106(1): 154-160.

NCD Risk Factor Collaboration (NCD-RisC), 2016. Trends in adult body-mass index in 200 countries from 1975 to 2014: a pooled analysis of 1698 population-based measurement studies with 19•2 million participants. Lancet, 387(10026): 1377-1396.

Nielsen SM, Bartels EM, Henriksen M, et al, 2017. Weight loss for overweight and obese individuals with gout: a systematic review of longitudinal studies. Ann Rheum Dis, 76(11): 1870-1882.

Nikolenko II, Nikolenko VI, Ignatenko GA, et al, 2005. Disfunction of thyroid gland at experimental hyperuricemia. Biomed Khim, 51(1): 72-75.

Norvik JV, Storhaug HM, Ytrehus K, et al, 2016. Overweight modifies the longitudinal association between uric acid and some components of the metabolic syndrome: the Tromsø Study. BMC Cardiovasc Disord, 16: 85.

Oberbach A, Neuhaus J, Inge T, et al, 2014. Bariatric surgery in severely obese adolescents improves major co-morbidities including hyperuricemia. Metabolism, 63(2): 242-249.

Ogino K, Kato M, Furuse Y, et al, 2010. Uric acid-lowering treatment with benzbromarone in patients with heart failure: a double-blin placebo-controlled crossover preliminary study. Circ Heart Fail ,3(1):73-81.

Ogura T, Matsuura K, Matsumoto Y, et al, 2004. Recent trends of hyperuricemia and obesity in Japanese male adolescents, 1991 through 2002. Metabolism, 53(4): 448-453.

Onat A, Uyarel H, Hergenc G, et al, 2006. Serum uric acid is a determinant of metabolic syndrome in a population-based study. American J Hypertens, 19(10): 1055-1062.

Orlando A, Cazzaniga E, Giussani M, et al, 2018. Hypertension in children: role of obesity, simple carbohydrates, and uric acid.Front Public Health, 6: 129.

Oyama C, Takahashi T, Oyamada M, et al, 2006. Serum uric acid as an obesity-related indicator in early adolescence. Tohoku J Exp Med, 209(3): 257-262.

Ozsahin AK, Gokcel A, Sezgin N, et al, 2004. Prevalence of the metabolic syndrome in a Turkish adult population. Diabetes Nutr Metab, 17(4): 230-234.

Perez-Ruiz F, Chinchilla SP, Atxotegi J, et al, 2015. Increase in thyroid stimulating hormone levels in patients with gout treated with inhibitors of xanthine oxidoreductase. Rheumatol Int, 35(11): 1857-1861.

Popa-Nita O, Naccache PH, 2010. Crystal-induced neutrophil activation. Immunology and Cell Biology, 88(1): 32-40.

Puig JG, Martínez MA, Mora M, et al, 2008. Serum urate, metabolic syndrome, and cardiovascular risk factors. A population-based study. Nucleosides Nucleotides Nucleic Acids, 27(6/7): 620-623.

Reaven GM, 1992. Role of insulin resistance in human disease//Medical Science Symposia Series. Dordrecht: Springer Netherlands: 91-97.

Romero-Talamás H, Daigle CR, Aminian A, et al, 2014. The effect of bariatric surgery on gout: a comparative study. Surg Obes Relat Dis, 10(6): 1161-1165.

Roncal CA, Reungjui S, Sánchez-Lozada LG, et al, 2009. Combination of captopril and allopurinol retards fructose-induced metabolic syndrome. Am J Nephrol, 30(5): 399-404.

Saisho Y, 2020. SGLT2 inhibitors: the star in the treatment of type 2 diabetes. Diseases, 8(2): 14.

Sarafidis PA, Nilsson PM, 2006. The metabolic syndrome: a glance at its history. J Hypertens, 24(4): 621-626.

Sayari S, Molaei Z, Torabi Z, 2018. The relationship between subclinical hypothyroidism and serum levels of uric acid and creatinine in children aged 2-14 years. Ann Pediatr Endocrinol Metab, 23(1): 38-42.

Schiavo L, Favrè G, Pilone V, et al, 2018. Low-purine diet is more effective than normal-purine diet in reducing the risk of gouty attacks after sleeve gastrectomy in patients suffering of gout before surgery: a retrospective study. Obes Surg, 28(5): 1263-1270.

See LC, Kuo CF, Yu KH, et al, 2014. Hyperthyroid and hypothyroid status was strongly associated with gout and weakly associated with hyperuricaemia. PLoS One，9(12):e114579.

Serpa Neto A, Rossi FMB, Valle LGM, et al, 2011. Relation of uric acid with components of metabolic syndrome before and after Roux-en-Y gastric bypass in morbidly obese subjects. Arq Bras Endocrinol Metabol, 55(1): 38-45.

Shcherbakova MI, Sinitsin PA, Poriadina GI, et al, 2010. Correlation of metabolic syndrome clinical signs and genetic determinants at children with obese. Eksp Klin Gastroenterol, (7): 6-11.

Shirota T, Shinoda T, Yamada T, et al, 1992. Alteration of renal function in hyperthyroidism: increased tubular secretion of creatinine and decreased distal tubule delivery of chloride. Metabolism, 41(4): 402-405.

Soletsky B, Feig DI, 2012. Uric acid reduction rectifies prehypertension in obese adolescents. Hypertension, 60(5): 1148-1156.

Soriguer F, Valdes S, Morcillo S, et al, 2011. Thyroid hormone levels predict the change in body weight: a prospective study. Eur J Clin Invest, 41(11): 1202-1209.

Strazzullo P, Barbato A, Galletti F, et al, 2006. Abnormalities of renal sodium handling in the metabolic syndrome. Results of the Olivetti Heart Study. J Hypertens, 24(8): 1633-1639.

Strazzullo P, Puig JG, 2007. Uric acid and oxidative stress: relative impact on cardiovascular risk. Nutr Metab Cardiovasc Dis, 17(6): 409-414.

Tonneijck L, Smits MM, Muskiet MHA, et al, 2016. Renal effects of DPP-4 inhibitor sitagliptin or GLP-1 receptor agonist liraglutide in overweight patients with type 2 diabetes: a 12-week, randomized, double-blind, placebo-controlled trial. Diabetes Care, 39(11): 2042-2050.

Tsushima Y, Nishizawa H, Tochino Y, et al, 2013. Uric acid secretion from adipose tissue and its increase in obesity. J Biol Chem, 288(38): 27138-27149.

Tuttle KR, Short RA, Johnson RJ, 2001. Sex differences in uric acid and risk factors for coronary artery disease. Am J Cardiol, 87(12): 1411-1414.

Wang XJ, Qian XW, Zhang X, et al, 2020. Association of serum uric acid with thyroid function in health checkup participants. Chin Med J (Engl), 133(12): 1409-1414.

Woyesa SB, Hirigo AT, Wube TB, 2017. Hyperuricemia and metabolic syndrome in type 2 diabetes mellitus patients at Hawassa university comprehensive specialized hospital, South West Ethiopia. BMC Endocr Disord, 17(1): 76.

Xi B, He D, Hu YH, et al, 2013. Prevalence of metabolic syndrome and its influencing factors among the Chinese adults: the China Health and Nutrition Survey in 2009. Prev Med, 57(6): 867-871.

Xu J, Wang B, Li Q, et al, 2019. Risk of thyroid disorders in patients with gout and hyperuricemia. Horm Metab Res, 51(8): 522-530.

Yerlikaya A, Dagel T, King C, et al, 2017. Dietary and commercialized fructose: sweet or sour. Int Urol Nephrol, 49(9): 1611-1620.

Yu YR, Liu QP, Li HC, et al, 2018. Alterations of the gut microbiome associated with the treatment of hyperuricaemia in male rats. Front Microbiol, 9: 2233.

Zhu YY, Zhang YQ, Choi HK, 2010. The serum urate-lowering impact of weight loss among men with a high cardiovascular risk profile: the Multiple Risk Factor Intervention Trial.Rheumatology (Oxford), 49(12): 2391-2399.

第 13 章

尿酸与免疫系统疾病

第一节　尿酸与干燥综合征

干燥综合征（Sjögren syndrome，SS）是一种主要累及外分泌腺体的慢性炎症性自身免疫病，以唾液腺和泪腺淋巴浆细胞浸润为特征，临床特征以口、眼干燥为常见表现，并可累及肾、肺及神经系统、消化系统等多个系统，与特定的自身抗体特征相关。尿酸与干燥综合征的基础研究较少。

尿酸与干燥综合征的关系及相关研究

一项原发性干燥综合征患者血清尿酸与高血压关系的回顾性队列研究表明，从2011年5月至2020年5月共纳入351例原发性干燥综合征患者，其中166例在平均3.91年的随访期内出现高血压。单因素 Cox 回归显示尿酸与原发性干燥综合征患者的高血压发病相关（HR=1.005，95%CI 1.002～1.009）。Kaplan-Meier 生存分析显示，高尿酸血症患者与正常尿酸患者高血压风险差异有统计学意义（$P=0.026$）。在剂量-反应模型中，尿酸与原发性干燥综合征患者高血压之间也存在显著的剂量-效应关系。因此，该研究认为尿酸水平的控制可能是原发性干燥综合征治疗过程需要关注的。

第二节　尿酸与系统性红斑狼疮

系统性红斑狼疮（systemic lupus erythematosus，SLE）是一种慢性自身免疫性疾病，累及皮肤、肝脏、肺、关节、肾脏、眼等多个器官和血液系统。SLE 病因尚未确定，大量研究显示遗传、内分泌、感染、免疫异常和一些环境因素与本病的发病有关。高血压、脂质代谢紊乱、心血管疾病等多种非免疫因素相互促进，共同影响 SLE 患者的器官功能和疾病预后。心血管病与慢性肾脏病是 SLE 致死、致残的主要因素。高尿酸血症作为心血管疾病与慢性肾脏病的独立危险因子是 SLE 预后不良的主要原因。因此，有学者认为降尿酸治疗可能对 SLE 疾病进展有防治作用。

一、尿酸与系统性红斑狼疮的关系及相关研究

狼疮肾炎（lupus nephritis，LN）是 SLE 最严重的并发症之一，发生率约为50%。

LN 是 SLE 发病和死亡的主要危险因素，其中 10% 的患者会发展为终末期肾病，生活质量下降，与普通人群相比死亡率增加 6 倍。患有终末期肾病的狼疮患者死亡风险高出 26 倍，是恶性肿瘤或心血管疾病相关风险的两倍多。一项纳入 80 例 LN 患者 7 年随访时间评估血清尿酸与肾损害之间相关性的临床研究结果显示，随访 12 个月时血清尿酸水平 < 6.05mg/dl 是 LN 患者长期预后良好的预测因子。一项基于中国人群 SLE 患者血清尿酸与 LN 的相关性研究共纳入 130 例患者，73 例发生 LN。SLE 伴 LN 患者 SLEDAI 评分和抗 -dsDNA 阳性显著高于无 LN 患者（$P < 0.001$，$P < 0.04$），而 SLE 伴 LN 患者血清 C3 水平显著低于无 LN 患者（$P < 0.001$）。伴有 LN 的 SLE 患者血清 UA 水平也明显高于无 LN 的 SLE 患者（$P < 0.001$），血清尿酸浓度每增加 1mol/L，LN 风险增加 1.01，SLE 患者的尿酸水平是肾炎发展的独立危险因素。一项比较无 LN 的 SLE 患者、新发活动性 LN 的 SLE 患者和健康成人三组血清尿酸水平，评估其与 LN 发展的前瞻性队列研究，结果显示更高的 SUA 值（≥ 0.41mmol/L）与 LN 发病有 100% 的特异性，这可能与炎症进展有关；SUA 值 ≥ 0.52mmol/L 的患者预后较差。因此，研究认为血清尿酸是狼疮性肾炎和新发肾损害的敏感标志物。最近的研究认为血清尿酸水平升高与 SLE 患者全身损害有关。SLE 患者血清尿酸水平可能提示患者存在心血管、肺、神经或肾脏等全身新发损伤。

二、尿酸水平影响系统性红斑狼疮的机制

研究显示高水平的血清尿酸是 LN 的危险因素，29% 的 SLE 患者合并有高尿酸血症。除了与 SLE 病理生理相关的炎症和氧化应激外，高水平的血清尿酸可能作为促氧化化合物参与 SLE 组织损伤。此外，高水平的血清尿酸可诱导 T 细胞和巨噬细胞的组织浸润，氧化损伤，激活 NF-κB 通路，诱导小管上皮细胞炎症因子和趋化因子的表达。另有研究显示，NLRP3 炎症小体在 LN 进展中起重要作用。细胞内活性氧（ROS）和黏蛋白（MUC）的升高触发 NLRP3 炎症小体的激活，炎症小体的激活参与了由免疫反应引起的足细胞损伤的发病机制和 LN 中蛋白尿的发展。

三、治疗方面的研究

指南推荐 SLE 患者的治疗药物主要针对控制疾病活动度的糖皮质激素、抗疟药、免疫抑制剂和生物制剂等多种药物。虽然较多的研究认为 SLE 患者的病情，尤其是 SLE 伴 LN 患者的疾病预后与高尿酸血症直接相关。但是目前为止，《2020 中国系统性红斑狼疮诊疗指南》未对 SLE 降尿酸治疗做出明确的推荐意见。

第三节　尿酸与类风湿关节炎

类风湿关节炎（rheumatoid arthritis，RA）是一种病因不明的，主要累及周围关节为主的多系统炎症性的自身免疫病。一般认为，类风湿关节炎不会造成血尿酸水平升高，但是高尿酸合并类风湿关节炎的患者，其原有关节肿痛的症状加重。

一、尿酸与类风湿关节炎的关系及相关研究

虽然人们普遍认为高尿酸和类风湿关节炎没有直接关系，但是越来越多的证据表明，血清尿酸可能与炎症反应密切相关。类风湿关节炎患者合并高尿酸血症的比例是 5.6%～10.1%，明显高于健康人群 3.8%。类风湿关节炎患者血清尿酸浓度与炎症之间的关系一直存在争议。一项来自埃及类风湿关节炎患者的横断面观察性研究结果显示，埃及类风湿关节炎患者的血清尿酸水平升高现象普遍，尿酸与疾病活动显著相关。与尿酸正常的患者相比，低尿酸血症和高尿酸血症类风湿关节炎患者的急性期反应物（红细胞沉降率、CRP）和炎症标志物（IL-1β、IL-6 和 TNF-α）显著升高。该研究推测认为高尿酸血症可能是关节炎症严重程度的炎症标志物。然而，一项应用来氟米特治疗类风湿关节炎患者血清尿酸的研究显示，来氟米特通过增加尿中尿酸排泄有效地降低了类风湿关节炎患者的血清尿酸浓度，但是来氟米特对血清尿酸浓度的改变对疾病活动性或其急性期反应物（包括红细胞沉降率和 CRP）没有任何影响。该研究认为，尿酸一度被认为是一种促炎分子，却可能与类风湿关节炎的全身炎症反应无关。另一项研究表明，血清尿酸与急性期反应物如红细胞沉降率和 CRP 之间没有关系。

二、尿酸水平影响类风湿关节炎的机制

尿酸影响类风湿关节炎的机制可能与尿酸导致类风湿关节炎的系统性炎症相关。有研究报道可溶性尿酸通过激活 NF-κB 和 p38 丝裂原活化蛋白激酶（MAPK）诱导血管平滑肌细胞产生单核细胞趋化蛋白 -1（MCP-1）。尿酸刺激人单个核细胞产生促炎细胞因子，如 IL-1β、IL-6 和 TNF-α。一项基于人群的流行病学研究表明，血清尿酸浓度与 IL-6、C 反应蛋白和 TNF-α 密切相关。这些证据表明，尿酸可能会导致类风湿关节炎的系统性炎症。

三、治疗方面的研究

尿酸是正常人体内的一种内源性水性抗氧化剂，其浓度比维生素 C 高得多，占血浆自由基清除能力的 2/3。一项类风湿关节炎患者尿酸水平与病程的相关性研究显示，与病程相对较短的患者相比，病程较长的患者的尿酸水平低。因此，随着类风湿关节炎的进展，应注意监测患者的尿酸水平以保持促氧化和抗氧化力之间的平衡。尿酸降低过多时，应在饮食中补充维生素 C，以降低类风湿关节炎中的促氧化损伤。

参 考 文 献

杨朝晖，梁晶，朱秋玲，2015. 系统性红斑狼疮患者高尿酸血症与病情的关系. 内蒙古民族大学学报（自然科学版），30(2): 145-148.

中华医学会风湿病学分会，国家皮肤与免疫疾病临床医学研究中心，中国系统性红斑狼疮研究协作组，2020.2020 中国系统性红斑狼疮诊疗指南. 中华内科杂志，59(3): 172-185.

Arida D, Silva L, Skare TL, 2014. The hypouricemiant effect of leflunomide. Joint Bone Spine, 81(3): 273-274.

Bośmanský K, Ondrasík M, 1987. Uric acid levels of the serum of healthy persons and patients with various rheumatic diseases. Ter Arkh, 59(4): 22-25.

Burgos PI, McGwin G Jr, Pons-Estel GJ, et al, 2011. US patients of Hispanic and African ancestry develop lupus nephritis early in the disease course: data from LUMINA, a multiethnic US cohort (LUMINA LXXIV). Ann Rheum Dis, 70(2): 393-394.

Choe JY, Kim SK, 2015. Association between serum uric acid and inflammation in rheumatoid arthritis: perspective on lowering serum uric acid of leflunomide. Clin Chim Acta, 438: 29-34.

Dos Santos M, Veronese FV, Moresco RN, 2020. Uric acid and kidney damage in systemic lupus erythematosus. Clin Chim Acta, 508: 197-205.

Elera-Fitzcarrald C, Reátegui-Sokolova C, Gamboa-Cardenas RV, et al, 2020. Serum uric acid is associated with damage in patients with systemic lupus erythematosus. Lupus Sci Med, 7(1): e000366.

Elnady B, Almalki A, Abdel-Fattah MM, et al, 2021. Serum uric acid as a sensitive concordant marker with lupus nephritis and new onset of renal damage: a prospective cohort study. Clin Rheumatol, 40(5): 1827-1834.

Fu R, Guo CH, Wang S, et al, 2017. Podocyte activation of NLRP3 inflammasomes contributes to the development of proteinuria in lupus nephritis. Arthritis Rheumatol, 69(8): 1636-1646.

Johnson RJ, Kang DH, Feig D, et al, 2003. Is there a pathogenetic role for uric acid in hypertension and cardiovascular and renal disease. Hypertension, 41(6): 1183-1190.

Kammoun K, Jarraya F, Bouhamed L, et al, 2011. Poor prognostic factors of lupus nephritis. Saudi J Kidney Dis Transpl, 22(4): 727-732.

Kanellis J, Watanabe S, Li JH, et al, 2003. Uric acid stimulates monocyte chemoattractant protein-1 production in vascular smooth muscle cells via mitogen-activated protein kinase and cyclooxygenase-2. Hypertension, 41(6): 1287-1293.

Kono H, Chen CJ, Ontiveros F, et al, 2010. Uric acid promotes an acute inflammatory response to sterile cell death in mice. J Clin Invest, 120(6): 1939-1949.

Luo Q, Qin L, Zhang YW, et al, 2022. Relationship between serum uric acid and hypertension in patients with primary Sjögren's syndrome: a retrospective cohort study. J Clin Hypertens (Greenwich), 24(8): 1026-1034.

Lyngdoh T, Marques-Vidal P, Paccaud F, et al, 2011. Elevated serum uric acid is associated with high circulating inflammatory cytokines in the population-based Colaus study. PLoS One, 6(5): e19901.

Mahajan M, Kaur S, Mahajan S, et al, 2009. Uric acid a better scavenger of free radicals than vitamin C in rheumatoid arthritis. Indian J Clin Biochem, 24(2): 205-207.

Martinon F, Pétrilli V, Mayor A, et al, 2006. Gout-associated uric acid crystals activate the NALP3 inflammasome. Nature, 440: 237-241.

Nada D, Gaber R, Mahmoud AS, et al, 2021. Hyperuricemia among Egyptian rheumatoid arthritis patients. is it an association or an inflammatory marker? A cross-sectional observational study. Open Access Rheumatol, 13: 305-314.

Pons-Estel BA, Catoggio LJ, Cardiel MH, et al, 2004. The GLADEL multinational Latin American prospective inception cohort of 1, 214 patients with systemic lupus erythematosus.Medicine (Baltimore)，83(1): 1-17.

Puddu P, Puddu GM, Cravero E, et al, 2012. The relationships among hyperuricemia, endothelial dysfunction, and cardiovascular diseases: molecular mechanisms and clinical implications. J Cardiol, 59(3): 235-242.

Reátegui-Sokolova C, Ugarte-Gil MF, Gamboa-Cárdenas RV, et al, 2017. Serum uric acid levels contribute to new renal damage in systemic lupus erythematosus patients. Clin Rheumatol, 36(4): 845-852.

Ruggiero C, Cherubini A, Ble A, et al, 2006. Uric acid and inflammatory markers. Eur Heart J, 27(10): 1174-1181.

Ugolini-Lopes MR, Gavinier SS, Leon E, et al, 2019. Is serum uric acid a predictor of long-term renal outcome in lupus nephritis. Clin Rheumatol, 38(10): 2777-2783.

Yang ZX, Liang Y, Xi WH, et al, 2011. Association of serum uric acid with lupus nephritis in systemic lupus erythematosus. Rheumatol Int, 31(6): 743-748.

Yelken B, Caliskan Y, Gorgulu N, et al, 2012. Reduction of uric acid levels with allopurinol treatment improves endothelial function in patients with chronic kidney disease. Clin Nephrol, 77(4): 275-282.

第 14 章

尿酸与恶性肿瘤

尿酸是一种抗氧化剂，在血液中大量存在，并作为一种自由基清除剂对机体起着重要的保护作用，同时尿酸作为重要的促氧化和促炎物质，也可促进许多肿瘤的发生、发展。恶性肿瘤细胞大量增殖和核酸的快速代谢，以及抗肿瘤治疗后，肿瘤细胞的坏死，会导致作为终末代谢产物的尿酸过量产生，引起血尿酸水平急剧升高，产生肿瘤溶解综合征等并发症。本章将阐述尿酸与恶性肿瘤的关系和肿瘤溶解综合征。

第一节　尿酸与恶性肿瘤

在癌症的发生和发展过程中，尿酸在体内可能发挥一定的防癌抗癌作用，但过高的尿酸往往有促炎效应，抵消其保护作用，而过低尿酸，不仅不能发挥其抗氧化和增强免疫力作用，且可能导致癌症的发生、发展，同时癌症的发展和治疗又可加重高尿酸血症，影响癌症患者的预后。

一、尿酸与恶性肿瘤的关系

在癌症的发病过程中，尿酸的生理作用可以通过体内氧化还原电位发挥保护作用，然而，流行病学调查却显示高浓度或低浓度的尿酸可能有更高的癌症发病率。这是因为尿酸在一定范围内具有抗氧化性，低浓度时不能发挥很好的抗氧化作用，而高浓度后又出现反相的效应，即促氧化和促炎效应。高尿酸血症的个体有更多的炎症和氧化应激，这些炎症和氧化应激抵消了尿酸的保护作用，引起细胞损伤，促进肿瘤的进展和转移。

（一）高尿酸血症与恶性肿瘤的关系及相关研究

1. 高尿酸血症可预测恶性肿瘤的发生、发展　早在 1851 年，英国国王学院医院的学者在《柳叶刀》杂志上发表过痛风伴恶性肿瘤的病例，并提出在高尿酸环境下可促进肿瘤进展、转移的假设。2009 年，Boffetta 提出了"高尿酸血症可能是致癌过程的早期表现"的观点。Levine 等研究表明女性癌症死亡率与发生肿瘤前的血尿酸水平显著相关。Kolonel 等研究发现男性血尿酸水平与前列腺癌的发病风险相关；同样 Hammarsten 等在代谢综合征人群中也发现男性血尿酸水平大于 358μmol/L 是前列腺癌的一个独立的显著预测因素。另外，Chen 等在痛风患者与非痛风患者对照研究中发现发生前列腺、膀胱和肾癌的累计风险比显著增加。

2. 高尿酸血症可预测恶性肿瘤的发展和死亡　在终末期恶性肿瘤患者中，血尿酸水平 > 428μmol/L 能显著独立地预测恶性肿瘤患者生存时间的减少。Tanriverdi 等将 384 例晚期非小细胞肺癌患者根据血尿酸水平分为四组，小于 183μmol/L 组、183 ~ 350μmol/L 组、351 ~ 445μmol/L 组和大于 446μmol/L 组，结果显示血尿酸水平大于 445μmol/L 组，鳞状细胞癌的患者脑转移率较高，脑转移时间较短，总生存率低，认为肺鳞状细胞癌合并高尿酸血症患者有更高的脑转移风险和更差的预后。Stotz 等研究了血尿酸水平与胰腺癌预后的关系，在单变量分析中，结果显示血尿酸水平升高可作为胰腺癌患者生存的预后不良因素（< 303μmol/L vs ≥ 303μmol/L，$P=0.017$），多因素分析证实了血尿酸水平为总生存期的独立预后因子（OR=1.373，95%CI 1.077 ~ 1.751；$P=0.011$）。Shin 等前瞻性观察了 118 例晚期癌症患者，按血清尿酸水平分为四组，随访至死亡或研究结束，结果显示在晚期癌症患者中，高尿酸水平生存时间更短，同时在单变量分析中发现血尿酸水平最高的第四组（尿酸≥ 428μmol/L）生存时间较其他组明显缩短（OR= 2.784，$P < 0.001$）；多因素分析同样显示血清高尿酸水平（≥ 428μmol/L）与短生存期显著且独立相关（OR=2.637；$P=0.001$），而且发现血尿酸水平在死亡前 1 ~ 2 周显著增加。Wang 等研究也发现高尿酸血症的骨肉瘤患者的总生存期较血尿酸正常者明显缩短（$P < 0.000\ 1$）；单变量分析显示合并高尿酸血症骨肉瘤患者与较差的总生存期相关（HR=2.71，95% CI 1.75 ~ 4.20，$P < 0.000\ 1$）；在校正了年龄、性别、血清碱性磷酸酶、分期、肿瘤大小、转移等因素后，多变量分析也显示高尿酸血症与较差的总生存期独立相关（OR=2.28，95%CI 1.41 ~ 3.69；$P=0.001$）。Strasak 等认为血尿酸水平 > 321μmol/L 与总癌症死亡率的风险增加独立相关（$P < 0.000\ 1$），最高组与最低组调整后风险比为 1.27（1.08 ~ 1.48）；高尿酸水平与女性癌症死亡率显著相关（$P < 0.000\ 1$）；与女性乳腺、生殖系统和神经系统恶性肿瘤死亡呈正相关（$P=0.02$）。Strasak 等开展的另一项研究也证实高尿酸水平（> 399μmol/L）与男性癌症死亡风险相关，呈现明显的浓度反应关系（$P=0.000\ 1$）；尿酸升高与男性消化系统恶性肿瘤死亡相关（$P=0.03$），与男性呼吸系统恶性肿瘤死亡相关（$P < 0.000\ 1$），提示血尿酸升高是男性癌症死亡率风险增加的独立危险因子（$P < 0.000\ 1$）。

（二）低血尿酸水平与恶性肿瘤的关系及相关研究

有多项研究认为低血尿酸人群癌症发生率和死亡率增加。Strasak 等一项随访 18.5 年的前瞻性研究发现，不同的血尿酸水平与癌症发生率和死亡率之间存在 U 形曲线，提示尿酸的保护性效应在人类正常水平时是最佳的。Szkandera 等是第一个证明血尿酸水平≥ 280μmol/L 与软组织肉瘤患者良好临床结局相关的研究，在观察的 357 例软组织肉瘤患者中，81 例血尿酸水平 < 280μmol/L 患者发生癌症相关死亡 20 例（24.7%），276 例血尿酸水平≥ 280μmol/L 患者发生癌症相关死亡 36 例（13%）；单因素分析提示血尿酸水平升高与增加软组织肉瘤患者肿瘤特异性生存率显著相关（HR=0.44，95%

CI 0.26 ～ 0.77，*P*=0.004）；多因素分析提示血尿酸水平在一定范围内升高是保持更好的肿瘤特异性生存率的重要因素（HR=0.42，95% CI 0.23 ～ 0.75；*P*=0.003）。吴冕等同样观察到血尿酸水平低于 280μmol/L 与大于 280μmol/L 相比，软组织肉瘤的癌症相关死亡率较高；单因素分析发现，血尿酸水平升高与软组织肉瘤生存率增加有关；此外多因素分析也发现血尿酸水平大于 280μmol/L 是肿瘤生存率提高的显著因素。这些结果的提示是否可以把低血尿酸水平作为癌症发生的吹哨标志，有待进一步观察。

（三）尿酸具有增强抗肿瘤治疗疗效

尿酸过高或过低都可能导致癌症的发生，因此尿酸对癌症来说是一把双刃剑。多项小样本观察发现血尿酸升高也可提高抗癌药物治疗疗效。已知的高水平的 ROS 可以破坏线粒体和大分子，如 DNA、RNA、脂类和蛋白质，促使癌细胞的产生；而尿酸的抗氧化作用可以避免 ROS 带来的损害。尿酸可以由濒死肿瘤细胞释放，最终生成结晶，结晶尿酸已被证明能激活免疫效应细胞包括巨噬细胞和树突状细胞，如尿酸通过增加共刺激分子 CD80 和 CD86 表达来刺激树突状细胞成熟，增强 T 细胞对外源抗原的反应。Hu 等研究证实，在进行肿瘤免疫治疗时，引起血尿酸水平升高；予以别嘌醇或尿酸酶抑制剂清除尿酸则会延迟肿瘤免疫排斥反应。Kuhn 等联合尿酸和耻垢分枝杆菌进行肿瘤局部治疗发现，其对延缓肿瘤增长有效。Wang 等将尿酸作为树突状细胞疫苗的一种佐剂进行研究发现，给予尿酸可大大提高肿瘤溶解物冲击的树突状细胞疫苗延缓肿瘤生长的能力，增强树突状细胞疫苗的免疫原性。这些研究结果证实尿酸对肿瘤治疗具有积极的辅助作用。

二、尿酸参与肿瘤发生、发展及影响预后的机制

目前许多研究发现血尿酸过高或者过低均可对机体造成损害，尿酸如何参与肿瘤发生发展，以及影响预后的机制研究较为缺乏。

（一）尿酸代谢转运和癌症的关系

针对高尿酸血症的全基因组关联研究（GWAS）表明，ABCG2 与高尿酸血症及痛风密切相关，功能分析证实了 ABCG2 在正常生理情况下参与尿酸排泄。GWAS 识别出数种功能性参与尿酸排泄的 ABCG2 相关 SNP，其中 SNP rs2231142 产生的 C421A DNA 突变引起 Q141K 氨基酸置换，Q141K 既可降低 ABCG2 表达，又可阻止尿酸排泄，这是在所有人群中引起高尿酸血症和痛风常见的一种 SNP。对未经治疗的患者人群的 C421A 多态性的前瞻性研究表明，与非乳头状肾细胞癌的发生风险显著增加相关，与弥漫性大 B 细胞淋巴瘤的预后不佳的风险增加相关，这些研究支持高尿酸血症可能是癌症的发病率和死亡率的重要危险因素。吴冕等研究表明细胞内和细胞外的尿酸能够共同促进肿瘤向高度侵袭性癌症转化，细胞内尿酸增加引起的炎症应激可能促进其恶性程度变化，而升高的细胞外尿酸可最终导致高度侵袭性癌症的发生。

（二）黄嘌呤氧化还原酶降低或缺乏

肿瘤细胞中黄嘌呤氧化还原酶（XOR）降低或缺乏的现象在人乳腺癌、消化系统肿瘤、卵巢癌及非小细胞肺癌中均有发现，对上述恶性肿瘤患者来说，XOR 的活性降低

与预后不良相关；XOR 的低表达也与低分化乳腺癌、胃癌及大肠癌相关，并有超过 2 倍的远处转移风险。

三、恶性肿瘤患者高尿酸血症的防治

肿瘤患者在治疗过程中，肿瘤细胞遭受破坏，可引起高尿酸血症。无合并高尿酸血症基础的肿瘤患者，化疗期间通过水化、碱化尿液的方法，化疗结束后一定时间内尿酸大多能恢复到基础水平。合并高尿酸血症的肿瘤患者及对于化疗敏感或肿瘤负荷重的患者，抗肿瘤治疗后可能引起尿酸水平急剧升高，产生相关并发症，如肿瘤溶解综合征，水化、碱化尿液，利尿、使用别嘌醇是预防肿瘤溶解综合征的标准预防措施。

总之，尿酸与恶性肿瘤相互影响，合理范围内的血尿酸水平在抗肿瘤治疗中具有积极作用，尤其在肿瘤免疫治疗中有一定的辅助作用。因此，如何维持血尿酸水平的合理范围，抑制尿酸促氧化和促炎效应，发挥其抗氧化和辅助肿瘤免疫治疗的作用是今后研究的一项内容。

第二节　尿酸与肿瘤溶解综合征

1980 年，Cohen 首次报道了急性肿瘤溶解综合征（tumor lysis syndrome，TLS）。急性肿瘤溶解综合征是一种代谢急症，高尿酸血症是肿瘤溶解综合征患者常见的异常代谢之一，主要由肿瘤细胞自发或化疗导致迅速分解所致。

一、肿瘤溶解综合征相关研究

TLS 最常发生在急性淋巴细胞白血病和高度恶性淋巴瘤患者经细胞毒性药物化疗后，如侵袭性非霍奇金淋巴瘤（尤其是 Burkitt 淋巴瘤和弥漫性大 B 细胞淋巴瘤）、急性淋巴母细胞白血病和急性髓系白血病，其次是较晚期、肿瘤体积大的肝细胞癌、小细胞肺癌、乳腺癌等实体瘤。Rahmani 等总结了发生 TLS 的低、中、高风险（表 14-1）。Burkitt 淋巴瘤是高度侵袭性的非霍奇金淋巴瘤，治疗涉及 10 多种细胞毒性药物，如环磷酰胺、阿糖胞苷、多柔比星、依托泊苷、甲氨蝶呤、博来霉素、长春新碱等。细胞毒性药物化疗中大量恶性细胞被溶解导致代谢失衡，易发生高尿酸血症。此外，糖皮质激素受体表达量高的肿瘤细胞对糖皮质激素治疗敏感，易发生凋亡与坏死。强化化疗可以提高肿瘤的杀伤效果，对于化疗敏感的肿瘤强化化疗易诱发 TLS，导致严重的肾功能损害、心律失常、癫痫发作甚至死亡。因此，探索化疗强度的最佳决策即有效的低强度疗法，从而有效避免早期死亡率来提高生存率引起广泛关注。

除细胞毒性药物外，维奈托克、阿托珠单抗、Dinaciclib（一种新型 CDK 抑制剂）等新型靶向药物治疗引起 TLS 风险仍然存在。Howard 等开展一项关于血液系统恶性肿瘤患者新型靶向药物发生肿瘤溶解综合征的系统评价，结果发现用于间变性大细胞淋巴瘤的维布妥昔单抗、用于多发性骨髓瘤的卡非佐米和来那度胺、用于急性淋巴细胞白血病的达沙替尼和用于各种血液系统恶性肿瘤的奥泼佐米，TLS 发生率≤

表 14-1 TLS 的低、中、高风险

低风险（＜1%）	中风险（1%～5%）	高风险（＞5%）
急性髓系淋巴瘤 WBC ＜ 25×10^9/L 且 LDH ＜ 2 倍 ULN	成人 T 细胞淋巴瘤 / 白血病 弥漫性大 B 细胞淋巴瘤 外周 T 细胞淋巴瘤 转化性淋巴瘤 套细胞淋巴瘤血清乳酸脱氢酶（LDH）＞正常上限（ULN）且无淋巴肿块	所有 Burkitt 白血病 Ⅲ 期或Ⅳ期 Burkitt 淋巴瘤 早期 Burkitt 淋巴瘤 LDH ≥ 2 倍 ULN
慢性淋巴细胞白血病 / 小淋巴细胞淋巴瘤 WBC ＜ 50×10^9/L 且未行氟达拉滨、利妥昔单抗或维奈托克治疗	Ⅲ 期或Ⅳ期儿童间变性大细胞淋巴瘤 LDH ＜ 2 倍 ULN	急性淋巴细胞白血病 WBC ≥ 100×10^9/L 和（或）LDH ≥ 2 倍 ULN
多发性骨髓瘤与慢性粒细胞白血病	Ⅲ 期、Ⅳ期儿童弥漫性大 B 细胞淋巴瘤 LDH ≥ 2 倍 ULN	急性髓系白血病 WBC ≥ 100×10^9/L
其他类型的成人非霍奇金淋巴瘤	早期 Burkitt 淋巴瘤 LDH ＜ 2 倍 ULN	Ⅲ 期、Ⅳ期淋巴母细胞性淋巴瘤或早期淋巴母细胞性淋巴瘤 LDH ≥ 2 倍 ULN
其他实体肿瘤	急性淋巴细胞白血病 WBC ＜ 100×10^9/L 且 LDH ＜ 2 倍 ULN	慢性淋巴细胞白血病经维奈托克治疗，淋巴结 ≥ 10cm 或淋巴结 ≥ 5cm，淋巴细胞绝对计数 ≥ 25×10^9/L，血清尿酸水平升高
	急性髓系淋巴瘤 WBC（25～100）$\times 10^9$/L 急性髓系淋巴瘤 WBC ＜ 25×10^9/L 且 LDH ＞ 2 倍 ULN	成人 T 细胞淋巴瘤 / 白血病 弥漫性大 B 细胞淋巴瘤 外周 T 细胞淋巴瘤 转化性淋巴瘤 套细胞淋巴瘤 LDH ＞正常上限（ULN）且淋巴肿块较大
	早期淋巴母细胞淋巴瘤 LDH ＜ 2 倍 ULN	Ⅲ 期、Ⅳ期儿童弥漫性大 B 细胞淋巴瘤 LDH ≥ 2 倍 ULN
	慢性淋巴细胞白血病 / 小淋巴细胞淋巴瘤经氟达拉滨、利妥昔单抗或来那度胺治疗后淋巴结 ≥ 5cm 或淋巴细胞绝对值 ≥ 25×10^9/L 和（或）WBC ≥ 50×10^9/L	
	化疗高度敏感的罕见块状实体肿瘤（如神经母细胞瘤、生殖细胞癌和小细胞肺癌）	

注：WBC. 白细胞；LDH. 血清乳酸脱氢酶；ULN. 正常上限

5%，用于慢性淋巴细胞白血病的维奈托克 TLS 发生率约 8.9%，用于 B 细胞恶性肿瘤的嵌合抗原受体 T 细胞免疫疗法（chimeric antigen receptor T-Cell immunotherapy，CAR-T）和用于非霍奇金淋巴瘤阿托珠单抗 TLS 发生率约为 10%，用于急性白血病的 Dinaciclib TLS 发生率约为 15%，用于急性白血病的阿伏西地 TLS 发生率为 42%。Koehler 等研究了梅奥诊所 48 例接受维奈托克治疗的复发性慢性淋巴细胞性白血病患者，发现有 6 例（约 13%）患者发生了实验室 TLS，其中 3 例表现出临床 TLS，在不符合 TLS 标准的 42 例患者中 2 例（5%）发生高尿酸血症。Chen 等开展了一项多中心、单臂、Ⅱ期研究评估西达本胺联合利妥昔单抗在中国老年复发性或难治性 B 细胞淋巴瘤患者中的疗效和安全性，结果发现最常见的治疗相关不良事件中高尿酸血症的发生率为 30.8%。

TLS 多见于具有高快速细胞更新率的血液恶性肿瘤患者，如 Burkitt 淋巴瘤、急性髓性白血病和急性淋巴细胞性白血病，在实体瘤中发生率较低。然而，小细胞肺癌发生 TLS 的报道较多，可在任何治疗之前发生自发性肿瘤溶解综合征，或在诱导化疗、放疗或细胞溶解抗体治疗后不久发生。Khan 等报道了一例小细胞肺癌患者经类固醇（地塞米松 8mg bid）治疗 3 天后发生 TLS。Hayes 等报道一例广泛转移性小细胞肺癌伴有肝、骨和淋巴结转移患者，接受单次纳武利尤单抗输注后诱导 TLS。虽然纳武利尤单抗致 TLS 极为罕见，但也表明免疫检查点抑制剂有潜在的诱导 TLS 伴高尿酸血症甚至进展为急性肾衰竭的风险。

化疗栓塞也可致 TLS。常规经动脉化疗栓塞（conventional transcatheter arterial chemoembolization，cTACE）和载药微球经动脉化疗栓塞（drug-eluting bead transarterial chemoembolization，DEB-TACE）介入治疗巨块型肝癌的病例发展为 TLS 的概率较高。Chou 等针对已发表的肝细胞癌患者发生 TLS 的病例报告做了系统评价，结果发现经导管动脉化疗栓塞是 TLS 最常见的因素，发生率为 42.9%。Wang 等报道了两例肝细胞癌经导管化疗栓塞发生急性肿瘤溶解综合征的病例，TLS 可能发生在 TACE 后，易与造影剂引起的急性肾衰竭相混淆，临床医生应引起重视并注意鉴别。DEB-TACE 术后肿瘤坏死率较高，随着 DEB-TACE 应用的不断增加，TLS 的发生率可能会不断上升。

二、肿瘤溶解综合征的防治方法

TLS 是需要紧急识别和处理的一组代谢综合征，会带来各种代谢异常，包括高磷血症、高钾血症、低钙血症、高尿酸血症和氮质血症，最终可诱发急性少尿性肾衰竭。TLS 可能在治疗开始前自发发生，也可能在治疗开始后进一步恶化。因此，临床医生应该对每个住院的癌症患者，特别是那些接受化疗的患者进行 TLS 风险分层。监测、补水和降尿酸治疗是对存在 TLS 风险患者的基本预防措施。已确诊 TLS 的患者应在重症监护病房通过积极的水化治疗、使用利尿剂、磷酸盐黏合剂、降尿酸药物及针对难治性病例进行透析等治疗。

充分水化并且维持出入量平衡是预防 TLS 的基石。静脉补液的目的是增加肾血流量及肾小球滤过率，减少尿酸及磷酸钙在肾小管的沉积，还有利于促进血钾、血磷的排泄。静脉补液过程中应密切监测尿量，尿量一般应保持在 70～100ml/（m²·h），同时停止补充外源性钾和钙，对于高危患者还应密切监测尿量、尿酸、肌酐和血清电解质（钾、钙、磷）。晶体液的选择应取决于患者临床情况和电解质状态。如果患者低血容量或低钠血症，应以等渗盐水作为初始补液溶剂，肾功能正常患者一般不需要使用利尿剂，排除低血容量和梗阻性尿路病变的患者可以考虑使用利尿剂来增加尿量。乙酰唑胺或碳酸氢钠可碱化尿液具有潜在地促进尿酸排泄作用，但因为有潜在的磷酸钙沉淀风险、加重肾损伤和低钙血症，在 TLS 治疗中存在争议。根据容量状态和合并症，一般每天补液量为 2～3L/m² 晶体液。

　　降尿酸治疗取决于患者 TLS 发生的风险高低。别嘌醇是中危患者的首选药物，常用推荐剂量为成人每 8 小时 100mg/m²（每日最高 800mg/m²），儿童每 8 小时 50～100mg/m²（每日最高 300mg/m²）或每天 10mg/kg（每 8 小时分剂量）。对于急性肾损伤或同时服用硫唑嘌呤或巯嘌呤的患者，别嘌醇必须减量使用。拉布立酶是一种重组尿酸酶，通过将尿酸转化为高度可溶性的尿囊素发挥降尿酸作用，近期研究表明，拉布立酶能迅速减少现有尿酸池和阻止黄嘌呤和次黄嘌呤的沉积，促进磷的排泄，无须碱化。拉布立酶能安全和有效地预防和管理儿童及成人肿瘤溶解高风险人群。2010 年发表在临床肿瘤学杂志上的 III 期临床试验进一步证实，拉布立酶对比别嘌醇能更快速降低肿瘤溶解综合征高风险患者的尿酸水平，其单用或序贯联合别嘌醇使用都具有很好的安全性。拉布立酶的用法用量为 0.2mg/kg，每天 1 次，连续 5～7 天，根据临床情况和（或）对第一剂的药物反应制定治疗时间。拉布立酶禁用于葡萄糖-6-磷酸脱氢酶缺乏症患者，副作用有高铁血红蛋白血症、溶血和过敏反应。使用拉布立酶的 TLS 患者最好在重症监护环境中进行连续监测，每 4～6 小时监测一次血清电解质、肌酐和尿酸，在血尿酸水平恢复正常前，应继续使用拉布立酶。在急性肾损伤恶化、难治性容量超载、电解质异常恶化时应考虑肾脏替代治疗。非布司他具有较少的药物相互作用，轻中度肾功能不全患者不需剂量调整，对其他参与嘌呤/嘧啶代谢的酶影响最小等优势，但与别嘌醇相比，使用非布司他的支持证据不够有力。Howard 等报道采用非布司他预防 TLS，但 3%～5% 的患者出现了 TLS 的实验室和（或）临床症状。

参 考 文 献

雷巧，罗春香，2022. 肿瘤溶解综合征的处理. 中国临床医生杂志，50(1): 23-25.

刘芳，白胜利，付平，等，2007. 多发性骨髓瘤肾功能不全患者临床与预后分析. 华西医学，22(1): 132-134.

王凤凤，2000. 探讨影响多发性骨髓瘤肾功能的相关因素. 中国中西医结合肾病杂志，(2):103.

吴冕，陈海冰，2016. 高尿酸血症与癌症. 中华内分泌代谢杂志，32(5): 429-432.

Abu-Alfa AK, Younes A, 2010. Tumor Lysis syndrome and acute kidney injury: evaluation, prevention, and management. Am J Kidney Dis, 55(5): S1-S13.

Ames BN, Cathcart R, Schwiers E, et al, 1981. Uric acid provides an antioxidant defense in humans against oxidant- and radical-caused aging and cancer: a hypothesis. Proc Natl Acad Sci USA, 78(11): 6858-6862.

Bo S, Gambino R, Durazzo M, et al, 2008. Associations between serum uric acid and adipokines, markers of inflammation, and endothelial dysfunction. J Endocrinol Invest, 31(6): 499-504.

Boffetta P, Nordenvall C, Nyrén O, et al, 2009. A prospective study of gout and cancer. Eur J Cancer Prev, 18(2): 127-132.

Cammalleri L, Malaguarnera M, 2007. Rasburicase represents a new tool for hyperuricemia in tumor lysis syndrome and in gout. Int J Med Sci, 4(2): 83-93.

Chen CJ, Yen JH, Chang SJ, 2014. Gout patients have an increased risk of developing most cancers, especially urological cancers. Scand J Rheumatol, 43(5): 385-390.

Chen XR, Wang HQ, Sun XH, et al, 2021. Safety of chidamide plus rituximab in elderly patients with relapsed or refractory B-cell lymphoma in China: a multicenter, single-arm, phase II study. Ann Transl Med, 9(24): 1769.

Chou JW, Cheng KS, Akella T, et al, 2021. Tumor Lysis syndrome in patients with hepatocellular carcinoma: a systematic review of published case reports. Cureus, 13(10): e19128.

Cohen LF, Balow JE, Magrath IT, et al, 1980. Acute tumor lysis syndrome. A review of 37 patient with Burkitt's lymphoma. Am J Med, 68(4): A21.

Cortes J, Moore JO, Maziarz RT, et al, 2010. Control of plasma uric acid in adults at risk for tumor Lysis syndrome: efficacy and safety of rasburicase alone and rasburicase followed by allopurinol compared with allopurinol alone: results of a multicenter phase III study. J Clin Oncol, 28(27): 4207-4213.

Cudmore RE, Boothroyd A, 1985. When are airgun pellets better left alone. Lancet, 1(8431): 765-766.

De Angelis S, Noce A, Di Renzo L, et al, 2007. Is rasburicase an effective alternative to allopurinol for management of hyperuricemia in renal failure patients? A double blind-randomized study. Eur Rev Med Pharmacol Sci, 11(3): 179-184.

Digumarti R, Sinha S, Nirni SS, et al, 2014. Efficacy of rasburicase (recombinant urate oxidase) in the prevention and treatment of malignancy-associated hyperuricemia: an Indian experience. Indian J Cancer, 51(2): 180-183.

Fini MA, Elias A, Johnson RJ, et al, 2012. Contribution of uric acid to cancer risk, recurrence, and mortality. Clin Transl Med, 1(1): 16.

Galardy PJ, Hochberg J, Perkins SL, et al, 2013. Rasburicase in the prevention of laboratory/clinical tumour lysis syndrome in children with advanced mature B-NHL: a Children's Oncology Group Report. Br J Haematol, 163(3): 365-372.

Goicoechea M, de Vinuesa SG, Verdalles U, et al, 2010. Effect of allopurinol in chronic kidney disease progression and cardiovascular risk. Clin J Am Soc Nephrol, 5(8): 1388-1393.

Hammarsten J, Damber JE, Peeker R, et al, 2010. A higher prediagnostic insulin level is a prospective risk factor for incident prostate cancer. Cancer Epidemiol, 34(5): 574-579.

Hayes SM, Wiese C, Schneidewend R, 2021. Tumor Lysis Syndrome following a Single Dose of Nivolumab for Relapsed Small-Cell Lung Cancer. Case Rep Oncol, 14(3): 1652-1659.

Howard SC, Jones DP, Pui CH, 2011. The tumor lysis syndrome. N Engl J Med, 364(19): 1844-1854.

Howard SC, Trifilio S, Gregory TK, et al, 2016. Tumor lysis syndrome in the era of novel and targeted agents in patients with hematologic malignancies: a systematic review. Ann Hematol, 95(4): 563-573.

Hu DE, Moore AM, Thomsen LL, et al, 2004. Uric acid promotes tumor immune rejection. Cancer Res, 64(15): 5059-5062.

Hu LL, Wang XX, Chen XC, et al, 2007. BCRP gene polymorphisms are associated with susceptibility and survival of diffuse large B-cell lymphoma. Carcinogenesis, 28(8): 1740-1744.

Kanchustambham V, Saladi S, Patolia S, et al, 2017. Spontaneous tumor Lysis syndrome in small cell lung cancer. Cureus, 9(2): e1017.

Karbowska A, Boratynska M, Kusztal M, et al, 2009. Hyperuricemia is a mediator of endothelial dysfunction and inflammation in renal allograft recipients. Transplant Procl, 41(8): 3052-3055.

Khan F, Ayub S, Mehmood Q, et al, 2017. Steroid-induced tumour lysis syndrome in small-cell lung cancer. Oxf Med Case Reports, (5): omx018.

King's College Hospital. Gout and Cancer. (Under the care of Dr. BUDD). Lancett, 57(1444): 482-483.

Kolonel LN, Yoshizawa C, Nomura AM, et al, 1994. Relationship of serum uric acid to cancer occurrence in a prospective male cohort. Cancer Epidemiol Biomarkers Prev, 3(3): 225-228.

Korenaga Y, Naito K, Okayama N, et al, 2005. Association of the BCRP C421A polymorphism with nonpapillary renal cell carcinoma. Int J Cancer, 117(3): 431-434.

Kuhn S, Hyde EJ, Yang JP, et al, 2013. Increased numbers of monocyte-derived dendritic cells during successful tumor immunotherapy with immune-activating agents. J Immunol, 191(4): 1984-1992.

Levine AM, 2002. Challenges in the management of Burkitt's lymphoma. Clin Lymphoma, 3(Suppl 1): S19-S25.

Martinon F, Pétrilli V, Mayor A, et al, 2006. Gout-associated uric acid crystals activate the NALP3 inflammasome. Nature, 440(7081): 237-241.

Mir A, 1977. Renal excretion of uric acid and its relation to relapse and remission in acute myeloid leukaemia. Nephron, 19(2): 69-80.

Mirrakhimov AE, Voore P, Khan M, et al, 2015. Tumor lysis syndrome: a clinical review. World J Crit Care Med, 4(2): 130-138.

Mughal TI, Ejaz AA, Foringer JR, et al, 2010. An integrated clinical approach for the identification, prevention, and treatment of tumor lysis syndrome. Cancer Treat Rev, 36(2): 164-176.

Oka Y, Tashiro H, Sirasaki R, et al, 2014. Hyperuricemia in hematologic malignancies is caused by an insufficient urinary excretion. Nucleosides Nucleotides Nucleic Acids, 33(4/5/6): 434-438.

Pession A, Melchionda F, Castellini C, 2008. Pitfalls, prevention, and treatment of hyperuricemia during tumor lysis syndrome in the era of rasburicase (recombinant urate oxidase). Biologics, 2(1): 129-141.

Preitner F, Laverriere-Loss A, Metref S, et al, 2013. Urate-induced acute renal failure and chronic inflammation in liver-specific Glut9 knockout mice. Am J Physiol Renal Physiol, 305(5): F786-F795.

Puri I, Sharma D, Gunturu KS, et al, 2020. Diagnosis and management of tumor lysis syndrome. J Community Hosp Intern Med Perspect, 10(3): 269-272.

Rahmani B, Patel S, Seyam O, et al, 2019. Current understanding of tumor lysis syndrome. Hematol Oncol, 37(5): 537-547.

Rieselbach RE, Bentzel CJ, Cotlove E, et al, 1964. Uric acid excretion and renal function in the acute hyperuricemia of leukemia. Am J Med, 37(6): 872-884.

Sasaki K, Kadia T, Begna K, et al, 2022. Prediction of early (4-week) mortality in acute myeloid leukemia with intensive chemotherapy. Am J Hematol, 97(1): 68-78.

Sautin YY, Johnson RJ, 2008. Uric acid: the oxidant-antioxidant paradox. Nucleosides Nucleotides Nucleic Acids, 27(6): 608-619.

Sautin YY, Nakagawa T, Zharikov S, et al, 2007. Adverse effects of the classic antioxidant uric acid in adipocytes: NADPH oxidase-mediated oxidative/nitrosative stress. Am J Physiol Cell Physiol, 293(2): C584-C596.

Shi Y, Evans JE, Rock KL, 2003. Molecular identification of a danger signal that alerts the immune system to dying cells. Nature, 425(6957): 516-521.

Shi Y, Galusha SA, Rock KL, 2006. Cutting edge: elimination of an endogenous adjuvant reduces the activation of CD8 T lymphocytes to transplanted cells and in an autoimmune diabetes model. J Immunol, 176(7): 3905-3908.

Shin HS, Lee HR, Lee DC, et al, 2006. Uric acid as a prognostic factor for survival time: a prospective cohort study of terminally ill cancer patients. J Pain Symptom Manage, 31(6): 493-501.

Siddiqui AA, Palmer BF, 2011. Metabolic syndrome and its association with colorectal cancer: a review. Am J Med Sci, 341(3): 227-231.

Stotz M, Szkandera J, Seidel J, et al, 2014. Evaluation of uric acid as a prognostic blood-based marker in a large cohort of pancreatic cancer patients. PLoS One, 9(8): e104730.

Strasak AM, Lang S, Kneib T, et al, 2009. Use of penalized splines in extended Cox-type additive hazard regression to flexibly estimate the effect of time-varying serum uric acid on risk of cancer incidence: a prospective, population-based study in 78, 850 men. Ann Epidemiol, 19(1): 15-24.

Strasak AM, Rapp K, Hilbe W, et al, 2007. Serum uric acid and risk of cancer mortality in a large prospective male cohort. Cancer Causes Control, 18(9): 1021-1029.

Strasak AM, Rapp K, Hilbe W, et al, 2007. The role of serum uric acid as an antioxidant protecting against cancer: prospective study in more than 28 000 older Austrian women. Ann Oncol, 18(11): 1893-1897.

Strazzullo P, Puig JG, 2007. Uric acid and oxidative stress: relative impact on cardiovascular risk. Nutr Metab Cardiovasc Dis, 17(6): 409-414.

Szkandera J, Gerger A, Liegl-Atzwanger B, et al, 2015. Uric acid levels in blood are associated with clinical outcome in soft-tissue sarcoma patients. Clin Chem Lab Med, 53(3): 493-497.

Tanriverdi O, Cokmert S, Oktay E, et al, 2014. Prognostic significance of the baseline serum uric acid level in non-small cell lung cancer patients treated with first-line chemotherapy: a study of the Turkish Descriptive Oncological Researches Group. Med Oncol, 31(10): 217.

Wang H, Chen G, Gao HJ, et al, 2020. Successful treatment of acute tumor lysis syndrome associated with transcatheter chemoembolization with large hepatocellular carcinomas: two case reports. Transl Cancer Res, 9(10): 6516-6521.

Wang SZ, Liu XY, He ZK, et al, 2016. Hyperuricemia has an adverse impact on the prognosis of patients with osteosarcoma. Tumour Biol, 37(1): 1205-1210.

Wang YH, Ma XL, SuC, et al, 2015. Uric acid enhances the antitumor immunity of dendritic cell-based vaccine. Sci Rep, 5: 16427.

Xu XL, Rao GS, Groh V, et al, 2011. Major histocompatibility complex class I-related chain A/B (MICA/B) expression in tumor tissue and serum of pancreatic cancer: role of uric acid accumulation in gemcitabine-induced MICA/B expression. BMC Cancer, 11: 194.

Yamagishi K, Tanigawa T, Kitamura A, et al, 2010. The rs2231142 variant of the ABCG2 gene is associated with uric acid levels and gout among Japanese people.Rheumatology (Oxford), 49(8): 1461-1465.

Yu MN, Sánchez-Lozada LG, Johnson R J, et al, 2010. Oxidative stress with an activation of the renin-angiotensin system in human vascular endothelial cells as a novel mechanism of uric acid-induced endothelial dysfunction. J Hypertens, 28(6): 1234-1242.

第三篇

3

高尿酸血症的防治

　　如前所述，高尿酸血症大多无任何症状，部分可进展为痛风、痛风石及尿酸性肾病，随着研究的深入，越来越多的证据表明，高尿酸血症是心脑血管疾病、高血压、糖尿病、肥胖及代谢综合征等疾病的独立危险因素，是过早死亡的独立预测因子。国内外指南一致认为，高尿酸血症是继糖尿病之后的一大类代谢性疾病，需要长期甚至是终生的监测和管理。本篇将从生活方式和药物管理来详细阐述高尿酸血症和痛风的防治。

第 15 章

生活方式与高尿酸血症

高尿酸血症是与生活方式相关的代谢性疾病，长期大量摄入富含嘌呤食物、酗酒等不良生活方式是高尿酸血症和痛风发病的重要因素，因此保持健康的生活方式是预防高尿酸血症的关键，也是所有高尿酸血症患者基本的治疗手段，同时有利于对糖尿病、代谢综合征及心脑血管疾病等合并症的管理。目前国内外推荐的健康生活方式包括限制酒精及高嘌呤、高果糖食物的摄入，鼓励奶制品和新鲜蔬菜的摄入及适量饮水，不推荐也不限制豆制品的摄入，规律运动，控制体重。本章将论述饮食及其他生活方式与高尿酸血症的关系。

第一节　饮食与高尿酸血症

外源性嘌呤不是尿酸的主要来源，仅占 20%。但近 10 余年的流行病学调查发现，高尿酸血症的发生及痛风的发作与饮食相关。Meta 分析结果显示良好的饮食习惯可以降低血尿酸水平约 18%，所以饮食治疗是高尿酸血症最重要的非药物治疗措施。

一、高嘌呤食物——海产品、肉类与尿酸的关系及相关研究

Choi 等研究发现，大量红肉及加工肉摄入者（> 1.53 份/天）血尿酸水平比少量摄入者（< 0.59 份/天）高 29μmol/L（95%CI 0.34 ~ 0.61）；大量摄入海产品（> 0.3份/天）人群血尿酸水平比少量摄入海产品者（< 0.03 份/天）高 10μmol/L（95%CI 0.06 ~ 0.27）。Choi 等开展的另一项研究还显示，大量肉类摄入（> 1.92 份/天）人群痛风发生风险高于相对少量摄入（< 0.81 份/天）人群（OR=1.41，95%CI 1.07 ~ 1.86）；大量海鲜摄入（> 0.56 份/天）人群痛风发生风险也高于相对少量海鲜摄入（< 0.15 份/天）人群（OR=1.51，95%CI 1.17 ~ 1.95）。程晓宇等研究认为大量的肉类、动物内脏和贝类摄入是痛风的危险因素（OR 分别为 2.99、5.34 和 6.11）。

由此可见，海产品与肉类摄入可升高血尿酸水平，是痛风发生的危险因素。根据食物嘌呤含量不同，目前将食物归类为低嘌呤食物（每 100g 食物含嘌呤小于 25mg）、中等嘌呤食物（每 100g 食物含嘌呤 25 ~ 150mg），以及高嘌呤食物（每 100g 食物含嘌呤 150 ~ 1000mg）三大类（表 15-1），供大家参考。

表 15-1　各类食物中嘌呤含量一览表[每 100g 食物中的嘌呤含量（mg）]

类别	低嘌呤食物	中嘌呤食物	高嘌呤食物
谷薯类	麦片(24.4)、糙米(22.4)、面线(19.8)、面条(19.8)、通心粉(16.5)、糯米(17.7)、面粉(17.1)、白米(18.1)、淀粉(14.8)、小麦(12.1)、米粉(11.1)、芋头(10.1)、高粱(9.7)、玉米(9.4)、冬粉(7.8)、小米(7.3)、树薯粉(6)、马铃薯(3.6)、荸荠(2.6)、甘薯(2.4)	米糠(54)、大豆(27)、薏米(25)、燕麦(25)	
蔬菜类	菜花花菜(24.9)、芫荽(20)、雪里蕻(24.4)、韭菜花(19.5)、空心菜(17.5)、芥蓝菜(18.5)、茼蒿(16.8)、莴仔菜(15.2)、高子青蒿(16.3)、辣椒(14.2)、小黄瓜(14.6)、茄子(14.3)、青葱(13)、白菜(12.6)、山东白菜(12.6)、芹菜(12.4)、荠菜(12.4)、包心白菜(12.4)、丝瓜(11.4)、苦菜(11.3)、萝卜干(11)、榨菜(10.2)、圆白菜(9.7)、胡萝卜(8.9)、黑木耳(8.8)、苋菜(8.7)、葱头(8.7)、青椒(8.7)、蒜头(8.7)、酸菜类(8.6)、腌菜类(8.6)、胡瓜(8.2)、萝卜(7.5)、葫芦(7.2)、姜(5.3)、番茄(4.2)、洋葱(3.5)、冬瓜(2.8)、南瓜(2.8)	海带(96.6)、金针菇(60.9)、笋干(53.6)、海藻(44.2)、大蒜(38.2)、大葱(38.2)、九层塔(33.9)、高蒿菜(33.4)、油菜(30.2)、菜豆(29.7)、生竹笋(29)、蘑菇(28.4)、鲍鱼菇(26.7)、韭菜(25)	紫菜(274)
豆类及豆制品	豆芽菜(14.6)	黑豆(137.4)、黄豆(116.5)、疏豆(75.7)、绿豆(75.1)、豆干(66.5)、熏干(63.6)、杂豆(57)、花豆(57)、豆腐(55.5)、红豆(53.2)、皇帝豆(32.2)、四季豆(29.7)、豆浆(27.7)	豆芽(166)

续表

类别	低嘌呤食物	中嘌呤食物	高嘌呤食物
肉类	猪血（11.8）	鸡心（125）、瘦猪肉（122.5）、鸭肠（121）、羊肉（111.5）、兔肉（107.6）、牛肉（83.7）、猪肉（83.7）、鸽子（80）、牛肚（79）、猪脑（66.3）、猪心（65.3）、火腿（55）、猪皮（29.8）	小牛颈肉（1260）、熏羊脾（773）、鸭肝（301.5）、鸡肝（293.5）、猪脾（270.6）、猪大小肠（262.2）、马肉（200）、猪肝（169.5）、牛肝（169.5）、鹅肉（165）、鸭心（146.9）、鸡腿肉（140.3）、猪肺（138.7）、鹿肉（138.4）、鸭肉（138.4）、鹿肉（138）、鸭胗（137.4）、鸡胸肉（137.4）、猪肾（133）、猪腰（132.6）、猪肚（132.4）
水产类	鳜鱼（24）、海蜇皮（9.3）、海参（4.2）	鱼子酱（144）、吞拿鱼（142）、黑鳍（140.6）、草鱼（140.3）、黑鲳鱼（140.3）、红鲏（140.3）、虾（137.7）、鲤鱼（137.1）、鲫鱼（137.1）、刀鱼（134.9）、大比目鱼（125）、蚬子（114）、鳗鱼（113.1）、鲍鱼（112.4）、鱼翅（110.6）、旗鱼（109.8）、鳕鱼（109）、螃蟹（92.8）、乌贼（89.8）、螃蟹（81.6）、鲨鱼皮（73.2）、鲑鱼（70）、鲈鱼（70）、鱼丸（63.2）、金枪鱼（60）	白带鱼皮（3509）、小鱼干（1538.9）、熏鲱鱼（840）、蚌蛤（436.3）、白带鱼（391.6）、带鱼（391.6）、干贝（390）、青鱼鲱鱼（378）、鳊鱼干（366.7）、凤尾鱼（363）、秋刀鱼（355.4）、皮刀鱼（355.4）、沙丁鱼（345）、蛤蜊（316）、蛙鱼（297）、吻仔鱼（284.2）、三文鱼（250）、牡蛎（239）、生蚝（239）、白鲳鱼（238.1）、鲳鱼（238）、鱿鱼（226.2）、鲫鱼（217.5）、鲑鱼（202.4）、罗非鱼（199.4）、鲭鱼（194）、乌鱼（183.2）、魟目鱼（180）、鲨鱼（166.8）、草虾（162）、海鳗（159.5）
蛋/奶/糕点类	奶粉脱脂（15.7）、蛋黄（6.6）、鸡蛋白（3.7）、鸭蛋白（3.4）、鸭蛋黄（3.2）、鸡蛋黄（2.6）、皮蛋白（2）、牛奶（2）、皮蛋黄（1.4）	黑麦薄脆（60）、干酪（32）	

续表

类别	低嘌呤食物	中嘌呤食物	高嘌呤食物
水果类	草莓 (21)、大樱桃 (17)、小番茄 (7.6)、番石榴 (4.8)、李子 (4.2)、哈密瓜 (4)、柠檬 (3.4)、橘子 (3)、橙子 (3)、芒果 (2)、木瓜 (1.6)、阳桃 (1.4)、桃子 (1.3)、枇杷 (1.3)、香蕉 (1.2)、梨子 (1.1)、鸭梨 (1.1)、西瓜 (1.1)、凤梨 (0.9)、菠萝 (0.9)、葡萄 (0.9)、苹果 (0.9)、石榴 (0.8)、杏子 (0.1)	无花果 (64)	
硬果／干果类	瓜子 (24.2)、龙眼干 (8.6)、核桃 (8.4)、黑枣 (8.3)、红枣 (6)、葡萄干 (5.4)	干莲花籽 (143)、花生 (96.3)、白芝麻 (89.5)、腰果 (80.5)、黑芝麻 (57)、莲子 (40.9)、栗子 (34.6)、杏仁 (31.7)	
药材／调味类及其他	银耳 (98.9)、白术 (98.9)、味噌 (34.3)、枸杞 (31.7)、酱油 (25)、啤酒 (14)、高鲜味精 (12.3)、冬瓜糖 (7.1)、番茄酱 (3)、果酱 (1.9)、米醋 (1.5)、糯米醋 (1.5)、蜂蜜 (1.2)	酵母粉 (559.1)、香菇 (214.5)	

二、果糖和甜饮料与尿酸的关系及相关研究

果糖存在于水果和蔬菜中，是一种单糖，可为人体提供燃料，也是唯一能提高血清尿酸水平的糖。含糖饮料是果糖的主要来源，饮用含糖饮料会提高血清尿酸水平，并与痛风风险增加有关。近几十年来，食用糖和高果糖玉米糖浆等糖类的消费量急剧增加，与肥胖、代谢综合征、糖尿病和高尿酸血症痛风的发病率增加密切相关，但果糖与高尿酸血症之间的关系仍存在争议。Sun 等开展的一项 1999 ~ 2004 年美国全民健康和营养检查调查研究，结果表明膳食果糖摄入量增加与高尿酸血症风险增加无关。但另有多项研究却显示果糖摄入过多会导致血液中尿酸水平过高。Choi 等研究发现，每天饮料中添加 1 ~ 3.9 份糖与不添加糖者比较，血尿酸水平增加 19.8μmol/L，高尿酸血症发生风险 OR 值为 1.51；与每个月不超过 1 杯甜饮料的人比较，每天摄入 2 杯或 2 杯以上甜饮料痛风发生风险增加 1.85 倍。Jamnik 等纳入 125 299 例受试者的荟萃分析也显示，高果糖摄入量与痛风风险增加有关。Ebrahimpour 等荟萃分析显示，在成人中，含糖饮料的消费与痛风和高尿酸血症风险升高之间存在显著相关性。当然，日常生活中必须平衡食用此类水果的缺点与食用水果的积极影响，如维生素、抗氧化剂和膳食纤维，因此需要更多的研究来了解水果摄入与高尿酸血症之间的剂量 - 反应关系。

甜饮料与高果糖摄入引起血尿酸水平升高的可能机制：①果糖主要在肝脏代谢，可促进 ATP 降解为 AMP，AMP 水平的提高可进一步促进 AMP 脱氨酶介导的 AMP 降解为尿酸盐，并刺激嘌呤核苷酸分解和嘌呤合成，增加血中尿酸和乳酸水平；②果糖可增加胰岛素抵抗，继而形成高胰岛素血症，降低尿酸排泄；果糖和甜饮料还可影响基因 *SLC2A9* 和 *ABCG2* 的多态性，影响等位基因的表达，从而对血尿酸水平产生影响。

三、乳制品与尿酸的关系及相关研究

乳制品嘌呤含量较低，几项研究表明，摄入牛奶或乳制品在预防痛风或降低发病率方面具有有益作用，是营养专家推荐较多的食品。乳制品摄入多少与血尿酸水平的关系一直是人们关注的热点。Choi 等研究发现，每天摄入 2 份以上乳制品血尿酸水平比每天摄入 0.5 份以下乳制品低 12.5μmol/L。Choi 等开展的另一项研究还显示，每天摄入超过 2.88 份乳制品患痛风的风险低于每天摄入少于 0.88 份乳制品（OR=0.56，95%CI 0.42 ~ 0.74）。Zgaga 等研究也发现，男性每日喝两杯或两杯以上脱脂牛奶或低脂酸奶与每个月摄入少于一杯者比较，痛风发生风险降低 46%。

已有研究表明，牛奶中的乳清酸、乳清蛋白及酪蛋白吸收后可促进尿酸排泄。小鼠急性痛风模型和细胞实验结果显示，乳制品的分解成分糖巨肽和牛奶脂肪 G600 提取物可通过降低 IL-1β 表达来发挥抗炎功效。有研究发现脱脂牛奶可以使痛风患者 GMP 和 G600 显著升高。近年来维生素 D 被认为具有内分泌和免疫调节等多种生理功能，痛风患者 1，25- $(OH)_2$- 维生素 D_3 水平偏低，牛奶中含有维生素 D，同时也发现降尿酸药物治疗后 1，25- $(OH)_2$- 维生素 D_3 水平升高，但是目前尚无研究发现补充维

生素 D 可以预防和治疗高尿酸血症。然而目前的研究结果表明，乳制品对高尿酸血症具有保护作用，可能是通过促进尿酸排泄和潜在的抗炎功效完成的。

四、蔬菜与尿酸的关系及相关研究

尿酸在碱性环境中的溶解度远远高于酸性环境，蔬菜、水果多属碱性食物，可防止尿酸结晶形成并促使其溶解，增加尿酸的排出量。一项临床研究发现富含嘌呤的蔬菜（如菠菜、花椰菜和蘑菇等）摄入有较低的高尿酸血症的风险。程晓宇等研究发现经常食用新鲜蔬菜对痛风有预防作用（OR=0.072）。袁智敏等对 1784 名广州市常住居民的调查得出，新鲜蔬菜的摄入与血尿酸呈显著负相关，多摄入蔬菜者患高尿酸血症的风险比摄入低者低 29%。苏格兰的一项横断面研究纳入 2076 名健康人群，基线平均血尿酸水平为（283.8±72.1）μmol/L，结果显示嘌呤含量高的蔬菜（花菜、菠菜、扁豆等）摄入量与血尿酸无相关。另一项大规模人群研究结果也发现，嘌呤含量丰富的蔬菜摄入与痛风的发生风险无关。因此，目前认为摄入新鲜蔬菜预防高尿酸血症及痛风是有积极作用的，与过去观点不同的是，嘌呤含量丰富的蔬菜不会升高血尿酸及增加痛风发生风险。在一项 2076 名健康参与者的病例对照研究中，通过多元回归分析得出富含嘌呤的蔬菜摄入量与尿酸盐浓度无关（P=0.38）。然而有趣的是，尽管缺乏证据表明限制高嘌呤蔬菜的摄入是有益的，但目前专家仍然建议限制食用。

五、水、茶、咖啡与尿酸的关系及相关研究

（一）水

桑拿浴已被证明可增加尿酸、次黄嘌呤和黄嘌呤的血浆浓度，同时减少尿酸的排泄，这表明脱水与增强的嘌呤降解和尿酸排泄减少之间存在关系，可导致血尿酸浓度增加。卢味等研究显示，饮水＞2500ml/d 痛风患者 7 天后关节疼痛及局部肿胀消失，而饮水＜1500ml/d 痛风患者直到 11～13 天后关节疼痛及局部肿胀消失，饮水＞2500ml/d 组血尿酸下降明显优于饮水＜1500ml/d 组（P＜0.05）。许全成等也得出，饮水过少是高尿酸血症和痛风的危险因素（OR=2.97，95%CI 1.64～5.38）。一项基于互联网的病例交叉研究的结果表明，痛风发作前 24 小时内足够的水消耗量与痛风复发发作的显著减少有关（水消耗量≥1920ml 时减少 46%）。因此对于高尿酸血症患者，建议每天饮水 1500ml 以上，对于痛风患者，建议每天饮水 2000ml 以上。

（二）茶

从嘌呤的含量来讲，茶属于低嘌呤饮料。茶多酚是茶的主要化学成分。研究表明，茶多酚具有抑制肝内黄嘌呤氧化酶的作用，饮茶与血尿酸呈负相关，可能与茶的利尿和抗氧化活性有关。一项动物研究表明，绿茶可能会降低血清尿酸水平，但也有研究发现饮用绿茶呈浓度依赖性增加高尿酸血症的发生风险，也有研究显示饮用绿茶对血尿酸无明显影响。Bahorun 等研究发现，在男性和女性，饮用红茶最多者可分别降低血尿酸水平 9.4% 和 7.1%，而新近的一项研究发现，红茶摄入与血尿酸水平不相关。这些研究的差异可能与不同人群基础血尿酸水平不同有关，但在得出结论之前还需要

进一步研究。

（三）咖啡

Choi 等发现，血液中的尿酸水平随着咖啡的增加而显著降低。来自 89 000 名美国女性和 46 000 名美国男性的两个前瞻性队列的研究结果表明，高咖啡消费量（≥ 4 杯 / 天）与痛风的风险显著降低（40% ～ 60%）相关。咖啡是咖啡因的主要来源，咖啡因是一种甲基黄嘌呤，已被证明可以竞争性地抑制大鼠的黄嘌呤氧化酶，因此，咖啡因可通过降低血清尿酸浓度而对痛风产生预防作用。另外的研究表明饮用咖啡还可通过其他机制降低痛风风险，如减少炎症、氧化应激、葡萄糖和胰岛素浓度，以及改善胰岛素抵抗等。

六、大豆和豆制品与尿酸的关系及相关研究

大豆中的嘌呤含量在食物中属于中等水平，100g 大豆的嘌呤含量为 137mg。以往的研究发现短期摄入豆制品可升高血尿酸，因此医生和营养师告诫高尿酸血症患者尽量少选用豆制品。但这些研究往往观察周期较短、样本量较小，多基于正常人群。Raquel 等研究发现大豆食品（如黄豆、豆芽、豆腐、炸豆腐、素鸡和豆腐糕）的摄入与高尿酸血症的风险较低相关，未加工的大豆和高尿酸血症的关联也没有达到显著性差异，研究团队还发现，豆奶的摄入量与高尿酸血症呈负相关。中国香港的一项随机临床试验纳入 450 名高血压前期或糖尿病前期的绝经后女性患者，其中 19.3% 合并有高尿酸血症，高于同年龄段中国南方地区女性高尿酸血症发生率（6.2% ～ 15.1%），受试者被随机分成豆制品组和牛奶对照组，经过 6 个月与对照组相比，豆制品组血尿酸降低 14.5μmol/L，降幅达 4.9%。据此推测血尿酸下降可能与受试者基础血尿酸水平较高有关。

研究表明，雌激素可能抑制尿酸形成。大豆异黄酮是一种弱的类雌激素样物质。动物研究结果显示，黄酮类物质在体内可以抑制黄嘌呤氧化酶的形成，但也有研究发现黄酮类物质可升高血尿酸。人群研究没有发现提纯的异黄酮会影响血尿酸水平。目前关于大豆异黄酮干预尿酸的研究较少，相关作用尚不确定。

实际上不同的豆制品嘌呤含量不同。100g 豆腐、豆芽和豆浆的嘌呤含量分别为63.6mg、14.6mg、12.7mg。嘌呤含量高低与加工制作过程中加入水分后嘌呤流失或核酸分解有关。因此，目前研究认为嘌呤含量相对较高的豆制品，对于高尿酸血症可能是保护性的膳食因素，豆类食品的嘌呤含量也因加工方式而异，所以近期国内外指南对豆制品的摄入一致更改为不推荐也不限制。

七、维生素 C 与尿酸的关系及相关研究

一项随机对照研究表明，每天补充 500mg 维生素 C 2 个月可以通过增加肾小球滤过率来降低血清尿酸水平。13 项随机对照试验的荟萃分析显示，补充维生素 C 显著降低血清尿酸水平。Gao 等一项基于人群的队列研究调查维生素 C 摄入量与血清尿酸之间的关系，共纳入 1387 名无高血压且 BMI < 30kg/m² 男性进行随访，并随访观察

血清尿酸水平，发现随着维生素 C 摄入量的增加 < 90mg/d、90 ～ 249mg/d、250 ～ 499mg/d、500 ～ 999mg/d 和 ≥ 1000mg/d，血尿酸水平也逐渐下降，分别为 6.4mg/dl、6.1mg/dl、6.0mg/dl、5.7mg/dl 和 5.7mg/dl。Sun 等一项全民健康和营养检查的横断面调查研究结果显示，不论男性还是女性，总维生素 C 和膳食维生素 C 摄入量与美国普通成年人群的高尿酸血症呈负相关。Neogi 等研究以 10mg/（kg·d）的剂量服用维生素 C 可通过减少炎症和纤维化来缓解高尿酸血症肾病。一项临床研究分析结果显示，每日口服维生素 C 补充剂 500mg，30 天可降低血尿酸 21μmol/L，并且大剂量维生素 C 摄入可降低痛风发生风险。但是目前维生素 C 与痛风发作之间的关系尚无定论，有报道称补充维生素 C 具有抗痛风作用，但在已确诊的痛风患者中并没有显著降低血清尿酸水平，有部分研究者认为大剂量维生素 C 补充可能引起痛风发作。

维生素 C 对高尿酸血症和痛风的保护作用可能的机制是维生素 C 具有促进尿酸排泄的作用，通过竞争性抑制 URAT1 和（或）钠依赖的阴离子交换，抑制尿酸重吸收，摄入大量维生素 C 也可以增加肾血流量和肾小球滤过率。此外，维生素 C 还具有抗氧化活性，可降低氧化应激作用和抑制炎症反应，从而抑制痛风发作。

八、饮食方式和尿酸的关系及相关研究

饮食方式是一个国家文化的重要组成部分，随着工业化、城镇化的进程，人民生活节奏加速，饮食文化得以快速传播，中国居民传统的饮食结构逐渐西化。

1. 中国传统饮食　中国传统饮食种类繁多，具有南米北面、南甜北咸等地域性差异。相较于南方，北方更为粗犷，以高油高盐为特点，饮食能量摄入亦高。江南饮食主要以我国浙江、上海、江苏、福建、广东等地为代表，具有食物种类丰富、蔬果摄入较高、白肉摄入高于红肉、油盐摄入较少的特点，可与"地中海饮食"相媲美，有利于防控心血管代谢性疾病，有利于血尿酸和痛风控制。

2. 西式饮食　美味、便捷的同时，也具有高糖、高盐、高脂肪、高蛋白、精制谷物、过度加工等特点，已被公认是代谢紊乱和肥胖相关疾病发展的主要因素。食用富含饱和脂肪和果糖的西方饮食会增加罹患高尿酸血症的风险，甚至心、肾功能损伤。

3. 地中海饮食　包括大量摄入单不饱和脂肪、植物蛋白、全谷物和鱼类，适量酒精和少量红肉、精制谷物和甜点。多项调查研究发现地中海饮食对血清尿酸和痛风存在有益影响。

4. 得舒饮食　得舒饮食法（DASH diet）是防治高血压饮食法（dietary approaches to stop hypertension）的简称，字面上理解，就是降低血压饮食模式。因此得舒饮食是针对高血压人群设置的饮食模式，强调摄入水果、蔬菜、全谷物、豆类和低脂乳制品，并减少钠、红肉、加工肉类及含糖饮料。研究发现，该饮食模式也可作为高尿酸血症和痛风患者的饮食方式。

综上，饮食因素作为重要的环境因素会影响血尿酸水平，导致高尿酸血症及痛风发生。饮食因素对高尿酸血症发生的影响也比较复杂，酒类、海鲜、肉制荤汤的摄入是高尿酸血症发生的危险性因素，而乳制品、蔬菜、水果及水对高尿酸血症和痛风患

者又是有益的，传统的亚洲饮食习惯和地中海饮食有利于尿酸的控制。

第二节　高尿酸血症和痛风的饮食疗法

饮食治疗是痛风及高尿酸血症治疗的基础，与药物治疗相辅相成。良好的饮食管理不仅能够降低血尿酸水平、减少痛风发作次数，还能改善患者整体的健康状态。

众多前瞻性调查和研究集中在与生活方式相关的痛风风险上，其中许多因素旨在预防心血管疾病和 2 型糖尿病的健康饮食金字塔，因此针对心血管疾病和痛风的营养建议是以控制体重及坚持一般饮食模式为中心，强调全谷物、健康的不饱和脂肪酸、蔬菜和水果、坚果和豆类，以及健康的蛋白质，如家禽、鱼、蛋和低脂乳制品，同时限制红肉、精制碳水化合物和饱和脂肪的摄入。但也有证据表明低热量摄入和过多限制碳水化合物的摄入也会诱发高尿酸血症，所以实现营养平衡非常重要。

一、七大营养素与高尿酸血症和痛风的研究

（一）碳水化合物

碳水化合物作为能量的主要来源，可减少脂肪的分解，增加尿酸盐的排泄，但是，高碳水化合物与胰岛素抵抗的风险增加有关，可引起血清胰岛素水平升高，使得尿酸盐的肾排泄减少，可能升高血清尿酸水平和增加痛风风险。因此，合理安排碳水化合物的摄入量可降低血尿酸水平。

（二）脂肪

因肥肉、动物内脏、油炸小麦制品等含有大量脂肪和胆固醇，是饱和脂肪酸的重要来源，红肉也是饱和脂肪酸的主要来源，饱和脂肪与胰岛素抵抗呈正相关，可减少肾脏对尿酸盐的排泄，易引起肥胖及加重尿酸代谢紊乱。它们与高尿酸血症的患病率呈正相关（OR=2.15；95% CI 1.22 ～ 3.76）。故进食肉类宜以瘦组织部分为主。

（三）蛋白质

研究表明，减肥饮食即使是高蛋白饮食，也可能通过降低肥胖和胰岛素抵抗来降低血清尿酸盐，从而增强尿酸排泄。

限制红肉摄入量，因为它与较高的尿酸水平和未来痛风风险增加有关，这种风险增加背后的机制可能是多方面的。红肉包括哺乳动物，包括牛、羊、猪等，其嘌呤含量高于白肉，白肉主要是非哺乳类动物如鸡、鸭、鹅和淡水鱼等。动物内脏如肝、肾、心等，其嘌呤含量普遍高于普通肉类；加工肉类的食品，经腊制、腌制或熏制的肉类，其嘌呤、盐分含量高，干扰尿酸代谢，高尿酸血症和痛风患者须少食用。

目前多项研究认为，大豆、豆奶及豆制品摄入与高尿酸血症没有关联，最近的健康饮食金字塔建议每天食用 1 ～ 3 次坚果和豆类，这似乎很适用于痛风或高尿酸血症患者。Lina 在一项 2076 名健康参与者的病例对照研究中，通过多元回归分析得出富含嘌呤的蔬菜摄入与血尿酸浓度无关。然而有趣的是，目前国内外指南仍然建议限制食用。

（四）维生素、矿物质、膳食纤维

更多的维生素C摄入量通过其排尿酸作用与降低血清尿酸水平独立相关。维生素C、维生素 B_2、叶酸摄入增加与较低的痛风发病风险相关，维生素 E 也有相似的作用。这可能与这些维生素缺乏时人体尿酸排泄减少，从而诱发痛风有关。但是当摄入大剂量维生素 B_1 和维生素 B_2 时，尿酸的排泄会受到干扰。

钙、铁、锌、碘等缺乏可引起核酸代谢障碍，嘌呤生成增加，诱发痛风发作。但铁摄入过多，也会影响尿酸合成与排泄，诱发痛风发作。Zykova SN 等研究显示，多摄入钙与较低的血尿酸水平有关。

据报道，膳食纤维摄入增加与高尿酸血症风险降低显著相关，其机制可能是通过抑制消化系统对嘌呤或腺嘌呤的吸收。

（五）水

痛风诊治指南推荐，增加饮水量可作为痛风患者非药物治疗的措施之一。饮水量不足与高尿酸血症存在相关性，增加饮水量可减少痛风发作次数，降低血尿酸水平，增加排尿量，从而促进肾脏排泄尿酸，减少尿酸盐结晶沉积。

二、高尿酸血症和痛风的饮食疗法

（一）谷类和薯类

在中国传统饮食中，谷类和薯类提供的能量占膳食总能量的一半以上，《中国居民膳食指南（2022）》推荐健康成人，每日摄入谷类200～300g（包括全谷和杂豆50～150g），薯类50～100g。谷类食物主要包括稻米、小麦、小米、玉米、高粱等，薯类食物主要包括马铃薯、甘薯、木薯。谷薯类食物富含淀粉，是碳水化合物的主要来源，其中谷类约含70%，薯类约含28%。碳水化合物作为能量的主要来源可减少脂肪的分解，增加尿酸盐的排泄，但是，高碳水化合物不仅易导致肥胖，与胰岛素抵抗的风险增加亦相关，可引起血清胰岛素水平升高，使得尿酸盐的肾排泄减少。因此，合理安排碳水化合物的摄入量可降低血尿酸水平。

（二）蔬菜、水果类

蔬果类食物是健康饮食结构的重要组成成分。其富含维生素、矿物质、膳食纤维，且能量低，能满足人体微量营养素的需要，保持人体肠道正常功能及降低慢性病的发生风险等。

《中国居民膳食指南（2022）》推荐每日蔬菜摄入量为300～500g，因深色蔬菜中维生素的含量高于浅色蔬菜，建议日常摄入深色蔬菜应占一半以上。绝大多数瓜类、块茎、块根类及大多数叶菜类蔬菜，豆制品中的绿豆芽和黄豆芽，菌藻类中新鲜的鸡腿蘑、榛蘑、海带根，嘌呤含量均低于30mg/100g，为痛风发作期选择食用的蔬菜品种。鲜豆类蔬菜如豌豆、四季豆、豇豆等嘌呤含量介于40～90mg/100g，西蓝花、花菜、香椿嘌呤含量在38～58mg/100g，大多数新鲜的菌藻类嘌呤含量都为40～100mg/100g，痛风缓解期可适量选用，而干制的菌藻类几乎都属于高嘌呤类食物，痛风任何阶段都不推荐食用。

《中国居民膳食指南（2022）》推荐每日水果摄入量为 200 ～ 350g，几乎所有水果的嘌呤含量都低于 30mg/100g，但因其含有果糖，而果糖会在体内代谢导致尿酸增加，进而增加痛风的风险。故不宜过多进食果糖含量高的水果，如苹果、橙子、龙眼、荔枝、柚子、柿子和石榴等。西瓜、椰子、葡萄、草莓、李子和桃等可适量食用。相对而言，柠檬、樱桃和橄榄等对痛风患者有益。因水果在成熟过程中，淀粉逐渐转化为可溶性糖，甜度增加，果糖含量也会增加，故而在选食水果时不宜选择过熟的水果。

（三）动物性食物

动物性食物包括畜、禽、鱼、蛋等，是人类膳食中重要的优质蛋白质、脂肪、无机盐及维生素的来源，是具有很多营养价值的食物。《中国居民膳食指南（2022）》推荐健康成人每天鱼、禽、肉、蛋摄入量共计 120 ～ 200g。

1. **畜禽肉类**　畜肉指的是猪、牛、羊、马、骡、驴、鹿、兔等牲畜的肌肉、内脏及其制品。禽肉包括鸡、鸭、鹅、鸽、鹌鹑、火鸡等的肌肉、内脏及其制品，营养素因动物的种类、年龄、肥瘦程度及部位不同而差异较大。畜肉（红肉）、禽肉（白肉）的肌肉组织含有较高的蛋白质，其氨基酸构成与人体需要接近，是优质蛋白质。其肌肉组织含有能溶于水的含氮浸出物，包括嘌呤、肌酐、尿素等，故使得烹煮后的汤汁味道鲜美。一般来说，红肉的嘌呤含量高于白肉。对于缓解期的高尿酸血症患者来说，合理的烹调方式可以减少食物中嘌呤的含量，如肉类食物应先水煮，弃汤后再行烹煮。畜类的脂肪是以饱和脂肪酸为主，主要成分为甘油三酯。饱和脂肪酸与胰岛素抵抗呈正相关，可减少肾脏对尿酸盐的排泄，易引起肥胖及加重尿酸代谢紊乱，故进食肉类宜以瘦肉为主。如前所述，痛风急性期不建议食用畜类食物，但动物血制品、牛蹄筋（嘌呤含量 40mg/100g）除外。无症状期、间歇期和慢性期患者可自由选择，还能适量选用嘌呤含量小于 150mg/100g 的食物，如禽类的鸡、鸭、鹅等瘦肉，畜类的驴、兔、狗、牛、羊、猪等瘦肉，若制作成肉松，因其加工过程中需要切碎后水煮，再炒至成松，嘌呤含量会降低。

2. **蛋类**　主要包括鸡蛋、鸭蛋、鹅蛋、鹌鹑蛋、鸽蛋等，蛋制品有皮蛋、咸蛋、糟蛋等，其中食用最普遍的就是鸡蛋。各种蛋的营养价值基本相似，具有营养素种类全面而均衡、容易消化吸收、食用方便等优点。蛋类的微量元素含量受品种、饲料、季节等多方面的影响，而宏量营养素含量基本稳定。蛋类的脂肪主要存在于蛋黄内，呈乳化状，也是卵磷脂和脑磷脂的良好来源，蛋黄中富含胆固醇、维生素 A、叶黄素、锌、B 族维生素等，无论对多大年龄人群都具有健康益处。蛋类食物几乎不含嘌呤，急性期、无症状期、间歇期和慢性期患者可自由选用该类食品，推荐每天 1 个鸡蛋（相当于 50g 左右）。

3. **水产品**　可分为鱼类、甲壳类和软体类。鱼类有海水鱼和淡水鱼之分，海水鱼又分为深海鱼和浅海鱼。鱼类中蛋白质含量因鱼的种类、年龄、肥瘦程度及捕获季节等不同而有区别。其营养价值与畜禽肉相近。鱼类脂肪富含不饱和脂肪酸，不同种类的鱼脂肪含量差别较大，主要分布在皮下和内脏周围，肌肉组织中含量很少。痛风急性期患者可食用海蜇、海参、干鲍鱼（发后）、银鱼（嘌呤含量小于 25mg/100g）；无症状期、间歇期和慢性期患者可自由选择上述食物的同时，可适量选用嘌呤含量小于150mg/100g 的鳕鱼、多宝鱼、沙丁鱼、海螺、鲜鲍鱼、比目鱼、甲鱼、鳜鱼、鲟鱼、章鱼片、鲤鱼、罗非鱼、鳝鱼、河蟹、大闸蟹、蛏子等。

4. 加工制品　肉类制品是以畜禽肉为原料经加工而成，包括腌腊制品、酱卤制品、熏烧烤制品、干制品、油炸制品、香肠、火腿和肉类罐头等。该类制品因水分减少、蛋白质、脂肪和矿物质的含量升高，嘌呤、盐分含量高，干扰尿酸代谢，患者不宜食用。火腿肠、烧鹅、烧鸭经过加工，使得嘌呤含量降低，为 90mg/100g 左右，痛风急性期患者不宜食用，但无症状期、间歇期和慢性期患者权衡利弊后酌情选用。

（四）奶及奶制品、大豆及坚果类

奶类主要由水、脂肪、蛋白质、矿物质、维生素等组成，营养价值高，是优质蛋白质、钙、维生素 D 的良好来源。摄入牛奶或乳制品在预防痛风或降低痛风发病率方面具有有益作用，对高血尿酸血症具有保护作用，且奶及奶制品不含或少含核蛋白，属于低嘌呤食物，是高尿酸、痛风患者的推荐食物。尤其针对痛风急性期患者，奶及奶制品是其优质蛋白的极佳来源。《中国居民膳食指南（2022）》推荐健康成人，每日摄入奶及奶制品 300 ～ 500g，针对痛风急性期患者可酌情增加。

大豆根据种皮的颜色分为黄、青、黑、褐和双色大豆五种。大豆类含有较高的蛋白质，含人体需要的全部氨基酸，只有蛋氨酸含量略低，组成与动物蛋白相似，属完全蛋白质，是优质的植物蛋白来源。此外，大豆含有丰富的维生素 B_1、维生素 B_2、烟酸、维生素 E、钙、铁皂苷、异黄酮等。铁皂苷、异黄酮具有抗氧化、降血脂和胆固醇的作用。大豆类及大豆制品摄入量增加的饮食模式与降低冠心病、脑卒中、某些类型的癌症和 2 型糖尿病的发病率有关。大豆中的嘌呤含量在食物中属于中等水平，但也因加工方式而异，所以国内外指南对豆制品的摄入一致更改为不推荐也不限制。

坚果含有丰富的脂类和多不饱和脂肪酸、蛋白质、维生素和矿物质等营养素，属于高能量食物，不可过量食用，以免热量摄取过多。此外，食用坚果与一些重要的健康益处相关，包括降低 CHD、心源性猝死、胆结石和 2 型糖尿病的发病率，但是一些坚果嘌呤含量大于 30mg/100g，如杏仁、栗子、花生、黑芝麻等，因此在痛风急性期患者不推荐食用。

（五）盐、油

油、盐作为烹饪调料必不可少，但建议尽量少用。推荐成年人平均每天烹调油不超过 25 ～ 30g，食盐摄入量不超过 5g。《中国居民膳食指南（2022）》强调，烹调油也要多样化，应经常更换种类，以满足人体对各种脂肪酸的需要。烹调油嘌呤含量极低，患者可选用，但应遵循指南推荐的限量。

（六）饮水

水有利于尿酸排泄，无肾脏病、心力衰竭等禁忌的情况下，痛风患者饮水建议如下：

1. 每天饮水总量为 2000 ～ 3000ml，尽量保证每日尿量约为 2000ml，尿酸碱度 pH 6.3 ～ 6.8，有利于尿酸排泄，减少尿酸盐结晶形成。

2. 分次饮水，建议早、中、晚有 3 次饮水量达 500ml 左右。

3. 饮用水尽量选择弱碱性、小分子水。有研究表明，饮用弱碱性小分子水可促进尿酸排泄。

4. 有研究提示，饮用柠檬水（如 1 ～ 2 个鲜柠檬切片加入 2000 ～ 3000ml 的水中）有助于降尿酸。

尿酸在体内的含量取决于饮食、合成和排泄之间的平衡。高尿酸血症由尿酸生成过多、尿酸排泄不足或两者结合引起。尽管饮食对尿酸含量影响仅占 20%，但对尿酸负荷和痛风风险产生的影响可能是较为重要的因素，见表 15-2 ～表 15-4。

表 15-2　痛风急性发作期参考食谱

种类	早餐			午餐			晚餐		
	菜品	原料	可食部 (g)	菜品	原料	可食部 (g)	菜品	原料	可食部 (g)
主餐	鸭蛋面	挂面	75	二米饭	稻米	60	米饭	稻米	75
		鸭蛋	60		糙米	20	丝瓜炒蛋	鸡蛋	30
		生菜	50	肉末茄子	瘦猪肉	30		丝瓜	100
					茄子	80			
				青椒土豆丝	土豆	50	凉拌海蜇皮	海蜇皮	20
					青椒	20		黄瓜	50
				清炒空心菜	空心菜	150	清炒小白菜	小白菜	100
加餐点心	奶制品	脱脂奶	250	谷物	板栗	40	水果	樱桃	150
汇总	烹调用油：山茶油 15g，橄榄油 10g。盐 5g。全天食物 18 种。能量 1615kcal，碳水化合物 260g，蛋白质 57g，脂肪 41g，钙 620mg，三餐供能比 30%、40%、30%，嘌呤 < 150mg								

表 15-3　痛风缓解期参考食谱（1）

种类	早餐			午餐			晚餐		
	菜品	原料	可食部 (g)	菜品	原料	可食部 (g)	菜品	原料	可食部 (g)
主餐	全麦面包	全麦粉	75	米饭	稻米	75	二米饭	稻米	50
								小米	25
		鸡蛋	50	蚕豆烧鸡肉	鸡肉	40	清蒸鲈鱼	鲈鱼	40
					鲜香菇	20	炒红苋菜	红苋菜	100
		脱脂牛奶	200		鲜蚕豆	30	胡萝卜炒西兰花	西蓝花	80
				凉拌木耳	木耳	50		胡萝卜	20
				清炒卷心菜	卷心菜	100			
加餐点心		开心果	15		酸奶	150		草莓	100
汇总	烹调用油：山茶油 10g，橄榄油 10g。盐 5g。全天食物 17 种。能量 1610kcal，碳水化合物 251g，蛋白质 65.5g，脂肪 42g，钙 635mg，三餐供能比 30%、40%、30%，嘌呤 < 150mg								

表 15-4 痛风缓解期参考食谱（2）

种类	早餐菜品	早餐原料	早餐可食部 (g)	午餐菜品	午餐原料	午餐可食部 (g)	晚餐菜品	晚餐原料	晚餐可食部 (g)
主餐	黑麦面包	小麦粉	40	米饭	稻米	85	百汇荞麦面	荞麦面	90
		黑大麦粉	25	红烧鸭肉	鸭胸脯肉	50		牛肉	30
	茶叶蛋	鸡蛋	50	红烧素鸡	花菜	100		青菜	150
		绿茶	少许		木耳（水发）	20		干贝	10
	牛奶	纯牛奶	200		素鸡卷	50	彩椒		10
					胡萝卜	10			
				紫菜虾米汤	紫菜	5			
					虾米	5			
加餐点心		苹果	200	山核桃酸奶	酸奶	50	枸杞银耳汤	银耳干	5
					山核桃	10		枸杞	5
汇总	烹调用油：山茶油 10g，菜籽油 10g。盐 5g。全天食物 23 种。能量 1650kcal，碳水化合物 240g，蛋白质 73g，脂肪 51g，钙 760mg，三餐供能比 30%、40%、30%，嘌呤＜150mg								

第三节 其他生活方式与高尿酸血症

健康生活方式除了饮食以外，控制体重和规律运动也是非常重要的内容。

一、体重与尿酸的关系及相关研究

如前所述，肥胖和高尿酸血症相互影响，控制体重，有利于血尿酸水平的下降，减少痛风发作次数。Aune 等研究表明，与 BMI 为 $20kg/m^2$ 的人群相比，BMI 为 $25kg/m^2$、$30kg/m^2$、$35kg/m^2$ 和 $40kg/m^2$ 的人群患痛风的相对风险分别为 1.78、2.67、3.62 和 4.64。Choi 等队列研究也显示，与 BMI 为 $21 \sim 22.9kg/m^2$ 相比，BMI 为 $25 \sim 29.9kg/m^2$ 的人群患痛风的风险增加 1.95 倍，BMI 为 $30 \sim 34.9kg/m^2$ 人群患痛风的风险增加 2.33 倍，BMI 大于 $35kg/m^2$ 的人群患痛风的风险增加 2.97 倍。Choi 等研究还发现，从 21 岁之后体重增加 13.6kg 或以上的人与体重波动在 1.8kg 以内的人比较，痛风发生风险增加约 2 倍；体重减轻 4.54kg 以上的人群痛风发生率是体重稳定人群的 61%（$P < 0.01$），表明体重增加是痛风发生的独立危险因素，体重减轻则有保护作用。减重手术是目前流行的减重方法。研究发现，BMI 在 $35kg/m^2$ 以上的 2 型糖尿病患者，减重手术术后 1 年，血尿酸及白细胞介素水平降低，包括 IL-1β、IL-6、IL-8 明显降低。Meta 分析也证明，体重下降可显著提高尿酸控制的达标率，降低痛风急性发作频率。

尿酸与肥胖的关系在尿酸与代谢性疾病章节已有较为全面的阐述。目前国内外指南建议尽量将体重控制在正常范围，或在原有基础上逐渐下降。

二、规律运动和作息

国内外多项研究表明，低强度的有氧运动可降低痛风发病率，而中高强度运动可能使尿酸排泄减少，引起血尿酸水平升高，甚至诱发痛风发作。张琳等研究显示，常规运动干预前后血糖、甘油三酯、体重指数、腰围、血尿酸水平及痛风发作频率差异有统计学意义（$P < 0.05$），频繁疲劳组高尿酸血症或痛风的风险比偶尔疲劳组高40%，偶尔疲劳组比很少疲劳组高 40%。关宝生等研究发现作息不规律人群患高尿酸血症或痛风的风险是作息规律人群的 1.6 倍，因此建议每周运动 4 ～ 5 天，每日进行中低强度运动 30 ～ 60min，可采取慢跑、太极拳等有氧运动；同时规律作息，注意避免疲劳。

规律运动的益处还有控制体重的作用。因此，目前国内外指南建议高尿酸血症患者每日进行 30min 以上中等强度的有氧运动，每周 3 ～ 5 次。

总之，尿酸是代谢性疾病，环境影响因素较大。健康的生活方式不仅是治疗高尿酸血症的重要内容，也是预防高尿酸血症和减少痛风发作自我管理的关键。普及健康知识也是今后防治工作的重点内容。

参 考 文 献

曾瑶池，黄淑芬，穆桂萍，等，2012. 调整饮食结构对痛风伴超重者血尿酸、血脂、肾功能及结局的影响. 中华临床营养杂志，(4): 210-214.

程晓宇，苗志敏，刘柳，等，2012. 青岛居民膳食习惯与痛风性关节炎关系分析. 青岛大学医学院学报，48(2): 95-97.

关宝生，白雪，王艳秋，等，2014. 痛风 / 高尿酸血症患者生活习惯的危险因素. 中国老年学杂志，34(2): 455-457.

关宝生，王艳秋，白雪，等，2016. 高尿酸血症的危险因素. 中国老年学杂志，36(1): 69-70.

黄叶飞，杨克虎，陈澍洪，等，2020. 高尿酸血症 / 痛风患者实践指南. 中华内科杂志，6(7): 519-527.

蒋中业，曹建民，曹卉，等，2021. 运动防治高尿酸血症的研究现状与展望. 中国预防医学杂志，22(5): 390-396.

卢味，詹玉云，邱秀娉，2010. 合理饮食对痛风病人治疗作用的观察. 中外健康文摘，7(27):27-28.

邵继红，沈洪兵，莫宝庆，等，2003. 社区人群痛风危险因素的病例对照研究. 徐州医学院学报，23(6): 503-505.

王云锋，田飞飞，文静，等，2018. 总能量与三大营养素摄入及变化对血尿酸水平的影响分析. 四川医学，39(4): 383-389.

许全成，2010. 从社会医学和运动医学视角探讨高尿酸血症和痛风的危险因素及防治策略. 广州：广州体育大学.

严靖，谷英英，胡文新，2020. 运动疗法配合饮食控制在原发性痛风患者中的应用效果分析. 人人健康，(8): 59-60.

杨月欣，葛可佑，2019. 中国营养科学全书. 2 版. 北京：人民卫生出版社.

张琳，祝波，孙琳，等，2013. 饮食与运动对痛风影响的研究. 哈尔滨医科大学学报，47(4): 360-362.

中华医学会风湿病学分会，2011. 原发性痛风诊断和治疗指南. 中华风湿病学杂志，15(6): 410-413.

中华医学会内分泌学分会，2020. 中国高尿酸血症与痛风诊疗指南 (2019). 中华内分泌代谢杂志，36(1): 1-13.

Aune D, Norat T, Vatten LJ, 2014. Body mass index and the risk of gout: a systematic review and dose-response meta-analysis of prospective studies. Eur J Nutr, 53(8): 1591-1601.

Berger L, Gerson CD, Yü TF, 1977. The effect of ascorbic acid on uric acid excretion with a commentary on the renal handling of ascorbic acid. Am J Med, 62(1): 71-76.

Beydoun MA, Canas JA, Fanelli-Kuczmarski MT, et al, 2017. Genetic risk scores, sex and dietary factors interact to alter serum uric acid trajectory among African-American urban adults. Br J Nutr, 117(5): 686-697.

Caliceti C, Calabria D, Roda A, et al, 2017. Fructose intake, serum uric acid, and cardiometabolic disorders: a critical review. Nutrients, 9(4): 395.

Choi HK, Atkinson K, Karlson EW, et al, 2004. Alcohol intake and risk of incident gout in men: a prospective study. Lancet, 363(9417): 1277-1281.

Choi HK, Atkinson K, Karlson EW, et al, 2004. Purine-rich foods, dairy and protein intake, and the risk of gout in men. N Engl J Med, 350(11): 1093-1103.

Choi HK, Atkinson K, Karlson EW, et al, 2005. Obesity, weight change, hypertension, diuretic use, and risk of gout in men: the health professionals follow-up study. Arch Intern Med, 165(7): 742-748.

Choi HK, Curhan G, 2004. Beer, liquor, and wine consumption and serum uric acid level: the Third National Health and Nutrition Examination Survey.Arthritis Rheum, 51(6): 1023-1029.

Choi HK, Curhan G, 2008. Soft drinks, fructose consumption, and the risk of gout in men: prospective cohort study. BMJ, 336(7639): 309-312.

Choi HK, Curhan G, 2010. Coffee consumption and risk of incident gout in women: the Nurses' Health Study. Am J Clin Nutr, 92(4): 922-927.

Choi HK, Ford ES, 2007. Prevalence of the metabolic syndrome in individuals with hyperuricemia. Am J Med, 120(5): 442-447.

Choi HK, Liu SM, Curhan G, 2005. Intake of purine-rich foods, protein, and dairy products and relationship to serum levels of uric acid: the Third National Health and Nutrition Examination Survey.Arthritis Rheum, 52(1): 283-289.

Choi HK, Willett W, Curhan G, 2007. Coffee consumption and risk of incident gout in men: a prospective study. Arthritis Rheum, 56(6): 2049-2055.

Choi HK, Willett W, Curhan G, 2010. Fructose-rich beverages and risk of gout in women. JAMA, 304(20): 2270-2278.

Dalbeth N, Palmano K, 2011. Effects of dairy intake on hyperuricemia and gout. Curr Rheumatol Rep, 13(2): 132-137.

Dessein PH, Shipton EA, Stanwix AE, et al, 2000. Beneficial effects of weight loss associated with moderate calorie/carbohydrate restriction, and increased proportional intake of protein and unsaturated fat on serum urate and lipoprotein levels in gout: a pilot study. Ann Rheum Dis, 59(7): 539-543.

Ebrahimpour-Koujan S, Saneei P, Larijani B, et al, 2020. Consumption of sugar sweetened beverages and dietary fructose in relation to risk of gout and hyperuricemia: a systematic review and meta-analysis. Crit Rev Food Sci Nutr, 60(1): 1-10.

Faller J, Fox IH, 1982. Ethanol-induced hyperuricemia: evidence for increased urate production by activation of adenine nucleotide turnover. N Engl J Med, 307(26): 1598-1602.

Gao X, Curhan G, Forman JP, et al, 2008. Vitamin C intake and serum uric acid concentration in men. J Rheumatol, 35(9): 1853-1858.

Garrel DR, Verdy M, PetitClerc C, et al, 1991. Milk- and soy-protein ingestion: acute effect on serum uric acid concentration. Am J Clin Nutr, 53(3): 665-669.

Ghadirian P, Shatenstein B, Verdy M, et al, 1995. The influence of dairy products on plasma uric acid in women. Eur J Epidemiol, 11(3): 275-281.

Huang HY, Appel LJ, Choi MJ, et al, 2005. The effects of vitamin C supplementation on serum concentrations of uric acid: results of a randomized controlled trial. Arthritis Rheum, 52(6): 1843-1847.

Juraschek SP, Miller ER III, Gelber A C, 2011. Effect of oral vitamin C supplementation on serum uric acid: a meta-analysis of randomized controlled trials. Arthritis Rheum, 63(9): 1295-1306.

Juraschek SP, Yokose C, McCormick N, et al, 2021. Effects of dietary patterns on serum urate: results from a randomized trial of the effects of diet on hypertension. Arthritis Rheumatol, 73(6): 1014-1020.

Kanbara A, Hakoda M, Seyama I, 2010. Urine alkalization facilitates uric acid excretion. Nutr J, 9: 45.

Kiyohara C, Kono S, Honjo S, et al, 1999. Inverse association between coffee drinking and serum uric acid concentrations in middle-aged Japanese males. Br J Nutr, 82(2): 125-130.

Koguchi, Koguchi, Nakajima, et al, 2004. Dietary fiber suppresses elevation of uric acid and urea nitrogen concentrations in serum of rats with renal dysfunction induced by dietary adenine. Int J Vitam Nutr Res, 74(4): 253-263.

Larsson SC, Carlström M, 2018. Coffee consumption and gout: a Mendelian randomisation study. Ann Rheum Dis, 77(10): 1544-1546.

Lee JS, Kim TJ, Hong SK, et al, 2021. Impact of coffee/green tea/soft drink consumption on the risk of hyperuricemia: a cross-sectional study. Int J Environ Res Public Health, 18(14): 7299.

Lee SJ, Hirsch JD, Terkeltaub R, et al, 2009. Perceptions of disease and health-related quality of life among patients with gout.Rheumatology (Oxford)，48(5): 582-586.

Lippi G, Brocco G, Franchini M, et al, 2004. Comparison of serum creatinine, uric acid, albumin and glucose in male professional endurance athletes compared with healthy controls. Clin Chem Lab Med, 42(6): 644-647.

Morgan SL, Singh JA, 2021. How do dietary interventions affect serum urate and gout. Nat Rev Rheumatol, 17(4): 191-192.

Nakamura K, Sakurai M, Miura K, et al, 2012. Alcohol intake and the risk of hyperuricaemia: a 6-year prospective study in Japanese men. Nutr Metab Cardiovasc Dis, 22(11): 989-996.

Neogi T, Chen C, Chaisson C, et al, 2009. Drinking water can reduce the risk of recurrent gout attacks. Paper presented at: ACR Annual Scientific Meeting; October 16-21, Philadelphia, PA.

Neogi T, Chen C, Niu JB, et al, 2014. Alcohol quantity and type on risk of recurrent gout attacks: an internet-based case-crossover study. Am J Med, 127(4): 311-318.

Nishida Y, Iyadomi M, Higaki Y, et al, 2011. Influence of physical activity intensity and aerobic fitness on the anthropometric index and serum uric acid concentration in people with obesity. Intern Med, 50(19): 2121-2128.

Odermatt A, 2011. The Western-style diet: a major risk factor for impaired kidney function and chronic kidney disease. Am J Physiol Renal Physiol, 301(5): F919-F931.

Puig JG, Fox IH, 1984. Ethanol-induced activation of adenine nucleotide turnover. Evidence for a role of acetate. J Clin Invest, 74(3): 936-941.

Rai SK, Fung TT, Lu N, et al, 2017. The Dietary Approaches to Stop Hypertension (DASH) diet, Western diet, and risk of gout in men: prospective cohort study. BMJ, 357: j1794.

Richette P, Bardin T, 2010. Gout. Lancet, 375(9711): 318-328.

Richette P, Doherty M, Pascual E, et al, 2020.2018 updated European League Against Rheumatism evidence-based recommendations for the diagnosis of gout. Ann Rheum Dis, 79(1): 31-38.

Roch-Ramel F, Guisan B, 1999. Renal transport of urate in humans. News Physiol Sci, 14(2): 80-84.

Ryu KA, Kang HH, Kim SY, et al, 2014. Comparison of nutrient intake and diet quality between hyperuricemia subjects and controls in Korea. Clin Nutr Res, 3(1): 56-63.

Schäufele TG, Schlaich MP, Delles C, et al, 2006. Impaired basal NO activity in patients with glomerular disease and the influence of oxidative stress. Kidney Int, 70(6): 1177-1181.

Stamostergiou J, Theodoridis X, Ganochoriti V, et al, 2018. The role of the Mediterranean diet in hyperuricemia and gout. Mediterr J Rheumatol, 29(1): 21-25.

Stamp LK, O'Donnell JL, Frampton C, et al, 2013. Clinically insignificant effect of supplemental vitamin C on serum urate in patients with gout: a pilot randomized controlled trial. Arthritis Rheum, 65(6): 1636-1642.

Stein HB, 1976. Ascorbic acid-induced uricosuria. Ann Intern Med, 84(4): 385.

Sun SZ, Flickinger BD, Williamson-Hughes PS, et al, 2010. Lack of association between dietary fructose and hyperuricemia risk in adults. Nutr Metab (Lond), 7(1): 16.

Teng GG, Tan CS, Santosa A, et al, 2013. Serum urate levels and consumption of common beverages and alcohol among Chinese in Singapore. Arthritis Rheum, 65(9): 1432-1440.

Tian N, Thrasher KD, Gundy PD, et al, 2005. Antioxidant treatment prevents renal damage and dysfunction and reduces arterial pressure in salt-sensitive hypertension. Hypertension, 45(5): 934-939.

Türk C, Petřík A, Sarica K, et al, 2016. EAU guidelines on diagnosis and conservative management of urolithiasis. Eur Urol, 69(3): 468-474.

Villegas R, Xiang YB, Elasy T, et al, 2012. Purine-rich foods, protein intake, and the prevalence of hyperuricemia: the Shanghai Men's Health Study. Nutr Metab Cardiovasc Dis, 22(5): 409-416.

Wang DD, Sievenpiper JL, de Souza RJ, et al, 2012. The effects of fructose intake on serum uric acid vary among controlled dietary trials. J Nutr, 142(5): 916-923.

Wang MY, Jiang X B, Wu W L, et al, 2013. A meta-analysis of alcohol consumption and the risk of gout. Clin Rheumatol, 32(11): 1641-1648.

Xia Y, Xiang Q, Gu YQ, et al, 2018. A dietary pattern rich in animal organ, seafood and processed meat products is associated with newly diagnosed hyperuricaemia in Chinese adults: a propensity score-matched case-control study. Br J Nutr, 119(10): 1177-1184.

Yamamoto T, Moriwaki Y, Ka T, et al, 2004. Effect of sauna bathing and beer ingestion on plasma concentrations of purine bases. Metabolism, 53(6): 772-776.

Yamamoto T, Moriwaki Y, Takahashi S, 2005. Effect of ethanol on metabolism of purine bases (hypoxanthine, xanthine, and uric acid). Clin Chim Acta, 356(1/2): 35-57.

Yokose C, McCormick N, Choi H K, 2021. The role of diet in hyperuricemia and gout. Curr Opin Rheumatol, 33(2): 135-144.

Zgaga L, Theodoratou E, Kyle J, et al, 2012. The association of dietary intake of purine-rich vegetables, sugar-sweetened beverages and dairy with plasma urate, in a cross-sectional study. PLoS One, 7(6): e38123.

Zhang Y, Yang T, Zeng C,et al, 2016. Is coffee consumption associated with a lower risk of hyperuricaemia or gout? A systematic review and meta-analysis. BMJ Open, 6(7):e009809.

第 16 章

药物与高尿酸血症

人体每天尿酸的产生和排泄基本上处于动态平衡，但是影响尿酸生成和（或）排泄的因素均可导致血尿酸水平升高或降低。药物所致的高尿酸血症是临床普遍存在和日益引起关注的问题；同时随着高尿酸血症和痛风发病率的增高及研究进展，降尿酸药物也取得了较大的进步。本章将详述药物对尿酸的影响。

第一节　降低尿酸的药物

自 Talbott 等 1950 年将丙磺舒应用于临床降低尿酸，人类一直在探索安全有效地降低尿酸的新药。长期以来，主要集中于抑制尿酸生成和促进尿酸排泄两大类，直到 2010 年尿酸酶类药物的研制成功并上市，推动了此类药物的研究进展。

一、降尿酸药物的分类及其作用机制

目前降尿酸药物主要通过作用于尿酸的生成和排泄两个过程发挥作用，治疗高尿酸血症的药物通过抑制尿酸生成、促进尿酸排泄和尿酸溶解等途径降低体内尿酸水平。根据药物作用机制的不同，降尿酸药物分为黄嘌呤氧化酶抑制剂、尿酸转运体抑制剂和尿酸酶制剂。各类药物的作用部位及代表药物详见图 16-1。

1. 黄嘌呤氧化酶抑制剂（xanthine oxidase inhibitors，XOI）　即 XO 抑制剂，是抑制尿酸生成药。它通过抑制黄嘌呤氧化酶阻止次黄嘌呤和黄嘌呤代谢为尿酸，减少尿酸的生成。此类药物临床常用，有别嘌醇（allopurinol）、非布司他（febuxostat）和托匹司他（topiroxostat）等。

2. 尿酸转运体抑制剂　URAT1 抑制剂是促进尿酸排泄药。人类尿酸盐转运蛋白 1 和 GLUT9 都参与尿酸盐的重吸收，而高水平的 URAT1 和 GLUT9 表达可能会引起高尿酸血症或痛风。URAT1 抑制剂通过作用于人类尿酸盐转运蛋白 1 减少体内尿酸重吸收，降低尿酸水平。已上市的 URAT1 抑制剂有丙磺舒（probenecid）、苯溴马隆（benzbromarone）、雷西那德（lesinurad）和多丁那德（dotinurad）等。

3. 尿酸酶制剂　是促尿酸溶解药。该类药物通过催化尿酸氧化为尿囊素，达到降低血清尿酸水平。此类药物具有降尿酸速度快、溶解痛风石高效的特征，适用于常规

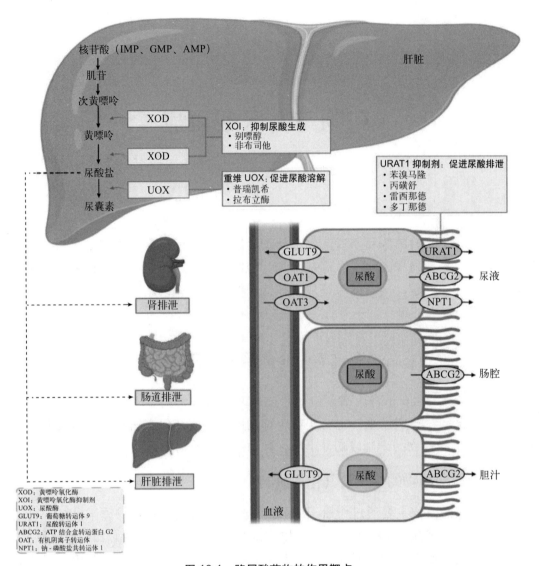

图 16-1　降尿酸药物的作用靶点

降尿酸药物治疗无效且有广泛痛风石分布的难治性痛风患者。主要有重组黄曲霉菌尿酸酶如拉布立酶（rasburicase）和聚乙二醇重组尿酸酶如培戈洛酶（pegloticase）。

二、降尿酸药物的相关研究

（一）抑制尿酸生成的降尿酸药物

1. 别嘌醇　是次黄嘌呤的异构体，别嘌醇及其代谢物氧嘌呤醇通过抑制还原型黄嘌呤氧化酶，抑制次黄嘌呤和黄嘌呤代谢为尿酸，从而减少尿酸的生成，并能使痛风患者组织内的尿酸结晶重新溶解，减少痛风发作。上市近 60 年，目前别嘌醇仍是高尿酸血症和痛风患者降尿酸治疗的一线用药。别嘌醇应用过程中应警惕别嘌醇超敏反应综合征（allopurinol hypersensitivity syndrome，AHS）。AHS 是一种严重的药物不良反应，其特征是皮疹、发热和内脏受累等不同的临床形式，相关危险因素主要有药物因素（剂量、肾功能、合用利尿剂）、时间因素（服用 8 ～ 9 周）和遗传因素（携带 HLA-B*5801 基因）。①药物因素：较低的起始剂量有助于降低 AHS 的发生风险，至于 AHS 的发生率会随着剂量增加而增加尚不明确，多国指南推荐别嘌醇起始剂量应小于 100mg/d。别嘌醇及其代谢产物均通过肾脏排泄，在肾功能不全患者体内半衰期延长，可能会增加 AHS 的发生风险。对于合并使用利尿剂的患者会增加血清尿酸浓度，从而增加风险。②时间因素：研究显示，90% AHS 发生在患者用药 8 ～ 9 周。③遗传因素：HLA-B*5801 等位基因与亚裔汉族人群发生 AHS 有较大的相关性，我国汉族人群多携带该基因型，因此建议使用该药前进行 HLA-B*5801 基因筛查，阳性患者应尽量避免使用。目前我国大型综合医院基本有此项检查。

多数治疗指南包括中国指南认为急性痛风发作时应不使用别嘌醇，其原因为使用别嘌醇可能会使机体内血尿酸水平降得过快，加重关节肿痛等症状和延长关节炎疼痛时间。降尿酸治疗应在急性发作缓解至少 2 周后方可开始。然而，Hill 等开展了一项别嘌醇是否会延长急性痛风治疗时间的随机临床试验，结果显示对于符合开始降尿酸治疗且无肝肾功能异常的患者，急性痛风发作期以低剂量别嘌醇治疗不会延长急性痛风的治疗时间，因此 2012 年美国风湿病学会正式发布的《2012ACR 痛风治疗指南》开始建议在痛风急性发作期可以开始使用降尿酸治疗。然而 Satpanich 等研究比较了早期和晚期开始使用别嘌醇治疗急性痛风发作的效果，结果显示急性痛风发作期间早期使用别嘌醇不会使痛风消退时间、复发和炎症标志物显著改善。

2. 非布司他　是 2- 芳基噻唑衍生物，能同时抑制氧化型和还原型黄嘌呤氧化酶，抑制尿酸合成的作用强于别嘌醇。非布司他自 2008 年在欧洲获批上市以来，因其较强的降尿酸作用和较少的药物副作用，成为临床治疗高尿酸血症及痛风的新选择。同时该药具有肝肾双通道排泄的特性，因而轻、中度肝肾功能不全患者无须调节剂量。然而，2017 年 11 月 15 日美国 FDA 发布了非布司他可能增加心血管不良事件（包括非致死性卒中、非致死性心肌梗死、需要紧急血运重建的不稳定型心绞痛及心血管相关死亡）的安全性警示，建议非布司他仅用于有别嘌醇禁忌证或别嘌醇治疗效果不佳的患者。一项评价痛风患者服用非布司他或别嘌醇对心血管安全性的多中心、双盲、非劣效试验纳入了 6190 例痛风合并明确心血管疾病的受试者。对患者进行随机分组，分别接受非布司他或别嘌醇治疗。主要终点包括心血管死亡、非致死性心肌梗死、非致死性脑卒中或紧急血管再通的不稳定型心绞痛的综合征。改良意向性分析显示非布司他组有 335 例患者（10.8%）发生了主要终点事件，别嘌醇组有 321 例患者（10.4%）发生了主要终点事件（危险比为 1.03；单侧 98.5% 置信区间上限为 1.23；非劣效性 P=0.002）。非布司他组的全因死亡率和心血管死亡率高于别嘌醇组（全因死亡的危险比为 1.22，95% CI 1.01 ～ 1.47；心血管死亡的危险比为 1.34，95% CI 1.03 ～ 1.73）。在对患者接受治疗期间发生的事件进行分析时，主要终点及全因和心血管死亡率的结果与改良意向治疗分析结果相似。在痛风合并主要心血管疾病的患者中，非布司他的心血管不良事件发生率并不比别嘌醇低。非布司他的全因死亡率和心血管死亡率均高于别嘌醇。Zhang 等对纳入的 10 个 RCT 共 18 004 名受试者的临床试验进行荟萃分析，结果表明非布司他与别嘌醇相比，非布司他与心血管不良事件风险增加无关。另一项分析 2000 年 3 月 1 日至 2021 年 4 月 4 日期间发表文章的系统回顾和荟萃分析结果显示，与别嘌醇相比，非布司他具有更好的安全性结果，即紧急冠状动脉血运重建（OR=0.84，95% CI 0.77 ~ 0.90，$P < 0.000\ 1$）和脑卒中（OR=0.87，95% CI 0.79 ~ 0.97，$P=0.009$）的复合结果。然而，在非致命性心肌梗死（OR=0.99，95% CI 0.80 ~ 1.22，$P=0.91$）、心血管相关死亡率（OR=0.98，95% CI 0.69 ~ 1.38，$P=0.89$）和全因死亡率（OR=0.93，95% CI 0.75 ~ 1.15，$P=0.52$）方面却没有发现这种差异。在心血管相关死亡率和全因死亡率方面，各亚组之间均未观察到明显差异。这项荟萃分析又为非布司他对患者心血管的安全性提供了新的证据。与别嘌醇相比，患者开始使用非布索坦不会增加死亡或严重心血管相关不良事件的风险。

3. 托匹司他　是一种新型的选择性黄嘌呤氧化酶抑制剂，具有与黄嘌呤氧化酶相结合的化学结构，还可以与诱导羟基化酶活性中心的钼共价结合，起到双重抑制作用。主要在肝脏代谢，通过葡萄糖醛酸化和氧化代谢，代谢产物经尿路和粪便途径排泄，在尿液中没有检测到任何原型药物。该药于 2013 年在日本上市，目前尚未进入中国市场。Sezai 等对比研究托匹司他与非布司他的治疗作用，结果显示非布司他降尿酸作用更为迅速、显著，治疗 3 个月后非布司他的抗氧化作用优于托匹司他，治疗 6 个月后两者的肾脏保护及抗炎作用差异无统计学意义，对于合并有心血管疾病患者的高尿酸血症具有相似的疗效。Higa 等研究显示托匹司他可以改善高尿酸血症患者的血管内皮功能。Hosoya 等开展了托匹司他与别嘌醇在患有或不患有痛风的日本高尿酸血症患者中的Ⅲ期多中心随机双盲对照研究，结果显示，托匹司他 120mg/d 与别嘌醇 200mg/d 降低血清尿酸作用相似，并且在患有或不患有痛风的日本高尿酸血症患者中耐受性良好。一项评价托匹司他与别嘌醇对慢性心力衰竭（CHF）合并高尿酸血症患者获益的前瞻性、随机、开放标签、盲点研究，共入组来自 4 个中心的 141 名受试者被随机分配，进行了为期 24 周的随访。结果显示与别嘌醇相比，托匹司他对 CHF 和 HU 患者的疗效并不显著。然而，与别嘌醇相比，托吡司他在降低左心室舒张末期压、不恶化近端肾小管氧化应激和肾保护方面可能具有潜在优势。

（二）促进尿酸排泄的降尿酸药物

1. 丙磺舒　通过竞争性抑制肾小管对有机酸的转运，抑制肾小管对尿酸盐的重吸收，增加尿酸盐的排泄，降低血中尿酸盐的浓度，从而减少尿酸沉积。此外，丙磺舒还有防止尿酸盐结晶的生成，减少关节的损伤，促进已形成的尿酸盐溶解的作用。因无抗炎、镇痛作用，不适合急性痛风的治疗。

2. 苯溴马隆　是苯骈呋喃衍生物，主要通过抑制肾小管对尿酸盐的重吸收，从而降低血中尿酸浓度。苯溴马隆最早于 20 世纪 70 年代在法国上市，2000 年获批进入中国。该药降尿酸作用强度介于非布司他与别嘌醇之间。苯溴马隆同非布司他一样可延缓慢性肾病患者进展为终末期肾病，但中、重度肾功能损害者（eGFR 低于 20ml/min）及肾结石患者禁用。随着 2003 年赛诺菲公司报告 2 例苯溴马隆相关的急性重型肝炎死亡病例，苯溴马隆肝毒性引起人们的重视，苯溴马隆逐渐退出美国、荷兰等国家。然而，多项临床试验证明苯溴马隆用于慢性肾病患者及与别嘌醇联合治疗是有效且安全的。2014 年国家药品监督管理局通报警惕苯溴马隆的肝损害风险，但认为在我国治疗痛风和高尿酸血症的获益程度大于风险，建议长期服药患者应定期检查肝功能。此外，德国、日本等国家也继续使用苯溴马隆。

苯溴马隆导致肝损伤的原因可能是：①苯溴马隆可能引起肝细胞线粒体损伤，从而诱发细胞凋亡坏死；②苯溴马隆经细胞色素 P450 超家族中的 CYP2C9 催化代谢为具有肝毒性的 6- 羟基苯溴马隆，6- 羟基苯溴马隆再经 CYP2C9 和 CYP1A2 进一步转化为 5，6- 二羟基苯溴马隆，然后氧化为肝毒性的邻苯醌中间产物；③基因多态性对肝毒性的影响，不同个体的清除率差异很大，CYP2C9*3/*3 基因型患者的血浆浓度远高于 CYP2C9*1/*1 和 CYP2C9*1/*3 基因型的患者。Wang 等研究发现，CYP3A 可催化苯溴马隆向环氧化物中间体的生物转化，而环氧化物中间体可与蛋白质的亲硫核发生反应，在体外和体内形成蛋白质共价结合，这证明了环氧化物的形成是苯溴马隆诱导肝毒性发生的关键步骤。

3. 雷西那德　于 2015 年经美国 FDA 获批上市，2016 年进入欧洲，目前尚未进入中国市场。雷西那德通过选择性抑制 URAT1 的转运活性，减少肾小管对尿酸的重吸收，通过抑制 OAT4 协同增加肾尿酸盐排泄，从而有效降低痛风关节累及范围。该药主要用于难治性痛风相关的高尿酸血症的治疗。雷西那德有血肌酐升高、肾结石等各类肾脏问题，一般被用作将尿酸的联合治疗。Perez-Ruiz 等研究发现单用雷西那德 200mg，在 6h、24h 后血清尿酸下降约 46% 和 26%，联用黄嘌呤氧化酶抑制剂后尿酸降幅再增加 25% 和 19%。

体外研究显示雷西那德是 CYP2C9 的弱抑制剂和 CYP3A4 的弱诱导剂，Shen 等研究发现健康受试者在服用雷西那德情况下联用华法林，却未发现明显的药物相互作用。与别嘌醇联用的降尿酸效果明显优于别嘌醇单药治疗，且耐受性较好。美国 FDA 批准的雷西那德药品说明书提示 CYP2C9 代谢不良者应慎用，但未提供该群体的具体剂量调整。肾功能严重受损的患者（如肾移植和血液透析患者）及肿瘤溶解综合征或莱施 - 尼汉综合征患者禁用雷西那德。

4. 多丁那德　是一种新型选择性尿酸盐再吸收抑制剂，能有效抑制肾近曲小管细胞顶端 URAT1，增加肾尿酸盐排泄。2020 年此药在日本上市，被批准用于治疗痛风和高尿酸血症。目前还未进入中国市场。该药血浆蛋白结合率 99.4%，半衰期 9.6h，3.33h 达高峰，峰浓度为 89.18ng/ml，主要代谢物为葡萄糖醛酸酯（51.8%）、硫酸酯（23.4%），主要排泄途径是尿液，也排泄到胆汁中，并在肠肝循环中被水解。多丁那德与经人肝微粒体 CYP 家族中（CYP1A2、2A6、2B6、2C9、2C19、2D6、2E1、3A4）代谢的药物相互作用较小。多丁那德 Ⅱ 期临床试验结果显示 0.5mg、1mg、2mg、4mg 剂量组在最后访视期（服药 8 周后）的达标率分别为 23.1%、65.9%、74.4%、100%，其疗效和安全性与其他降尿酸药物相似。在一项为期 14 周随机多中心双盲剂量递增的苯溴马隆 Ⅲ 期研究中，患有或不患有痛风的高尿酸血症患者被随机分为两组，一组接受多丁那德 2mg 1 次 / 天治疗，另一组接受苯溴马隆 50mg 1 次 / 天治疗。结果显示，在患有或不患有痛风的日本高尿酸血症患者中，多丁那德 2mg 1 次 / 天与苯溴马隆 50mg 1 次 / 天相比降低血清尿酸的效果相当。两组的不良事件和药物不良反应发生率相似。在一项长期研究中，当维持剂量为每天一次 2mg 或 4mg 时，大多数患者的血清尿酸水平都能达到 ≤ 6mg/dl 的目标值。Kumagai 等开展的一项多丁那德的多中心研究结果显示，在肝功能损伤患者中的药代动力学、药效学和安全性差异无统计学意义，因此肝功能不全的患者无须调节剂量。然而，多丁那德的疗效与安全性仍需更多的临床研究来证明。

（三）尿酸酶制剂的降尿酸药物

1. **拉布立酶**　于 2001 年在德、法两国上市，2018 年获批进入中国。通过催化水溶性差的尿酸氧化为水溶性好的无活性代谢物——尿囊素，加速尿酸溶解，降低血清尿酸水平。拉布立酶对于儿童肿瘤溶解综合征的安全性和有效性较好。药品说明书适应证推荐用于儿童白血病、淋巴瘤患者的降尿酸治疗，特别适合已经存在高尿酸血症或具有高肿瘤负荷，存在肿瘤化疗后引起肿瘤细胞溶解，进而导致继发性的血尿酸水平升高风险的患者。Philips 等研究显示 1.5mg 拉布立酶能有效预防大部分 TLS。与别嘌醇治疗相比，拉布立酶能更快速地控制血清尿酸，且总住院时间更短，花费更少。近年来有多例葡萄糖 -6- 磷酸脱氢酶（G-6-PD）缺乏症患者应用拉布立酶后诱发高铁血红蛋白血症和溶血性贫血的病例报道。临床使用过程中，G-6-PD 缺乏症风险较高的如地中海贫血的人群，在开始拉布立酶治疗前应进行筛查，如果无法事先筛查，建议密切监测高铁血红蛋白血症和溶血性贫血。但其真实世界研究数据仍较少，有待进一步观察。

2. **培戈洛酶**　于 2010 年获美国 FDA 批准上市，尚未进入中国。该药是一种聚乙二醇化尿酸特异性酶，可将尿酸分解为可溶性代谢产物，用于常规治疗无效或常规治疗无法耐受的成年痛风患者。给药后血浆尿酸酶活性随给药剂量线性增加，血浆中聚乙二醇化尿酸酶静脉给药的半衰期为 6.4 ～ 13.8 天。在体内主要经脾脏、肝脏、十二指肠和空肠中的巨噬细胞吞噬清除。培戈洛酶对于其他治疗方案不耐受或难治性的患者，降尿酸效果显著，可溶解痛风石，但有 10% ～ 15% 患者易发生免疫原性药物输注引起的相关反应，由于尿酸随组织溶出，80% 的患者治疗期间易发生痛风。培戈洛酶长期治疗的安全性与 6 个月随机对照试验治疗期间观察到的一致。对于尿毒症痛风患者，血液透析不会影响培戈洛酶的血药浓度和降尿酸效果，安全性较好，可用于肾功能不全患者。PROTECT 试验纳入 20 名肾移植史 1 年以上且痛风未受控制（血清尿酸 ≥ 7mg/dl，对降尿酸治疗不耐受 / 无效）的受试者，评价培戈洛酶的安全性和有效性，结果显示培戈洛酶可快速代谢血清尿酸，其功效不受肾功能影响。

（四）其他降尿酸药物研究

许多天然药物可通过抑制尿酸生成或促进尿酸排泄两种方式发挥降尿酸作用，且副作用小，如皂苷类（牛膝总皂苷、穿山龙总皂苷、番茄总皂苷、海参皂苷等），黄酮类（杨梅素、葛根素、芹菜素、槲皮素等），香豆素类（秦皮总香豆素、岩白菜素等）及多酚类（鼠尾藻多酚、茶多酚等），作用机制可能与降低黄嘌呤氧化酶活性有关。Hu 等研究报道槲皮素和芦丁可阻断果糖诱导的高尿酸小鼠体内 NOD 样受体蛋白 3（NOD-like receptor protein 3，NLRP3）炎症小体的激活，且对肾脏有一定保护作用，对研发新型高尿酸血症治疗药物开阔了思路。

（五）处于研究阶段的降尿酸新药

尿酸盐相关酶、转运蛋白和炎症的研究为降尿酸药物开发的靶点。新药的靶标不仅仅是 URAT1，还包括其他转运蛋白，如 URATv1/GLUT9、NPT4，目前药物开发尚处于早期阶段，研究进展如下：

1. TMX-049　为非嘌呤 XOR 抑制剂，同非布司他，但有望具有更好的有效性和安全性。目前在英国进行了 I 期临床研究，在日本完成了 II 期临床研究。

2. Tigulixostat（LC350189）　为新型选择性 XOR 抑制剂。2013 年在韩国进行了 I 期临床研究。在一项于美国完成的 II 期临床研究（CLUE 研究）中，Tigulixostat 所有剂量组均展现出良好的降血尿酸水平作用，并且和安慰剂及非布司他相比，Tigulixostat 在治疗 3 个月后所有剂量组均达到了 SUA < 5mg/dl 的主要临床终点。已于 2022 年第 4 季度启动了 Tigulixostat 的国际多中心 III 期临床研究。

3. Ulodesine（BCX4208）　为嘌呤核苷磷酸化酶（PNP）抑制剂，它的降尿酸作用不是通过抑制黄嘌呤氧化酶来实现的，而是通过抑制黄嘌呤氧化酶上游的相关酶来抑制尿酸的合成。2013 年进行了四项 II 期临床研究，结果尚未报道。

4. Arhalofenate（MBX201）　是一种双重作用的抗炎和降尿酸药物，是一种过氧化物酶体增殖物、激活受体 γ（PPAR-γ）的部分激动剂，也是一种有效的口服 IL-1β 抑制剂，同时抑制 URAT1、OAT4 和 OAT10 转运蛋白对尿酸的肾脏重吸收，具有促尿酸排泄作用。已在痛风或高尿酸血症患者中进行五项 II 期临床试验。

5. 多丁那德（FYU-981）　为新型 URAT1 抑制剂，于 2019 年 11 月在日本批准生产和销售。该药已进行三项 III 期临床研究。

6. SHR4640　是江苏恒瑞医药在中国开发的一种 URAT1 抑制剂，通过抑制尿酸在肾小管的重吸收，促进尿酸排泄，从而降低体内尿酸水平。在高尿酸血症患者的 II 期临床研究已于 2018 年 7 月完成，目前正在对痛风患者进行 III 期临床研究。

7. SAP-001　是一种口服的 URAT1 抑制剂，II a 期研究在高尿酸血症痛风患者中观察到了 SAP-001 的有效性和安全性。即将启动治疗难治性 / 痛风石性痛风患者的 II b 期临床试验进一步验证 SAP-001 的有效性和安全性。

8. D-0120　是一种低分子量化合物，兼具良好安全性和降尿酸效果的新型 URAT1 抑制剂。目前，在中国有一项针对痛风和无症状高尿酸血症患者的 I / II 期临床研究，在美国有一项在健康受试者中逐渐增加剂量的 I 期安慰剂对照试验。目前处于 II b 期临床阶段。

9. Verinurad（RDEA-3170）　是阿斯利康公司开发的一种选择性 URAT1 抑制剂，II a 期临床试验显示 Verinurad 与非布司他联合用药可剂量依赖性地降低 SUA，同时保持尿酸排泄量与基线相似。在患有 2 型糖尿病、白蛋白尿和高尿酸血症的患者中，Verinurad 加非布司他可减少白蛋白尿，降低血清尿酸盐浓度。

10. SEL-212、培西他塞酶（SEL-037）和SVP-雷帕霉素（SEL-110）的联合疗法 是一种新型的研究性联合药物，旨在降低慢性难治性痛风患者的血清尿酸盐或尿酸水平。SVP-雷帕霉素可以减轻抗药物抗体的形成。已于3月21日公布了SEL-212在慢性难治性痛风中的第3期DISSOLVE项目（即DISSOLVE Ⅰ和DISSOLVE Ⅱ试验）的阳性顶线结果。

11. KUX-1151 是一种具有双重作用机制的化合物，既能抑制黄嘌呤氧化酶，调节尿酸的产生，也可以抑制URAT-1，促进尿酸的排泄。该药可快速、大幅度降低健康受试者和痛风患者的血尿酸水平，尿酸降低程度超过其他单药治疗。不过，试验中出现了2名急性肾损伤患者，因此终止了进一步试验。

12. Merbarone（RLBN1001） 是一种Ⅱ型DNA拓扑异构酶抑制剂，可双重抑制黄嘌呤氧化酶和URAT1治疗严重的高尿酸血症。正在临床前阶段开发。

13. ACQT-1127 同时抑制XOR和URAT1，正在临床前阶段开发。

这些在研药物靶点主要集中在黄嘌呤氧化酶和URAT1上，有些在双靶点发挥双重抑制作用。在研开发多款新药，相信在不久的将来会有更多的新药上市为痛风患者的高尿酸血症的治疗提供更多的选择。

第二节 升高尿酸的药物

药源性高尿酸血症的发生率尚不确切，Paulus等调查某医院高尿酸血症发病率，结果发现药物是导致血清尿酸水平升高的重要因素之一，其发生率高达20%。药源性高尿酸血症的发生机制包括：①增加嘌呤的摄入，如胰酶制剂；②内源性尿酸生成增加，如细胞毒性化疗药物；③增加尿酸重吸收和（或）减少尿酸的分泌，如阿司匹林、环孢素、利尿剂等（表16-1）。

表 16-1 诱发高尿酸血症的常见药物及其机制

药物		机制
胰酶制剂		增加嘌呤的摄入
细胞毒性药物		大量肿瘤细胞的破坏
抗结核药物	吡嗪酰胺	增加尿酸重吸收并减少尿酸分泌
	乙胺丁醇	减少尿酸的部分排泄
低剂量阿司匹林		增加尿酸重吸收和减少尿酸分泌
利尿剂		增加尿酸在近端小管的重吸收
		增加尿酸分泌
		体液容量减少
免疫抑制药物	环孢素	近端小管尿酸重吸收增加；入球小动脉血管收缩致肾小球滤过率降低
	他克莫司	尿酸排泄减少
	咪唑立宾	抑制鸟嘌呤核苷酸的合成

续表

药物	机制
乳酸	增加尿酸重吸收
烟酸	尿酸重吸收增加、尿酸分泌减少、尿酸合成增加
睾酮	增加尿酸重吸收
胰岛素	增加尿酸重吸收

一、引起尿酸升高的药物

（一）增加嘌呤的摄入

胰酶制剂　胰酶是从动物胰腺中提取的多种酶的混合物，主要是胰蛋白酶、胰淀粉酶和胰脂肪酶。胰酶中含有大量嘌呤，当患者长期或大剂量服用该类药物时可引起高尿酸血症。

（二）内源性尿酸生成增多

1. 细胞毒性药物　主要是甲氨蝶呤、环磷酰胺等抗肿瘤药，致血清尿酸升高的可能原因是诱发 TLS。细胞毒性药物引起的高尿酸血症是药物性高尿酸血症中最严重的类型，通常发生在应用细胞毒性药物治疗后的 48 ～ 72h。TLS 的特征是肿瘤细胞被大量破坏，细胞内物质倾倒入血液，导致高尿酸血症和电解质酸碱平衡异常，如高钾血症、高磷血症、低钙血症和代谢性酸中毒。细胞内物质细胞核酸和嘌呤核苷酸大量释放导致尿酸水平升高，并可引起急性尿酸性肾病。

2. 肌苷　是次黄嘌呤核苷，为嘌呤代谢的中间产物，在体内可分解出大量的尿酸，引起高尿酸血症。

3. 免疫抑制剂——咪唑立宾　高尿酸血症是咪唑立宾常见的不良事件，可发生于初始服药的几周内。因为咪唑立宾的作用机制是竞争性地抑制嘌呤合成系统中的次黄嘌呤核苷酸至鸟苷酸途径而抑制核酸合成，发挥免疫抑制作用。因此，推测高尿酸血症可能是该药物的药理作用所致。

4. 含果糖的药物　含果糖的药物如果糖注射液、注射用果糖、转化糖电解质注射液等，这类药物会大剂量静脉给予果糖，会消耗大量三磷酸腺苷（ATP）和磷酸，ATP 经水解酶分解成腺苷，再经过转化为次黄嘌呤、黄嘌呤最终代谢生成尿酸，而细胞内磷酸根明显减少，又可激活单磷酸腺苷（AMP）脱氨酶，使 AMP 转化为单磷酸次黄苷（IMP），IMP 不可逆地代谢为尿酸。

（三）尿酸的重吸收增加和（或）尿酸分泌减少

1. 抗结核药物　吡嗪酰胺是一种抗结核分枝杆菌药物，高尿酸血症是其抗结核治疗过程中最常见的不良事件，每日 300mg 吡嗪酰胺治疗剂量可使肾脏对尿酸的清除减少 80%。OAT2 和 URAT1 是吡嗪酰胺抗尿酸作用的潜在靶点，吡嗪酰胺的活性代谢产物吡嗪羧酸或吡嗪酸通过对 URAT1 的反向刺激作用促进尿酸盐重吸收，提高血清尿酸水平。吡嗪酰胺亦可抑制近端小管细胞基底外侧膜上表达的 OAT2 蛋白，减少尿酸的分泌转运。

乙胺丁醇治疗不仅可使血清尿酸水平升高，而且可诱发痛风性关节炎。乙胺丁醇诱导高尿酸血症的确切机制暂不清楚，该药物使用过程中的患者尿酸排泄明显减少。在停用乙胺丁醇后，血清尿酸可降至正常水平。

2. 小剂量阿司匹林　阿司匹林对尿酸盐浓度影响的矛盾作用是众所周知的。阿司匹林低剂量时可减少尿酸排泄，诱发高尿酸血症，而高剂量阿司匹林则可促进尿酸排泄。这种矛盾的作用主要由水杨酸盐与 URAT1 的相互作用引起。阿司匹林低剂量（60～300mg/d）时，水杨酸盐作为交换底物，通过与 URAT1、OAT1 和 OAT3 相互作用，促进尿酸盐的重吸收。阿司匹林目前被广泛用于心脑血管疾病的一级和二级预防中，老年患者长期小剂量使用时应注意其对尿酸水平的影响。然而，阿司匹林高剂量（＞300mg/d）的作用却是反向的，其原因是水杨酸作为 URAT1 的尿酸盐重吸收抑制剂，有促进尿酸排泄的作用。

3. 利尿剂　袢利尿剂呋塞米、依他尼酸、布美他尼、托拉塞米和噻嗪类利尿剂氢氯噻嗪等均可致高尿酸血症。利尿剂引起血清尿酸浓度的增加呈剂量依赖性，可发生在开始治疗后的几天内，并在延长给药期间持续存在。利尿剂升高血清尿酸水平的机制复杂，可能是多方面综合作用的结果。利尿剂通过 OAT1 和 OAT3 转运体从血液进入近端小管细胞，可能被认为是尿酸的竞争底物；氢氯噻嗪还能显著增加有机阴离子转运体 OAT4 对尿酸的吸收；利尿剂与尿酸的交换可能导致血清尿酸浓度的增加；利尿剂也可通过抑制肾近端小管顶端的钠依赖性磷酸转运蛋白 4 升高血清尿酸水平；利尿剂造成盐和水分流失，导致体液容量减少，刺激尿酸的再吸收。除此之外，利尿剂还可通过其他因素升高尿酸水平，如氢氯噻嗪发挥利尿作用时，引起体液容量减少，然后通过钠/质子交换蛋白 3 作用致近端小管中 H^+ 分泌增加，从而使细胞内 pH 增加，反过来又促使尿酸盐通过 OAT4 摄取，并增加尿酸盐与 OH^- 交换。El 等研究认为呋塞米和氢氯噻嗪为多药耐药蛋白 4（multidrug resistance-associated proteins 4，MRP4）的底物，它们可抑制 MRP4 介导的尿酸转运，可能导致高尿酸血症。呋塞米诱导高乳酸血症，足以抑制尿酸排泄。

4. 免疫抑制剂　环孢素是一种钙调磷酸酶抑制剂，被认为是移植受者发生痛风的重要危险因素。环孢素尤其是在利尿剂减少体液容量的情况下可增加肾近端小管尿酸重吸收，以及入球小动脉血管收缩引起的肾小球滤过率下降，从而降低尿酸清除率。一项接受环孢素免疫抑制治疗患者的 5 年随访观察中，环孢素治疗组尿酸升高占 80%，痛风发生率为 4.6%，而无环孢素治疗组高尿酸占 55%，无痛风出现。Bahn 等研究表明环孢素是通过有机阴离子转运体 OAT10 促进尿酸的摄取，这可能是环孢素引起高尿酸血症的主要原因。也有研究推测环孢素认为可引起肾血流动力学紊乱，直接损害肾脏而致高尿酸血症。

5. 乳酸　乳酸与 URAT1 相互作用，刺激尿酸吸收导致高尿酸血症。Drabkin 研究认为痛风可能是由编码 D- 乳酸脱氢酶催化位点内的 LDHD 突变引起，结果 D- 乳酸的肾脏分泌过多，提高了血尿酸重吸收，导致高尿酸血症。因此，临床上应用大剂量乳酸钠后发生高尿酸，应注意排除是否为药物因素。

6. 烟酸　是一种 B 族维生素，可抑制 VLDL 合成，升高血浆 HDL-C 水平，被用于高脂血症的辅助治疗，也会影响尿酸的产生和清除。当以治疗剂量给药时，烟酸作用于 URAT1，增加尿酸在肾脏的重吸收，烟酸盐也会干扰 OAT10 尿酸盐转运体而提高肾脏尿酸盐重吸收。另外，烟酸及其酰胺衍生物烟酰胺可提高嘌呤的生物合成速率，间接地提高尿酸水平。

7. 睾酮　尿酸的水平会受到睾丸激素的影响。Kurahashi 等一项睾丸激素替代疗法的剂量分析研究结果显示，三个治疗组肌内注射睾酮每 2 周 125mg、每 3 周 250mg 和每 2 周 250mg 治疗 3 个月后观察到患者血清尿酸水平升高，而且睾丸激素呈剂量依赖性升高。其机制可能为睾酮诱导钠耦合单羧酸转运蛋白 1 (sodium-coupled single acid transporter 1，SMCT1) 致高尿酸血症，SMCT1 是一种 Na^+ 依赖性阴离子共转运蛋白，与 URAT1 协同作用于近端肾小管促尿酸盐重吸收。

8. 降糖药物　大量证据显示高尿酸血症与代谢综合征等密切关联。格列本脲、格列美脲、格列齐特等长期服用可能影响尿酸的代谢和排泄，从而导致血尿酸水平升高。磺脲类药物主要经过肝脏排泄，对尿酸影响较小。糖尿病患者使用胰岛素与血清尿酸水平升高显著相关，糖尿病合并痛风患者胰岛素治疗后血尿酸水平平均升高 75μmol/L。胰岛素可能是通过激活 URAT1 促进肾近端小管对尿酸的重吸收，升高尿酸水平。此外，Bahadoran 等研究显示高尿酸血症会干扰胰岛素信号传导并降低内皮一氧化氮的可用性，导致内皮胰岛素抵抗的进展，诱导细胞凋亡、氧化应激和炎症引起内皮功能障碍。因此建议同时患高尿酸血症的糖尿病患者，如果病情允许，应慎用胰岛素。双胍类药物，尤其是苯乙双胍，在体内代谢过程中可产生乳酸，乳酸可导致尿酸重吸收增加而导致高尿酸血症。

9. 茶碱　是常用的抗哮喘药物，通过抑制平滑肌细胞内的磷酸二酯酶发挥支气管扩张作用。茶碱升高尿酸的原因主要是尿酸生成过多。使用抑制尿酸生成药物非布司他时，不建议与茶碱联用，因为非布司他能改变茶碱在人体内的代谢。

10. 左旋多巴　为拟多巴胺类抗帕金森病药，是体内合成多巴胺的前体物质，本身并无药理活性，经多巴脱羧酶作用转化成多巴胺而发挥药理作用，改善帕金森病症状。左旋多巴口服后 80% 的药量在 24h 内降解成多巴胺代谢物高香草酸和二羟苯乙酸，这两种物质会与尿酸竞争排泄路径，使尿酸的排泄量减少，引起高尿酸血症。截至 2021 年 4 月，WHO 乌普萨拉监测中心 VigiBase 数据库共接受 15 例疑似左旋多巴导致的痛风病例报道。

11. 质子泵抑制剂　是临床常用的抑酸剂，代表药物有奥美拉唑、艾司奥美拉唑、泮托拉唑、兰索拉唑、雷贝拉唑等。质子泵抑制剂也会影响尿酸的代谢，其原因在于肾脏中分布着胃型 H^+-K^+-ATP 酶 (HKα1) 和结肠型 H^+-K^+-ATP 酶 (HKα2)，它们对酸碱平衡及钾、钠等电解质平衡发挥着重要的调节作用。当患者应用质子泵抑制剂治疗胃部疾病时，肾脏 H^+-K^+-ATP 酶受到抑制，从而影响 Na^+、K^+ 的转运，使肾小管和集合管的上皮细胞向小管液泵 H^+ 减少，肾脏的酸碱微环境发生改变，致血尿酸水平升高。有研究发现长期应用质子泵抑制剂可诱发急性间质性肾炎，从而引起肾小管功能障碍，从而影响尿酸的代谢。

12. β 肾上腺素能受体阻滞剂　这类药物可使肾血流量及肾小球滤过率减低，减少尿酸的排泄，尤其与排钾利尿剂联用时，可引起血尿酸水平异常升高，所以不建议 β 受体阻滞剂与利尿剂联用。β 受体阻滞剂中普萘洛尔、纳多洛尔等阻碍尿酸排泄，升高血尿酸的作用较明显；美托洛尔和倍他洛尔等药物对血尿酸影响较小。

13. 抗菌药物　氧氟沙星、加替沙星等喹诺酮类及青霉素类等经肾脏排泄的抗菌药物都有致血尿酸水平升高的报道。此类药物引起高尿酸血症的机制尚不清楚，一般来说，用量多排出就会增多，从而影响尿酸从肾脏的排泄，导致体内尿酸水平升高。莫西沙星的高尿酸血症发生率为 0.01% ～ 0.1%，可能与中性或碱性环境下药物在肾小管中析出结晶，造成肾机械性损伤及肾小管分泌功能紊乱有关。

二、药源性高尿酸血症的预防和治疗

目前暂无药源性高尿酸血症预防和管理相关指南或推荐建议，但对各类疾病患者通常给予以下建议：

（1）已有高尿酸血症和痛风的患者，建议尽量避免选用可引起血尿酸水平升高的药物。

（2）高尿酸血症或痛风发生风险较高的患者，应尽量选用同类药物中不会导致高尿酸血症的药物来替代。无替代药物可选择的患者，确需使用时应综合评估患者的风险与获益，选用可降低尿酸水平的合并用药，如高血压患者应用利尿剂后产生的高尿酸，可考虑停用利尿剂，换用有降尿酸作用的氯沙坦等沙坦类药物降血压。

（3）反复发作的严重痛风移植患者，无法停用环孢素和他克莫司等药物的可考虑联合使用非布司他、别嘌醇等降尿酸药物。Chewcharat 等一项纳入 7 个观察性研究共 367 名受试者的荟萃分析，研究对比非布司他与别嘌醇对肾移植患者免疫抑制剂所致药物性高尿酸血症的疗效，结果显示非布司他使血清尿酸水平 < 360μmol/L 目标值的可能性更高且安全性较好，对他克莫司血药浓度、肝功能、移植肾失功和骨髓造血功能影响较少。

此外，药源性高尿酸血症患者还应注意健康的生活方式，饮食以低嘌呤食物为主，并鼓励接受可诱导高尿酸血症药物的患者保持充足的水分，多饮水，每日饮水量推荐在 1500 ～ 2000ml 及以上。用药期间应定期监测血尿酸水平，约 2/3 的药物引起的高尿酸血症患者是无症状的。当尿 pH < 6.0 时，可使用碳酸氢钠或枸橼酸氢钾钠碱化尿液，使尿液 pH 维持在 6.2 ～ 6.9，有利于尿酸盐结晶溶解并从尿液排出。

参 考 文 献

何志钧, 梁运啸, 梁列新, 2019. 质子泵抑制剂治疗上消化道出血对痛风复发的影响. 医学信息, 32(1): 154-156.

黄燕华, 2020. 为胃酸分泌相关消化系统疾病合并痛风患者使用艾司奥美拉唑对其尿酸代谢功能的影响.

当代医药论丛，18(23): 129-130.

廖妍，白岚，2016. H⁺-K⁺-ATP 酶的分布及其抑制剂 PPI 的作用. 广东医学，37(9): 1397-1399.

秦贵军，2015. 药源性高尿酸血症. 药品评价，12(7): 19-22, 26.

吴芃，王亮，李海涛，等，2021. 高尿酸血症模型的建立及降尿酸药物的研究进展. 中国病理生理杂志，37(7): 1283-1294.

杨青，童德银，金鑫，等，2018. 别嘌醇致严重皮肤不良反应与 HLA—B^ * 58: 01 等位基因相关性的研究进展. 药物不良反应杂志，4(1): 43-47.

Abdellatif A, Zhao L, Chamberlain J, et al, 2023. Pegloticase efficacy and safety in kidney transplant recipients; results of the phase IV, open-label PROTECT clinical trial. Clin Transplant, 37(9):e14993.

Afridi SM, Reddy S, Raja A, et al, 2019. Gout due to tacrolimus in a liver transplant recipient. Cureus, 11(3): e4247.

Ahamed SM, Varma RS, Mathew T, et al, 2006. Spontaneous tumour lysis syndrome associated with non-Hodgkin's lymphoma--a case report. Indian J Pathol Microbiol, 49(1): 26-28.

Ahn YH, Kang HJ, Shin HY, et al, 2011. Tumour lysis syndrome in children: experience of last decade. Hematol Oncol, 29(4): 196-201.

Bahadoran Z, Mirmiran P, Kashfi K, et al, 2022. Hyperuricemia-induced endothelial insulin resistance: the nitric oxide connection. Pflugers Arch, 474(1): 83-98.

Bahn A, Hagos Y, Reuter S, et al, 2008. Identification of a new urate and high affinity nicotinate transporter, hOAT10 (SLC22A13). J Biol Chem, 283(24): 16332-16341.

Becker MA, Baraf HSB, Yood RA, et al, 2013. Long-term safety of pegloticase in chronic gout refractory to conventional treatment. Ann Rheum Dis, 72(9): 1469-1474.

Ben Salem C, Slim R, Fathallah N, et al, 2017. Drug-induced hyperuricaemia and gout.Rheumatology (Oxford), 56(5): 679-688.

Bleyer AJ, Wright D, Alcorn H, 2015. Pharmacokinetics and pharmacodynamics of pegloticase in patients with end-stage renal failure receiving hemodialysis. Clin Nephrol, 83(5): 286-292.

Brzezińska O, Styrzyński F, Makowska J, et al, 2021. Role of vitamin C in prophylaxis and treatment of gout-a literature review. Nutrients, 13(2): 701.

Chen CH, Chen CB, Chang CJ, et al, 2019. Hypersensitivity and cardiovascular risks related to allopurinol and febuxostat therapy in asians: a population-based cohort study and meta-analysis. Clin Pharmacol Ther, 106(2): 391-401.

Chewcharat A, Chang YT, Thongprayoon C, et al, 2020. Efficacy and safety of febuxostat for treatment of asymptomatic hyperuricemia among kidney transplant patients: a meta-analysis of observational studies. Clin Transplant, 34(4): e13820.

Chou HW, Chiu HT, Tsai CW, et al, 2018. Comparative effectiveness of allopurinol, febuxostat and benzbromarone on renal function in chronic kidney disease patients with hyperuricemia: a 13-year inception cohort study. Nephrol Dial Transplant, 33(9): 1620-1627.

Cortes J, Moore JO, Maziarz RT, et al, 2010. Control of plasma uric acid in adults at risk for tumor Lysis syndrome: efficacy and safety of rasburicase alone and rasburicase followed by allopurinol compared with allopurinol alone: results of a multicenter phase III study. J Clin Oncol, 28(27): 4207-4213.

Crambert G, 2014. H-K-ATPase type 2: relevance for renal physiology and beyond. Am J Physiol Renal Physiol, 306(7): F693-F700.

Daskalopoulou S, Tzovaras V, Mikhailidis D, et al, 2005. Effect on serum uric acid levels of drugs prescribed for indications other than treating hyperuricaemia. Curr Pharm Des, 11(32): 4161-4175.

Drabkin M, Yogev Y, Zeller L, et al, 2019. Hyperuricemia and gout caused by missense mutation in d-lactate dehydrogenase. J Clin Invest, 129(12): 5163-5168.

Ebrahimpour-Koujan S, Saneei P, Larijani B, et al, 2020. Consumption of sugar sweetened beverages and dietary fructose in relation to risk of gout and hyperuricemia: a systematic review and meta-analysis. Crit Rev Food Sci Nutr, 60(1): 1-10.

El-Sheikh AK, Van Den Heuvel JW, Koenderink J B, et al, 2008. Effect of hypouricaemic and hyperuricaemic drugs on the renal urate efflux transporter, multidrug resistance protein 4. Br J Pharmacol, 155(7): 1066-1075.

Farouk SS, Rein JL, 2020. The many faces of calcineurin inhibitor toxicity-what the FK. Adv Chronic Kidney Dis, 27(1): 56-66.

Felser A, Lindinger PW, Schnell D, et al, 2014. Hepatocellular toxicity of benzbromarone: effects on mitochondrial function and structure. Toxicology, 324: 136-146.

Gao LG, Wang B, Pan Y, et al, 2021. Cardiovascular safety of febuxostat compared to allopurinol for the treatment of gout: a systematic and meta-analysis. Clin Cardiol, 44(7): 907-916.

Gao X, Curhan G, Forman JP, et al, 2008. Vitamin C intake and serum uric acid concentration in men. J Rheumatol, 35(9): 1853-1858.

George RL Jr, Sundy JS, 2012. Pegloticase for treating refractory chronic gout. Drugs Today (Barc), 48(7): 441-449.

Gumz ML, Lynch IJ, Greenlee MM, et al, 2010. The renal H^+-K^+-ATPases: physiology, regulation, and structure. Am J Physiol Renal Physiol, 298(1): F12-F21.

Hagos Y, Stein D, Ugele B, et al, 2007. Human renal organic anion transporter 4 operates as an asymmetric urate transporter. J Am Soc Nephrol, 18(2): 430-439.

Higa S, Shima D, Tomitani N, et al, 2019. The effects of topiroxostat on vascular function in patients with hyperuricemia. J Clin Hypertens (Greenwich), 21(11): 1713-1720.

Hill EM, Sky K, Sit M, et al, 2015. Does starting allopurinol prolong acute treated gout? A randomized clinical trial. J Clin Rheumatol, 21(3): 120-125.

Horino T, Hatakeyama Y, Ichii O, et al, 2018. Effects of topiroxostat in hyperuricemic patients with chronic kidney disease. Clin Exp Nephrol, 22(2): 337-345.

Hosoya T, Ogawa Y, Hashimoto H, et al, 2016. Comparison of topiroxostat and allopurinol in Japanese hyperuricemic patients with or without gout: a phase 3, multicentre, randomized, double-blind, double-dummy, active-controlled, parallel-group study. J Clin Pharm Ther, 41(3): 290-297.

Hosoya T, Sano T, Sasaki T, et al, 2020. Clinical efficacy and safety of dotinurad, a novel selective urate reabsorption inhibitor, in Japanese hyperuricemic patients with or without gout: an exploratory, randomized, multicenter, double-blind, placebo-controlled, parallel-group early phase 2 study. Clin Exp Nephrol, 24(Suppl 1): 44-52.

Hosoya T, Sano T, Sasaki T, et al, 2020. Dotinurad versus benzbromarone in Japanese hyperuricemic patient with or without gout: a randomized, double-blind, parallel-group, phase 3 study. Clin Exp Nephrol, 24(Suppl 1): 62-70.

Hosoyamada M, Takiue Y, Shibasaki T, et al, 2010. The effect of testosterone upon the urate reabsorptive transport system in mouse kidney. Nucleosides Nucleotides Nucleic Acids, 29(7): 574-579.

Hu QH, Zhang X, Pan Y, et al, 2012. Allopurinol, quercetin and rutin ameliorate renal NLRP3 inflammasome activation and lipid accumulation in fructose-fed rats. Biochem Pharmacol, 84(1): 113-125.

Ichai C, Orban JC, Fontaine E, 2014. Sodium lactate for fluid resuscitation: the preferred solution for the coming decades. Crit Care, 18(4): 163.

Iwamura A, Fukami T, Hosomi H, et al, 2011. CYP2C9-mediated metabolic activation of losartan detected by a highly sensitive cell-based screening assay. Drug Metab Dispos, 39(5): 838-846.

Jamnik J, Rehman S, Blanco Mejia S, et al, 2016. Fructose intake and risk of gout and hyperuricemia: a systematic review and meta-analysis of prospective cohort studies. BMJ Open, 6(10): e013191.

Jutabha P, Anzai N, Wempe MF, et al, 2011. Apical voltage-driven urate efflux transporter NPT4 in renal proximal tubule. Nucleosides Nucleotides Nucleic Acids, 30(12): 1302-1311.

Kei A, Elisaf MS, 2012. Nicotinic acid: clinical considerations. Expert Opin Drug Saf, 11(4): 551-564.

Kraus A, Flores-Suárez LF, 1995. Acute gout associated with omeprazole. Lancet, 345(8947): 461-462.

Kumagai Y, Sakaki M, Furihata K, et al, 2020. Dotinurad: a clinical pharmacokinetic study of a novel, selective urate reabsorption inhibitor in subjects with hepatic impairment. Clin Exp Nephrol, 24(Suppl 1): 25-35.

Kurahashi H, Watanabe M, Sugimoto M, et al, 2013. Testosterone replacement elevates the serum uric acid levels in patients with female to male gender identity disorder. Endocr J, 60(12): 1321-1327.

Li HL, Liu XJ, Lee MH, et al, 2021. Vitamin C alleviates hyperuricemia nephropathy by reducing inflammation and fibrosis. J Food Sci, 86(7): 3265-3276.

MacFarlane LA, Liu CC, Solomon DH, 2015. The effect of initiating pharmacologic insulin on serum uric acid levels in patients with diabetes: a matched cohort analysis. Semin Arthritis Rheum, 44(5): 592-596.

McDonald MG, Rettie AE, 2007. Sequential metabolism and bioactivation of the hepatotoxin benzbromarone: formation of glutathione adducts from a catechol intermediate. Chem Res Toxicol, 20(12): 1833-1842.

Omura K, Miyata K, Kobashi S, et al, 2020. Ideal pharmacokinetic profile of dotinurad as a selective urate reabsorption inhibitor. Drug Metab Pharmacokinets, 35(3): 313-320.

Palmer BF, 2011. Metabolic complications associated with use of diuretics. Semin Nephrol, 31(6): 542-552.

Paulus HE, Coutts A, Calabro JJ, et al, 1970. Clinical significance of hyperuricemia in routinely screened hospitalized men. JAMA, 211(2): 277-281.

Pérez-Ruiz F, Jansen T, Tausche AK, et al, 2019. Efficacy and safety of lesinurad for the treatment of hyperuricemia in gout. Drugs Context, 8: 212581.

Philips A, Radhakrishnan V, Ganesan P, et al, 2018. Efficacy of Single Dose Rasburicase (1.5 Mg) for Prophylaxis and Management of Laboratory Tumor Lysis Syndrome.Indian J Hematol Blood Transfus, 34(4): 618-622.

Pineda C, Soto-Fajardo C, Mendoza J, et al, 2020. Hypouricemia: what the practicing rheumatologist should know about this condition. Clin Rheumatol, 39(1): 135-147.

Quarteroni L, Gastaldi R, Baillet A, et al, 2022. Gout and Levodopa: an unknown adverse effect. Fundam Clin Pharmacol, 36(1): 221-223.

Raja R, Kavita F, Amreek F, et al, 2019. Hyperuricemia associated with thiazide diuretics in hypertensive adults. Cureus, 11(8): e5457.

Sakuma M, Toyoda S, Arikawa T, et al, 2022. Topiroxostat versus allopurinol in patients with chronic heart failure complicated by hyperuricemia: a prospective, randomized, open-label, blinded-end-point clinical trial. PLoS One, 17(1): e0261445.

Sato M, Mamada H, Anzai N, et al, 2010. Renal secretion of uric acid by organic anion transporter 2 (OAT2/SLC22A7) in human. Biol Pharm Bull, 33(3): 498-503.

Satpanich P, Pongsittisak W, Manavathongchai S, 2022. Early versus Late Allopurinol Initiation in Acute Gout Flare (ELAG): a randomized controlled trial. Clin Rheumatol, 41(1): 213-221.

Sezai A, Obata K, Abe K, et al, 2017. Cross-over trial of febuxostat and topiroxostat for hyperuricemia with cardiovascular disease (TROFEO trial). Circ J, 81(11): 1707-1712.

Shen ZC, Lee CA, Wallach K, et al, 2019. Lesinurad: evaluation of pharmacokinetic and pharmacodynamic interactions with warfarin in healthy volunteers. Clin Pharmacol Drug Dev, 8(5): 657-663.

Sinha K, Das J, Pal PB, et al, 2013. Oxidative stress: the mitochondria-dependent and mitochondria-independent pathways of apoptosis. Arch Toxicol, 87(7): 1157-1180.

Stamp LK, Barclay ML, 2018. How to prevent allopurinol hypersensitivity reactions. Rheumatology (Oxford), 57(suppl_1): i35-i41.

Sun SZ, Flickinger BD, Williamson-Hughes P S, et al, 2010. Lack of association between dietary fructose and hyperuricemia risk in adults. Nutr Metab (Lond), 7(1): 16.

Sun YY, Sun JP, Wang JX, et al, 2018. Association between vitamin C intake and risk of hyperuricemia in US adults. Asia Pac J Clin Nutr, 27(6): 1271-1276.

Uchida S, Shimada K, Misaka S, et al, 2010. Benzbromarone pharmacokinetics and pharmacodynamics in different cytochrome P450 2C9 genotypes. Drug Metab Pharmacokinets, 25(6): 605-610.

Uslu Gokceoglu A, Akman S, Koyun M, et al, 2013. Hyperuricemia in pediatric renal transplant recipients. Experimental and Clin Transplant, 11(6): 489-493.

Wang H, Peng Y, Zhang TJ, et al, 2017. Metabolic epoxidation is a critical step for the development of benzbromarone-induced hepatotoxicity. Drug Metab Dispos, 45(12): 1354-1363.

White WB, Chohan S, Dabholkar A, et al, 2012. Cardiovascular safety of febuxostat and allopurinol in patients with gout and cardiovascular comorbidities. Am Heart J, 164(1): 14-20.

White WB, Saag KG, Becker MA, et al, 2018. Cardiovascular safety of febuxostat or allopurinol in patients with gout. N Engl J Med, 378(13): 1200-1210.

Yoshioka K, Ohashi Y, Sakai T, et al, 2000. A multicenter trial of mizoribine compared with placebo in children with frequently relapsing nephrotic syndrome. Kidney Int, 58(1): 317-324.

Zahno A, Brecht K, Morand R, et al, 2011. The role of CYP3A4 in amiodarone-associated toxicity on HepG2 cells. Biochem Pharmacol, 81(3): 432-441.

Zhang CW, Li LJ, Zhang Y P, et al, 2020. Recent advances in fructose intake and risk of hyperuricemia. Biomed Pharmacother, 131: 110795.

Zhang M, Solomon DH, Desai R J, et al, 2018. Assessment of cardiovascular risk in older patients with gout initiating febuxostat versus allopurinol: population-based cohort study. Circulation, 138(11): 1116-1126.

Zhang SZ, Xu T, Shi QY, et al, 2021. Cardiovascular safety of febuxostat and allopurinol in hyperuricemic patients with or without gout: a network meta-analysis. Front Med (Lausanne), 8: 698437.

第 17 章

高尿酸血症的治疗

目前国内外大多数认为高尿酸血症是指正常饮食状态下，非同日 2 次空腹血尿酸水平，男性 > 420μmol/L（7mg/dl），女性 > 360μmol/L（6mg/dl）。《中国高尿酸血症与痛风诊疗指南（2019》指出无论是男性还是女性，非同日 2 次空腹血尿酸水平超过 420μmol/L（7mg/dl），称为高尿酸血症。有相当一部分高尿酸血症患者可以终生不出现关节炎等明显症状，称为无症状高尿酸血症。血尿酸超过其在血液或组织液中的饱和度，在关节局部形成尿酸盐晶体并沉积，诱发局部炎症反应和组织破坏，称为痛风。Meta 分析显示，中国高尿酸血症总体患病率为 13.3%，痛风患病率为 1%。

高尿酸血症和痛风是同一疾病的不同状态，根据自然病程及临床表现分为 4 个阶段：①无症状期；②急性痛风性关节炎发作期；③痛风发作间隙期；④慢性痛风石性关节炎。但随着更特异、更敏感的新的影像学检查方法的应用，无症状高尿酸血症与痛风的界限逐渐模糊。2020 年黄叶飞等根据疾病进展和表现将其分为 3 个阶段、8 个状态，包括临床前阶段（无症状高尿酸血症，无症状单钠尿酸盐沉积，无症状高尿酸血症伴单钠尿酸盐沉积）、临床阶段（痛风，痛风石性痛风，侵蚀性痛风）、病程阶段（初次痛风发作，复发型痛风发作）。本章主要讨论无症状高尿酸血症和痛风各阶段的防治措施。

第一节　无症状高尿酸血症治疗

近年来，随着高频超声、双能 CT 等影像检查手段的广泛应用，发现无症状高尿酸血症患者关节及周围组织可出现尿酸盐晶体沉积甚至骨侵蚀现象，提示无症状高尿酸血症和痛风是一个连续的病理过程。因此，对于无症状高尿酸血症也应进行长期甚至是终生的规范管理。

一、保持健康的生活方式

生活方式的干预非常重要，主要包括控制体重、规律运动；限制酒精及高嘌呤、高果糖饮食摄入；鼓励奶制品和新鲜蔬菜摄入及适量饮水；不推荐也不限制豆制品（如豆腐）的摄入。具体措施参见高尿酸血症与生活方式章节。

二、降尿酸药物治疗

无症状高尿酸血症是否需要降尿酸药物治疗，国内外指南存在有不同的意见，亚洲如中国、日本多数国家持积极态度，而欧美美国指南多数不推荐。

《2020 年美国风湿病学会痛风治疗指南》认为对于无症状高尿酸血症患者，血尿酸水平＞ 420μmol/L，无痛风发作或皮下痛风石，选择性建议不要开始降尿酸药物治疗。因为随机对照试验显示，对于无症状高尿酸血症患者，3 年期间新发痛风仅为 5%；血尿酸水平＞ 540μmol/L 的无症状高尿酸血症患者，5 年内仅 20% 发展为痛风。因此，药物降尿酸治疗无症状高尿酸血症患者，获益未必高。

2011 年日本痛风 - 核酸 - 代谢学会提出，对于无症状的高尿酸血症患者，应根据有无并发症进行分层治疗。如果生活方式干预后，血尿酸仍高于 480μmol/L 且有并发症的患者应进行药物治疗。《中国高尿酸血症与痛风诊疗指南 (2019)》也给出了治疗建议，根据有无合并症进行推荐：①无合并症，血尿酸水平≥ 540μmol/L 即可开始降尿酸药物治疗，并建议血尿酸控制在＜ 420μmol/L。②血尿酸水平≥ 480μmol/L 且有下列合并症之一：高血压、脂代谢异常、糖尿病、肥胖、脑卒中、冠心病、心功能不全、尿酸性肾石病、肾功能损害（CKD ≥ 2 期）建议开始降尿酸药物治疗，并将血尿酸控制在＜ 360μmol/L。如前所述，大量的观察性研究结果显示高尿酸血症与多种疾病的发生、发展相关。有荟萃分析指出，血尿酸每增加 60μmol/L，高血压发病相对风险增加 1.4 倍，新发糖尿病的风险增加 17%。Shiozawa 等基于人群研究的荟萃分析显示，每 1000 人年痛风发病率血尿酸水平≤ 360μmol/L 为 0.8 例，血尿酸水平≥ 600μmol/L 时为 70.2 例。Kojima 等多中心前瞻性随机对照研究（FREED）将 1070 例无症状高尿酸血症人群根据是否有意向治疗随机分为非布司他组和对照组，随访 36 个月，发现非布司他组 ($n=537$) 和对照组 ($n=533$) 血清尿酸水平分别为 (270±91.2) μmol/L 和 (405±87) μmol/L ($P < 0.001$)，非布司他组的脑、心血管和肾脏事件及所有死亡事件发生率显著低于对照组，可以推测更早的控制尿酸水平可以降低心脑血管不良事件的发生率。

《中国高尿酸血症与痛风诊疗指南 (2019)》推荐别嘌醇和苯溴马隆为无症状高尿酸血症患者降尿酸治疗的一线用药。

鉴于只有一小部分高尿酸血症患者会出现症状，另外临床上进行降尿酸的药物可能存在不良反应的问题，包括胃肠道症状、皮疹、肝功能损害、骨髓抑制等，还可能出现别嘌醇过敏综合征等严重不良反应，因此有小部分学者不主张对无症状高尿酸血症进行药物治疗。

三、定期随访

高尿酸血症是一种慢性全身性疾病，导致多个靶器官损害，与心脑血管疾病等多系统疾病息息相关，可能影响患者的预期寿命，所以应定期筛查与监测靶器官损害和相关合并症，早期发现、早期治疗，改善患者总体预后。

四、科普宣教

让患者知晓并终生关注血尿酸水平的影响因素，知晓高尿酸血症可能出现的危害，将血尿酸水平控制在 240 ~ 420μmol/L 目标范围。

目前临床上对无症状高尿酸血症患者是否需要进行规范的降尿酸药物治疗仍存争议，后续需要更多的临床研究证据来论证。但是建议所有高尿酸血症患者都需要了解疾病可能出现的危害，积极干预生活方式，定期筛查与监测靶器官损害和控制相关合并症。

第二节　痛风急性发作期治疗

痛风通常是高尿酸血症患者在高嘌呤饮食、饮酒或关节受冷等刺激后出现强烈的关节疼痛，表现为刀割样、撕裂样或咬噬样，程度难以忍受，一般 6 ~ 12h 达到疼痛高峰，患者出现关节红肿热痛和活动受限。尿酸盐结晶在关节腔内沉积是触发痛风急性发作的关键，所以痛风急性发作的管理需要快速有效地控制尿酸盐结晶引起的炎症反应，改善关节症状，减轻关节肿痛。不治疗的痛风急性发作病程存在自限性，一般持续 7 ~ 10 天也可自行缓解。

急性痛风的治疗各国指南、专家共识推荐意见基本相似，秋水仙碱、非甾体抗炎药和糖皮质激素是三大类经典药物。《中国高尿酸血症与痛风诊疗指南（2019）》推荐，痛风急性发作期的抗炎镇痛治疗原则为：①痛风急性发作期，尽早使用小剂量秋水仙碱或足量、短疗程非甾体抗炎药；②对于该类药物不耐受、疗效不佳或存在禁忌的患者，推荐全身使用糖皮质激素；③有消化道出血风险或需长期使用小剂量阿司匹林患者建议优先考虑特异性环氧化酶 2（cyclooxygenase 2，COX-2）抑制剂；④痛风急性发作累及多关节、大关节或合并全身症状的患者，建议首选全身糖皮质激素治疗；⑤视觉模拟评分法(visual analogue scale/Score, VAS)评分≥ 7 分，或≥ 2 个大关节受累，或多关节炎，或一种药物疗效差的患者，建议行两类抗炎镇痛药物联合治疗，如小剂量秋水仙碱与非甾体抗炎药或小剂量秋水仙碱与全身糖皮质激素联用（表 17-1）。

表 17-1　视觉模拟评分法

评分	表现
0 分	无痛
≤ 3 分	轻微的疼痛，能忍受，不影响睡眠
4 ~ 6 分	疼痛并轻度影响睡眠，尚能忍受
7 ~ 10 分	强烈的疼痛，疼痛难忍，影响食欲，影响睡眠

一、积极抗炎镇痛治疗

（一）秋水仙碱

秋水仙碱是第一个用于痛风抗炎镇痛治疗的药物，通过降低白细胞活动和吞噬作用及减少乳酸形成而减少尿酸结晶的沉积，减轻炎性反应，起到镇痛作用。目前仍是痛风急性发作期的一线用药，是经典的抗痛风"老药"。国内外相关指南推荐小剂量秋水仙碱为治疗痛风急性发作期首选药物，建议在症状出现 12h 内服用，首剂 1mg，1h 后追加 0.5mg，12h 后改为 0.5mg 每日 1 次或每日 2 次，可以单独使用或联合非甾体抗炎药，建议加用保胃药。对于重度肾功能不全的患者，当急性痛风发作时不宜选用秋水仙碱或非甾体抗炎药，以免加重肾功能恶化。秋水仙碱的停药指标是疼痛、炎症明显缓解或出现恶心、呕吐、腹泻等。接受 P 糖蛋白和（或）CYP3A4 抑制剂治疗的患者不建议使用秋水仙碱。其原因是秋水仙碱与肝药酶 CYP3A4 抑制剂（如地尔硫䓬、维拉帕米、克拉霉素）和 P 糖蛋白抑制剂（如环孢素）存在相互作用，两药合用时秋水仙碱体内代谢减少，易致蓄积中毒。秋水仙碱治疗窗窄，致死剂量为 0.8mg/kg，与药物相关的不良事件如消化道反应、骨髓毒性反应、肝肾损害等经常发生。痛风患者慢性秋水仙碱中毒可致神经肌病、胃溃疡和骨髓抑制。

Ahn 等一项别嘌醇或非布司他联合秋水仙碱治疗并随访 3 个月痛风患者的回顾性队列研究结果显示，与常规剂量（1.2mg/d）用药相比，小剂量（0.6mg/d）秋水仙碱可以充分预防痛风发作，不良事件更少。近年来，越来越多的研究证据显示秋水仙碱对心血管疾病患者有心脏保护效应。Tardif 等一项安慰剂对照随机临床试验结果显示，每天服用 0.5mg 秋水仙碱可以安全地减少慢性冠心病患者的心血管事件。Solomon 等研究了 501 名长期小剂量使用秋水仙碱患者的主要心血管事件即心肌梗死、脑卒中和短暂性脑缺血发生率比未使用秋水仙碱患者降低了 49%，秋水仙碱服用者的全因死亡率也降低了 73%。

（二）非甾体抗炎药物

非甾体抗炎药也是急性痛风治疗的一线治疗药物。建议早期足量服用。首选起效快、胃肠道不良反应少的药物。非甾体抗炎药主要包括非特异性环氧化酶抑制剂和特异性 COX-2 抑制剂，代表药物及其药动学特点详见表 17-2。

表 17-2   痛风患者常用非甾体抗炎药的用法和用量

药品名称	常用推荐剂量	半衰期（h）	血浆达峰时间（h）	药物类别
布洛芬	200mg，每日 3～4 次	1.8～2	1.2～2.1	非特异性 COX 抑制剂
吲哚美辛	25～50mg，每日 2～3 次	4.5	1～4	非特异性 COX 抑制剂
双氯芬酸	50mg，每日 2 次	1～2	4	非特异性 COX 抑制剂
洛索洛芬	60mg，每日 3 次	1.25	0.5	非特异性 COX 抑制剂
美洛昔康	7.5mg，每日 2 次	20	5～6	非特异性 COX 抑制剂
依托考昔	120mg，每日 1 次	22	1	特异性 COX-2 抑制剂
艾瑞昔布	100mg，每日 2 次	20	2	特异性 COX-2 抑制剂
塞来昔布	200mg，每日 2 次	11.2	2.8	特异性 COX-2 抑制剂

应用这类药物时最需注意监测的是胃肠道毒副作用，如消化性溃疡、出血、穿孔

等。老龄、肾功能不全、既往有消化性溃疡、出血、穿孔的患者应谨慎使用。特异性 COX-2 抑制剂消化道副作用相对小一些。痛风急性发作时，选择性 COX-2 抑制剂依托考昔 120mg，每日一次治疗 2～5 天时疼痛缓解程度与非选择性非甾体抗炎药（吲哚美辛和双氯芬酸）相当，但胃肠道不良反应和头晕的发生率明显降低，患者对依托考昔的耐受性优于吲哚美辛和双氯芬酸。改用 COX-2 抑制剂或合用 PPI 制剂、H_2 受体拮抗剂可显著降低非甾体抗炎药导致的消化道毒性反应。一项临床试验显示罗非考昔的使用会增加血栓事件，该试验结果的公布致罗非考昔在全球范围内被召回，由此引起了人们对非甾体抗炎药尤其是 COX-2 抑制剂安全性的关注。Gunter 等开展了一项非甾体抗炎药引发心血管不良事件的荟萃分析，将罗非考昔从 COX-2 抑制剂组中移除后，任何比较均未发现差异，表明罗非昔布使数据发生偏移，罗非昔布是一种显示出心血管事件高危风险的 COX-2 抑制剂。Martín 等研究发现非甾体抗炎药与心血管事件有统计学相关（OR=1.24，95%CI 1.19～1.28），与非选择性非甾体抗炎药（OR=1.18，95%CI 1.12～1.24）相比，COX-2 抑制剂的风险略高（OR=1.22，95%CI 1.17～1.28）。心血管不良事件发生风险程度依次是罗非考昔（OR=1.39，95%CI 1.31～1.47）、双氯芬酸（OR=1.34，95%CI 1.26～1.42）、依托考昔（OR=1.27，95%CI 1.12～1.43）。依托考昔的心血管事件发生风险可能高于塞来昔布。因此，当患者的胃肠道和心血管的风险都高时，最佳办法是尽可能避免使用非甾体抗炎药。对于需长期服用小剂量阿司匹林的痛风患者，建议优先考虑塞来昔布与阿司匹林联用。非甾体抗炎药主要经肝脏代谢，生成有 / 无活性的代谢产物，经肾脏排出。所有非甾体抗炎药均可能诱发和加重急慢性肾功能不全。对于痛风合并肾功能不全患者，建议慎用或禁用非甾体抗炎药，当 eGFR ＜ 60ml/（min·1.73m^2）时不建议长疗程使用，GFR ＜ 30ml/（min·1.73m^2）时禁用。

（三）糖皮质激素

糖皮质激素在痛风急性发作期镇痛效果与非甾体抗炎药相似，通过抑制磷酸酯酶 A 减少前列腺素（prostaglandin，PG）、白三烯的生成，抑制炎性因子的合成等途径产生很强的抗炎作用，能更好地缓解关节疼痛。《美国医师协会临床实践指南：急性和复发性痛风管理》推荐糖皮质激素作为急性痛风治疗一线用药。该推荐是基于疗效、不良反应和经济成本三方面的荟萃分析，研究对比了不同非甾体抗炎药之间、非甾体抗炎药与糖皮质激素、非甾体抗炎药与促肾上腺皮质激素、糖皮质激素与促肾上腺皮质激素、小剂量秋水仙碱与大剂量秋水仙碱的异同，得出结论是各组之间疗效相当；不良反应方面，糖皮质激素小于选择性 COX-2 抑制剂；价格方面，泼尼松龙小于吲哚美辛栓，甲泼尼龙小于选择性 COX-2 抑制剂。因此，综合以上三个方面，指南推荐糖皮质激素作为急性痛风发作的一线用药，其疗效确定，不良反应较少，且价格低廉。

为防止激素滥用及反复使用增加痛风石的发生率，我国将糖皮质激素列为急性痛风的二线治疗，当存在治疗禁忌、治疗效果不佳，或当痛风急性发作累及多关节、大关节或合并全身症状时，才推荐口服醋酸泼尼松龙 0.5mg/（kg·d）（泼尼松 30～35mg），使用 3～5 天后停药，其他激素如地塞米松、倍他米松的用法按照等效抗炎剂量交换。当痛风急性发作累及 1 ~ 2 个大关节时，建议有条件者可抽吸关节液后行关节腔糖皮质激素治疗。对于严重的急性痛风发作，如 VAS 评分 ≥ 7 分，多关节炎或累及 ≥ 2 个大关节者，可以使用 2 种或以上镇痛药治疗，包括秋水仙碱与非甾体抗炎药、秋水仙碱与口服糖皮质激素联合使用，以及关节腔糖皮质激素注射与其他任何形式的组合。因口服非甾体抗炎药和全身糖皮质激素联用可明显损害胃肠黏膜，容易导致消化道出血，所以一般不建议非甾体抗炎药与糖皮质激素合用。

糖皮质激素的主要副作用有血压、血糖升高，消化性溃疡等。糖皮质激素起效快，但停药后易复发，副作用多，对秋水仙碱和解热镇痛药无效或有禁忌时可考虑短期使用。

（四）生物制剂

1. IL-1 拮抗剂 IL-1 是由尿酸晶体沉积引发的炎症反应的始动因子，也是人体内最强的炎症介质之一。IL-1 拮抗剂是针对痛风发作时炎症因子靶点治疗新型药物，对于使用秋水仙碱、非甾体抗炎药和糖皮质激素禁忌或抗炎效果欠佳的患者，可考虑 IL-1 拮抗剂治疗。国际上已批准用于风湿性疾病的 IL-1 拮抗剂主要有阿那白滞素（anakinra）、卡那奴单抗（canakinumab）和利纳西普（rilonacept），但均未在中国上市。

（1）阿那白滞素：是重组人 IL-1 拮抗剂。Aouba 等通过研究痛风、假性痛风（pseudogout）和羟基磷灰石沉积病（（hydroxyapatite crystal deposition disease，HADD）这 3 种晶体性关节炎（crystal-inducedarthritis，CRIA）时发现，阿那白滞素对 CRIA 均有较好的效果，已获批用于严重的急性痛风性关节炎的治疗，联合使用秋水仙碱对难治性 CRIA 效果更佳。但是联合与其他生物制剂使用会导致严重不良事件的发生率明显升高。阿那白滞素的优点主要是不影响肾功能，药物半衰期短且花费较低。一项评估阿那白滞素治疗痛风发作的有效性和安全性的 II 期随机研究表明，阿那白滞素（100mg/d 或 200mg/d，共 5 天）与曲安奈德（40mg，单次注射）相比，阿那白滞素未显示出在主要终点指标（最受累关节疼痛强度改善）上的优越性。关于安全性、免疫原性及患者和医生评估的总体反应等次要结局指标，阿那白滞素表现优于曲安奈德。

（2）卡那奴单抗：为抗 IL-1 单克隆抗体。已获得欧洲药品管理局批准用于治疗存在禁忌的或常规治疗不能耐受的痛风急性发作。两项 III 期临床研究及其扩展研究表明，对于有频繁发作史、非甾体抗炎药和（或）秋水仙碱禁忌、不耐受或无反应的患者，在急性发作期单次服用卡那奴单抗可快速有效地缓解疼痛，并长时间抑制发作和炎症。卡那奴单抗的疗效始终优于对照药曲安奈德，使用卡那奴单抗每季度痛风发作风险降低了 62%，且卡那奴单抗耐受性普遍良好。

（3）利纳西普：是 IL-1 阻滞剂，具有双特异性的人源 IgG1 Fc 抗体，通过结合 IL-1，阻断其生物活性。利纳西普的一项多中心 III 期临床试验结果显示，利纳西普 80mg 或 160mg 每周一次静脉注射治疗，16 周时，与安慰剂相比，患者平均痛风发作数量分别减少了 71.3% 和 72.6%。注射部位反应是利纳西普最常见的不良反应，通常较轻，均未导致停药。没有出现与研究药物相关的严重不良反应或死亡病例。Sundy 等研究证实，与安慰剂相比，每周皮下注射利纳西普 160mg 可以减少痛风发作持续时间约 64.9%，痛风发作频率约 70.3%，且两组不良反应发生无明显差异，具备较好的耐受性和安全性。

2. TNF-α 抑制剂　代表药物有依那西普（etanercept）、英夫利昔单抗（infliximab）、戈利木单抗（golimumab）、阿达木单抗（adalimumab）和赛妥珠单抗（certolizumab）等。依那西普通常用于难治性痛风患者。可溶性 TNF 受体融合蛋白由 2 个 p75 TNF 受体与 IgG 的 Fc 段结合而成，依那西普通过抑制 TNF 与表面受体结合，抑制 TNF 生物学功能的发挥而达到抑制炎症的目的。Tausche 等首次报道了依那西普治疗 1 例难治性痛风的成功经验，经治疗后患者急性关节炎发作频率明显降低，炎性指标 C 反应蛋白、红细胞沉降率恢复正常，患者治疗过程中联用的促尿酸排泄药物丙磺舒，尿酸最低降至 560μmol/L，虽然减少了痛风性关节炎的急性发作，但血尿酸始终没有降到目标值 300μmol/L 以下。我国石连杰等应用非布司他联合依那西普治疗 1 例难治性痛风患者，临时给予 25mg 依那西普皮下注射，1 天后患者体温恢复正常，2 天后关节红肿消退，3 天后即可自行站立行走，2 周后关节疼痛、发热反复，再次给予 25mg 依那西普皮下注射，1 天内症状缓解。

二、痛风发作期降尿酸治疗

越来越多的研究证实，痛风急性发作期即开始降尿酸治疗不会延长急性发作时间，相反，在发作期立即开始使用降尿酸药物可提高患者降尿酸治疗的依从性，《2020 年美国风湿病学会痛风治疗指南》建议，在痛风发作急性期开始降尿酸治疗优于在痛风缓解期开始降尿酸治疗。然而，国内外多数学者及《中国高尿酸血症与痛风诊疗指南（2019）》仍建议，在痛风急性发作控制 2 ～ 4 周后开始降尿酸药物治疗；已服用降尿酸药物治疗的患者，急性发作期不建议停药。特殊人群，包括发病年龄 < 40 岁、频发性痛风（急性发作 ≥ 2 次 / 年）、痛风石、肾石症、血尿酸水平 ≥ 480μmol/L、存在合并症（肾损害、高血压、缺血性心脏病、心力衰竭等），一经确诊，即可考虑降尿酸治疗。

痛风患者降尿酸治疗初期，推荐首选小剂量（0.5 ～ 1mg/d）秋水仙碱预防痛风发作，至少维持 3 ～ 6 个月。对于肾功能不全者，建议根据 eGFR 调整秋水仙碱剂量，eGFR 在 35 ～ 59ml/（min·1.73m²）时，秋水仙碱最大用量 0.5mg/d；eGFR 在 10 ～ 34ml/（min·1.73m²）时，秋水仙碱最大用量每次 0.5mg，隔日 1 次；eGFR < 10ml/（min·1.73m²）时禁用秋水仙碱。对于秋水仙碱不耐受的患者，国内外指南均推荐使用小剂量非甾体抗炎药作为预防痛风发作的二线药物；秋水仙碱和非甾体抗炎药不耐受或存在禁忌证的患者，如慢性肾功能不全，国内外指南推荐使用小剂量糖皮质激素（如泼尼松 < 10mg/d）作为预防痛风发作药物。

由于痛风的急性发作可以出现在降尿酸的过程中，也可出现在血尿酸达到目标水平后几个月，指南建议至少从降尿酸治疗开始后预防性抗炎治疗 6 个月。对于血尿酸升高明显者，预防治疗时间还需延长，但需要权衡患者的利弊。

总之，控制痛风急性发作，建议尽早使用秋水仙碱、非甾体抗炎药或糖皮质激素，也可联合应用，效果仍不佳可考虑生物制剂单药或联合治疗。痛风急性期同时降尿酸治疗的临床证据目前有限，尚待更多的真实数据去验证。

第三节　痛风间歇期和慢性期治疗

在未进行降尿酸治疗情况下，慢性痛风性关节炎通常出现在首次痛风急性发作的十余年之后，痛风石是慢性痛风性关节炎的特征，是组织固有免疫和适应性免疫细胞对 MSU 慢性肉芽肿性炎症反应。痛风急性发作的治疗主要缓解痛风即时症状，而在间歇期和慢性期治疗主要是预防痛风急性发作、长期降低尿酸及减缓或改善痛风石的形成、降低对心脑血管病等影响。治疗方式主要包括生活方式干预及降尿酸药物治疗。

一、健康宣教

1. 告知每位痛风患者痛风的病理生理机制，明确告知确实存在有效的治疗方式及治疗急性发作的原则，告知痛风治疗是终身治疗，必须将血尿酸水平控制在目标水平之下，消除尿酸盐晶体。

2. 告知每位痛风患者生活方式与痛风的关系，改善生活方式是基本也是终身的治疗方法。

3. 告知每位痛风患者，痛风是全身性疾病，应定期随访，定期筛查靶器官损害和相关心脑血管疾病，以及筛查心脑血管疾病及危险因素，包括高血压、糖尿病、高血脂、肥胖、冠心病、心力衰竭、卒中、肾功能受损等。

二、降尿酸药物治疗

2016 年欧洲抗风湿联盟关于痛风治疗的建议和《中国高尿酸血症与痛风诊疗指南（2019）》一致认为：①痛风患者，无合并症，建议血尿酸水平 ≥ 480μmol/L 时开始降尿酸药物治疗，建议血尿酸控制在 < 360μmol/L；②痛风患者血尿酸水平 ≥ 420μmol/L 且合并下列任何情况之一时起始降尿酸药物治疗：痛风发作次数 ≥ 2 次 / 年、痛风石、慢性痛风性关节炎、肾结石、慢性肾脏疾病、高血压、糖尿病、血脂异常、脑卒中、缺血性心脏病、心力衰竭和发病年龄 < 40 岁，建议血尿酸水平控制在 < 300μmol/L。同时不建议将血尿酸水平长期控制在 < 180μmol/L。

目前指南对血尿酸要求的两个目标值存在比较重要意义：①对于正在接受降尿酸治疗的患者，血清尿酸水平长期维持在 360μmol/L 以下可促进尿酸盐的溶解，减少新结石的形成。②对于重度痛风患者，如痛风结石和慢性痛风关节炎，目标值应小于 300μmol/L 直到所有晶体溶解，痛风完全缓解。由于尿酸具有抗氧化作用，可能对某些退行性神经系统疾病有保护作用，因此不建议长期血清尿酸低于 180μmol/L。建议所有抗尿酸药物应从低剂量开始，直至血尿酸水平达到目标值，且终身维持血尿酸低于 360μmol/L。

《中国高尿酸血症与痛风诊疗指南（2019）》推荐别嘌醇、非布司他和苯溴马隆作为痛风患者降尿酸治疗的一线药物。建议在单药足量足疗程，血尿酸仍未达标者，可考虑联合应用两种不同作用机制的降尿酸药物。①别嘌醇：成人初始剂量 50 ~ 100mg/d，每 2 ～ 4 周检测血尿酸水平，未达标者每次递增 50 ～ 100mg，最大剂量 600mg/d。肾功能下降时达到能耐受的最低有效剂量即可，如 eGFR < 60ml/（min·1.73m²），别嘌醇推荐剂量为 50 ～ 100mg/d，eGFR < 15ml/（min·1.73m²）禁用。首次使用别嘌醇时应注意常见的不良反应，尤其是过敏反应（皮疹），轻度过敏者（如皮疹）可以采用脱敏治疗，重度过敏者（迟发性血管炎、剥脱性皮炎）常致死，必须禁用。根据成本 - 效益分析研究，对亚裔人群使用别嘌醇之前最好进行 HLA-B*5801 基因检测，特别是 eGFR < 60ml/（min·1.73m²）的患者。②苯溴马隆：成人起始剂量 25 ～ 50mg/d，每 4 周检测血尿酸水平，未达标者缓慢递增剂量至 75 ～ 100mg/d。eGFR < 20ml/（min·1.73m²）或尿酸性肾石症者禁用。③非布司他：初始剂量 20 ～ 40mg/d，每 4 周检测血尿酸水平，未达标者可逐渐递增加量，最大剂量 80mg/d。难治性患者非布司他可与促尿酸排泄药联合应用。④尿酸酶制剂：适合难治性痛风、其他药物疗效不佳或存在禁忌证、血液系统恶性肿瘤或放化疗相关的急性血尿酸水平升高，主要不良反应包括输液反应、免疫原性反应和严重心血管事件等。该类药物包括培戈洛酶和拉布立酶，目前我国均未上市。⑤新型降尿酸药物 RDEA594（lesinurad）：适用于单一足量使用黄嘌呤氧化酶抑制剂仍不能达标的痛风患者，可与黄嘌呤氧化酶抑制剂联合使用。服药的同时加强水化，服药前需评估肾功能，eGFR < 45ml/（min·1.73m²）者不建议使用，目前该药尚未在我国上市。

以炎症因子及免疫应答相关治疗靶点的药物也是近年来的研究热点，但目前仅限于个案报道。①阿巴西普（abatacept）：属于共刺激分子阻滞剂，是一种可溶性融合蛋白，由细胞毒性 T 细胞相关蛋白 -4 和 IgG1 的 Fc 段组成。Puszczewicz 等研究报道了 32 例类风湿关节炎合并痛风的患者使用阿巴西普治疗后不仅抑制类风湿关节炎的炎症反应，而且还降低了痛风发作频率。②英夫利昔单抗：针对 TNF 的嵌合型单克隆抗体，Fiehn C 报道过关于英夫利昔单抗治疗慢性痛风石关节炎经验，分别于第 0 周、2 周、6 周使用 5mg/kg 英夫利昔单抗静脉滴注，后调整为 6 周输注 1 次，治疗后发现患者的关节炎症迅速得到改善，炎症指标也迅速降低。③托珠单抗：人源化抗 IL-6 受体的 IgG1 亚型抗体可以阻止 IL-6 驱动信号的传递，从而抑制炎症连锁反应。Mokuda 报道一例托珠单抗治疗痛风患者，结果显示血清 IL-6 浓度下降，随后皮下痛风结节缩小，治疗期间无急性痛风发作。

痛风患者降尿酸治疗是一个长程持续达标的过程，血尿酸水平降至正常后不能停药，因为一旦停用降尿酸药物，血尿酸可能很快恢复至治疗前水平，可再次引起痛风发作。长期高血尿酸状态可能会带来肾脏和心脑血管受累的风险，因此降尿酸治疗总原则是用最小剂量药物维持血尿酸水平持续达标。

三、痛风石的治疗

痛风发作后若未严格控制血尿酸水平，一般在 10 年以后可形成痛风石。常见于第一跖趾关节、跟腱、鹰嘴囊、耳廓和指腹等部位，也可发生于如脊柱旁、支气管、心脏瓣膜、巩膜和乳房等少见部位，并导致机体其他脏器功能受损。痛风石的患者，若血尿酸水平低于 300μmol/L 且持续达标，其痛风石可能逐渐减少，甚至消失。痛风石局部合并皮肤溃疡、感染，或严重关节损害伴功能障碍（不能穿鞋或戴手套、行走困难等），产生压迫症状、窦道形成、影响美观时，可考虑手术切除痛风石，手术时机一般选择在慢性期。单纯痛风石切除治疗的术后并发症较多，可出现切除部位皮肤愈合不良、坏死等。

四、痛风性肾病的治疗

痛风性肾病即慢性尿酸盐肾病，当生活方式干预效果疗效不佳时根据尿酸水平及合并症进行药物治疗。出现肾功能损害 [eGFR < 90ml/（min·1.73m^2）]、尿酸性肾石症患者血尿酸水平 > 480μmol/L 需要开始降尿酸治疗，目标值 < 360μmol/L。除此之外，研究证实土茯苓可显著抑制肾氧化应激和炎症反应，是治疗尿酸性肾病大鼠肾脏氧化应激和炎症的有效药物，但在人类上仍缺少相关研究。

单纯高尿酸血症患者多数预后相对良好，痛风伴发糖尿病、高血压、心脑血管疾病等，可能导致预后不良。如果及早诊断、规范治疗，多数患者可正常工作、生活。慢性病变有一定的可逆性，长期、规范达标治疗可使痛风石缩小或消失，关节症状和功能改善，尿酸性肾病也可减轻（图 17-1）。

	高尿酸血症	痛风		
诊断	● 诊断标准：非同日、2 次空腹血尿酸 > 420μmol/L（成年人，不分男性、女性） ● 分型：根据 UUE 和 FEA 分为肾脏排泄不良型、肾脏负荷过多型、混合型和其他型	● 诊断：2015 年 ACR/EULAR 痛风分类标准 ● 亚临床痛风：无症状高尿酸血症患者，关节超声、双能 CT 或 X 线发现尿酸钠晶体沉积和（或）痛风性骨侵蚀 ● 难治性痛风：指具备以下三条中至少一条：①单用或联用常规降尿酸药物足量、足疗程，血尿酸仍 ≥ 360μmol/L；②接受规范化治疗，痛风仍发作 ≥ 2 次 / 年；③存在多发性和（或）进展性痛风石		**痛风发作**　　　　**慢性关节炎**
管理总则	● 建议所有高尿酸血症与痛风患者保持健康的生活方式，包括控制体重，规律运动；限制酒精及高嘌呤、高果糖饮食的摄入；鼓励奶制品和新鲜蔬菜的摄入及适量饮水；不推荐也不限制豆制品（如豆腐）的摄入 ● 建议所有高尿酸血症知晓并终生关注血尿酸水平的影响因素，始终将血尿酸水平控制在理想范围 ● 建议所有高尿酸血症与痛风患者都应了解疾病可能出现的危害，定期筛查与监测靶器官损害和控制相关合并症			**抗炎镇痛治疗** ● 尽早使用小剂量秋水仙碱或非甾体抗炎药（足量、短疗程），对上述药物不耐受、疗效不佳或存在禁忌的患者，可全身应用糖皮质激素 ● 累及多关节、大关节或合并全身症状的患者，可首选全身糖皮质激素治疗 ● 发作累及 1 ～ 2 个大关节时，有条件者可抽吸关节液后行关节腔糖皮质激素治疗 ● 疼痛 VAS ≥ 7 分，或 ≥ 2 个大关节受累，或多关节炎，或一种药物疗效差的患者，可联合两种抗炎镇痛药物，如小剂量秋水仙碱与非甾体抗炎药或小剂量秋水仙碱与全身糖皮质激素联用 ● 有消化道出血风险或需长期使用小剂量阿司匹林患者，建议优先考虑选择性 COX-2 抑制剂。疼痛反复发作、常规药物无法控制的难治性痛风患者，可考虑使用 IL-1 或 TNF-α 拮抗剂
ULT起始与目标	● 无合并症，血尿酸水平 ≥ 540μmol/L 起始 ULT：建议血尿酸控制在 < 420μmol/L ● 有下列合并症之一，血尿酸水平 ≥ 480μmol/L 起始 ULT：高血压、脂代谢异常、糖尿病、肥胖、脑卒中、冠心病、心功能不全、尿酸性肾石病、肾功能损害（≥ CKD2 期）；建议血尿酸控制在 < 360μmol/L	● 无合并症，血尿酸水平 ≥ 480μmol/L 起始 ULT：建议血尿酸控制在 < 360μmol/L ● 有下列合并症之一，血尿酸水平 ≥ 420μmol/L 起始 ULT；痛风发作次数 ≥ 2 次 / 年、痛风石、慢性痛风性关节炎、肾结石、慢性肾脏疾病、高血压、糖尿病、血脂异常、脑卒中、缺血性心脏病、心力衰竭和发病年龄 < 40 岁；建议血尿酸控制在 < 300μmol/L		

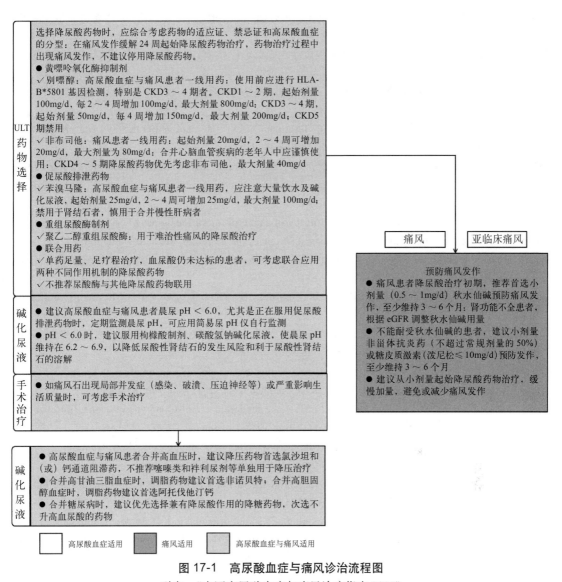

图 17-1　高尿酸血症与痛风诊治流程图

引自：《中国高尿酸血症与痛风诊疗指南 2019》

参 考 文 献

陈燕烽，达展云，2020. 生物制剂治疗难治性痛风研究进展. 中华风湿病学杂志，24(8): 569-572.

陈勇，戴冽，青玉凤，等，2018. 痛风相关知识问答 (一)：非药物治疗篇. 中华内科杂志，57(9): 684-686.

黄叶飞，杨克虎，陈澍洪，等，2020. 高尿酸血症 / 痛风患者实践指南. 中华内科杂志，59(7): 519-527.

石连杰，徐婧，高辉，等，2017. 非布司他联合依那西普治疗难治性痛风一例. 中华内分泌代谢杂志，33(6): 522-524.

王昱，邓雪蓉，张卓莉，2020.2020 年美国风湿病学会痛风治疗指南. 中华风湿病学杂志，6(12): 862-864.

王昱，张卓莉，2017.2016 年欧洲抗风湿病联盟关于痛风治疗的建议：基于循证医学的证据. 中华临床免疫和变态反应杂志，11(1): 95-98.

王昱，邓雪蓉，张卓莉，2020 年美国风湿病学会痛风治疗指南. 中华风湿病学杂志，12 (24)：862-865.

杨锦，杨晓东，丁建波，等，2014. 手部痛风结石的手术治疗. 中华手外科杂志，30(1): 68-70.

张姐，黄志芳，李新伦，等，2021.2015—2020 年国内外痛风诊疗指南比较与解析. 中国全科医学，24(33): 4196-4199.

中华医学会内分泌学分会，2020. 中国高尿酸血症与痛风诊疗指南 (2019). 中华内分泌代谢杂志，36(1): 1-13.

朱剑，赵毅，徐东，等，2018. 痛风相关知识问答 (四)：并发症和伴发疾病. 中华内科杂志，57(12): 930-931.

Akkineni R, Tapp S, Tosteson ANA, et al, 2014. Treatment of asymptomatic hyperuricemia and prevention of vascular disease: a decision analytic approach. J Rheumatol, 41(4): 739-748.

Andrés M, Quintanilla MA, Sivera F, et al, 2016. Silent monosodium urate crystal deposits are associated with severe coronary calcification in asymptomatic hyperuricemia: an exploratory study. Arthritis Rheumatol, 68(6): 1531-1539.

Aouba A, Deshayes S, Frenzel L, et al, 2015. Efficacy of anakinra for various types of crystal-induced arthritis in complex hospitalized patients: a case series and review of the literature. Mediators Inflamm: 792173.

Bardin T, 2015. Canakinumab for the patient with difficult-to-treat gouty arthritis: review of the clinical evidence. Joint Bone Spine, 82(Suppl 1): eS9-eS16.

Fiehn C, Zeier M, 2006. Successful treatment of chronic tophaceous gout with infliximab (Remicade). Rheumatol Int, 26(3): 274-276.

FitzGerald JD, Dalbeth N, Mikuls T, et al, 2020.2020 American college of rheumatology guideline for the management of gout. Arthritis Rheum, 72(6): 744-760.

He HJ, Pan L, Ren XL, et al, 2021. The effect of body adiposity and alcohol consumption on serum uric acid: a quantile regression analysis based on the China national health survey. Front Nutr, 8: 724497.

Hou YN, Ma RY, Gao S, et al, 2021. The effect of low and moderate exercise on hyperuricemia: protocol for a randomized controlled study. Front Endocrinol (Lausanne), 12: 716802.

Hua SY, Zhang YW, Liu JY, et al, 2018. Ethnomedicine, phytochemistry and pharmacology of Smilax glabra: an important traditional Chinese medicine. Am J Chin Med, 46(2): 261-297.

Huang ZP, Liu XQ, Liu YQ, et al, 2019. Clinical characteristics and risk factors of ulceration over tophi in patients with gout. Int J Rheum Dis, 22(6): 1052-1057.

Kim SK, Choe JY, 2019. Association between smoking and serum uric acid in Korean population: data from the seventh Korea national health and nutrition examination survey 2016.Medicine (Baltimore)，98(7): e14507.

Kodama S, Saito K, Yachi Y, et al, 2009. Association between serum uric acid and development of type 2 diabetes. Diabetes Care, 32(9): 1737-1742.

Kojima S, Matsui K, Hiramitsu S, et al, 2019. Febuxostat for cerebral and CaRdiorenovascular events PrEvEntion StuDy. Eur Heart J, 40(22): 1778-1786.

Mitha E, Schumacher HR, Fouche L, et al, 2013. Rilonacept for gout flare prevention during initiation of uric acid-lowering therapy: results from the PRESURGE-2 international, phase 3, randomized, placebo-controlled trial.Rheumatology (Oxford)，52(7): 1285-1292.

Mokuda S, Kanno M, Takasugi K, et al, 2014. Tocilizumab improved clinical symptoms of a patient with systemic tophaceous gout who had symmetric polyarthritis and fever: an alternative treatment by blockade of interleukin-6 signaling. SAGE Open Med Case Rep, 2: 2050313X13519774.

Puszczewicz MJ, Ociepa-Zawal M, 2009. Co-present rheumatoid arthritis and gout successfully treated with abatacept. Clin Rheumatol, 28(1): 105.

Saag KG, Khanna PP, Keenan RT, et al, 2021. A randomized, phase II study evaluating the efficacy and safety of anakinra in the treatment of gout flares. Arthritis Rheumatol, 73(8): 1533-1542.

Shiozawa A, Szabo SM, Bolzani A, et al, 2017. Serum uric acid and the risk of incident and recurrent gout: a systematic review. J Rheumatol, 44(3): 388-396.

Smith ID, Ross LM, Gabaldon JR, et al, 2021. The relation of accelerometer-measured physical activity and serum uric acid using the national health and nutrition survey (NHANES) 2003-2004. Front Sports Act Living, 3: 775398.

Sundy JS, Schumacher HR, Kivitz A, et al, 2014. Rilonacept for gout flare prevention in patients receiving uric acid-lowering therapy: results of RESURGE, a phase III, international safety study. J Rheumatol, 41(8): 1703-1711.

Tausche AK, Richter K, Grässler A, et al, 2004. Severe gouty arthritis refractory to anti-inflammatory drugs: treatment with anti-tumour necrosis factor alpha as a new therapeutic option. Ann Rheum Dis, 63(10): 1351-1352.

van Durme CMPG, Wechalekar MD, Buchbinder R, et al, 2014. Non-steroidal anti-inflammatory drugs for acute gout. Cochrane Database Syst Rev, (9): CD010120.

Wechalekar MD, Vinik O, Moi JHY, et al, 2014. The efficacy and safety of treatments for acute gout: results from a series of systematic literature reviews including Cochrane reviews on intraarticular glucocorticoids, colchicine, nonsteroidal antiinflammatory drugs, and interleukin-1 inhibitors. J Rheumatol Suppl, 92: 15-25.

Zhang SB, Zhang YB, Liu P, et al, 2016. Efficacy and safety of etoricoxib compared with NSAIDs in acute gout: a systematic review and a meta-analysis. Clin Rheumatol, 35(1): 151-158.

第 18 章

降尿酸、抗痛风药物与其他药物相互作用

高尿酸血症和痛风常常与高血压、高血糖、高血脂及心脑血管疾病等慢性病并存。降尿酸药物或者痛风急性发作时的治疗药物与控制血压、血糖、血脂等药物同服，可能存在药物间相互作用，美国 FDA 曾对非布司他引起心血管事件做出警告。本章将重点阐述相关药物之间的相互作用、疗效影响和注意事项。

第一节　降尿酸药物与高尿酸血症常见合并症治疗药物相互作用

目前临床上常用降尿酸药物为别嘌醇、非布司他和苯溴马隆，本节将阐述这三类药物与常见慢性疾病常用药物之间的相互作用。虽然托匹司他和雷西那德目前未在我国上市，但是具有先进性和代表性，在这里一并做讨论，但文献有限。

一、别嘌醇

别嘌醇口服约 90% 从胃肠道吸收，半衰期为 2 ～ 3h，在肝脏内代谢为有活性的氧嘌呤醇（别黄嘌呤，半衰期为 14 ～ 28h）。别嘌醇及其活性代谢物抑制黄嘌呤氧化酶，从而阻止黄嘌呤氧化酶将次黄嘌呤转化为黄嘌呤，抑制黄嘌呤转化为尿酸。别嘌醇及其代谢物主要由肾脏清除并随尿排出体外，约 20% 的摄入量会在粪便中排出。肾功能不全或肾衰竭患者可发生别嘌醇蓄积，使用时应减少该药剂量。与临床常见的合并症常用药物间相互作用如下：

（一）与心脑血管疾病常用药物之间的相互作用

1. **阿司匹林**　Ng 等一项在健康志愿者中比较别嘌醇单药 600mg 和别嘌醇 600mg 与阿司匹林 100mg 联合给药的研究，结果显示小剂量阿司匹林与别嘌醇共同给药时，没有显著改变别嘌醇的降尿酸作用。但长期联用阿司匹林和别嘌醇对高尿酸血症患者疗效仍有待进一步研究。

2. **钙通道阻滞药**　如硝苯地平、氨氯地平与别嘌醇无显著临床意义的相互作用，两药合用甚至可能对肝肾功能有保护作用。Mohammed 等一项动物研究结果显示氨氯地平和别嘌醇可以预防对乙酰氨基酚引起的肝毒性，其机制可能为在对乙酰氨基酚引

起的肝毒性的发病机制中，钙通道阻滞药和黄嘌呤氧化酶均发挥了保护作用。Li 等一项前瞻性随机研究针对 40 例肾盂或肾盏结石患者在无辅助措施的情况下接受无麻醉体外冲击波碎石术，结果表明硝苯地平和（或）别嘌醇对高能冲击波引起的肾损伤具有保护作用。

3. 血管紧张素转换酶抑制剂　主要有卡托普利、依那普利、贝那普利、福辛普利等。曾有卡托普利和别嘌醇合用患者出现发热、肌痛和关节痛的不良反应报道，甚至有一名服用卡托普利和别嘌醇的患者出现致命的重症多形红斑。目前未见贝那普利、福辛普利等药物与别嘌醇的显著负向相互作用的研究报道。Roncal 等实验动物研究显示卡托普利和别嘌醇可协同降低高果糖饮食诱发的代谢综合征，尤其是合并高血压、胰岛素抵抗和血脂异常时。

4. 血管紧张素Ⅱ受体阻滞剂　主要有氯沙坦、缬沙坦、厄贝沙坦、替米沙坦、奥美沙坦、坎地沙坦等。两类药物合用未见具有显著临床意义的相互作用。Morgan 等一项氯沙坦和别嘌醇用于高血压阻塞性睡眠呼吸暂停患者（包括接受持续气道正压通气治疗的患者）的研究结果显示，两药合用是实现血压血尿酸控制的可行药物，具有正向作用。

5. 沙库巴曲缬沙坦　在新指南中该药被列入射血分数降低的临床心力衰竭(C 阶段)患者的治疗选择。目前暂未见沙库巴曲缬沙坦与别嘌醇间相互作用的研究报道。

6. β 受体阻滞剂　临床常用的 β 受体阻滞剂有普萘洛尔、美托洛尔、比索洛尔等。此类药物与别嘌醇无显著临床意义的相互作用。Sobey 等一项动物试验研究结果显示，缺血和再灌注会损害内皮依赖性冠状动脉血管舒张，氨氯地平、普萘洛尔或别嘌醇预处理可减少缺血引起的损害。

7. α 受体阻滞剂　常用 α 受体阻滞剂有酚苄明、哌唑嗪等。此类药物与别嘌醇目前未发现有显著临床意义的相互作用。

8. 利尿剂　呋塞米、氢氯噻嗪等利尿剂可增加血清中尿酸浓度。对于高血压或肾功能差的患者，别嘌醇与噻嗪类利尿剂同用时，有发生肾衰竭及过敏的报道。在控制痛风和治疗高尿酸血症需合用利尿剂时，应注意根据尿酸水平增加别嘌醇的用药剂量。

9. 伊伐布雷定　主要通过肝脏 CYP3A4 被代谢，所以禁忌和中强度的 CYP3A4 抑制剂同时使用。伊伐布雷定与别嘌醇合用是否存在潜在临床意义的相互作用目前暂未见研究报道。因别嘌醇经肝脏代谢为有活性的氧嘌呤醇起作用，因此两药合用时建议监测肝功能。

（二）与常用调脂药物之间的相互作用

1. 他汀类药物　即 3- 羟基 -3 甲基戊二酰辅酶 A （hydroxymethylglutaryl CoA，HMG-CoA） 还原酶抑制剂，临床常用的药物有阿托伐他汀、瑞舒伐他汀、辛伐他汀、氟伐他汀、普伐他汀及匹伐他汀等。他汀类药物和别嘌醇均具有抗氧化特性，两药联用无显著临床意义的相互作用。前文已提过血尿酸和冠心病的关系。Athyros 在 2004 年和 2007 年对冠心病评估（GRACE）研究中发现，阿托伐他汀可以显著降低血尿酸水平，同时具有改善肾功能的作用。因此，冠心病、高脂血症合并血尿酸水平升高的患者选择降脂药物时首先考虑阿托伐他汀。

2. **贝特类降脂药**　主要有氯贝丁酯、苯扎贝特、非诺贝特等。非诺贝特有降低血尿酸作用。Jung 等一项观察 863 例痛风患者给予黄嘌呤氧化酶抑制剂别嘌醇和非布司他联用非诺贝特对尿酸影响的研究，结果显示非诺贝特除降血脂作用外，还可降低尿酸水平，而肾功能或肝功能检查结果没有任何变化，这表明两药合用有正向的临床意义，甘油三酯水平高的痛风患者使用别嘌醇联合非诺贝特将是合理的选择。

3. **依折麦布**　依折麦布与别嘌醇合用目前未发现有显著临床意义的相互作用。

4. **前蛋白转化酶枯草杆菌蛋白酶抑制剂**　前蛋白转化酶枯草杆菌蛋白酶9（PCSK9）抑制剂有依洛尤单抗和阿利西尤单抗，是一种全人源IgG1型单克隆抗体的新型降脂药。此类药物与别嘌醇合用目前未发现有显著临床意义的相互作用。

（三）与常用降血糖药物之间的相互作用

1. **双胍类**　二甲双胍是临床常用降糖药物。Khalaf 等研究报道，别嘌醇可协同增加二甲双胍和维生素 E 对非酒精性脂肪性肝病治疗的保护作用，即通过降低尿酸合成和诱导型一氧化氮合酶表达，预防大鼠果糖诱导的脂肪肝的作用。这表明双胍类与别嘌醇合用有正向的临床意义。

2. **磺脲类促泌剂**　有甲苯磺丁脲、格列吡嗪、格列齐特、格列喹酮、格列美脲等。Battelli 等研究报道黄嘌呤氧化还原酶活性对甲基黄嘌呤和甲苯磺丁脲等药物具有降解功能，别嘌醇等黄嘌呤氧化还原酶抑制剂可延长其半衰期。Xu 等动物实验结果显示别嘌醇对甲苯磺丁脲（CYP2C9 底物）无影响。别嘌醇与其他磺脲类促泌剂目前未发现有显著临床意义的相互作用。

3. **α 糖苷酶抑制剂**　临床常用的 α 糖苷酶抑制剂有阿卡波糖等。别嘌醇与阿卡波糖等 α 糖苷酶抑制剂目前未发现有显著临床意义的相互作用。

4. **胰岛素增敏剂**　临床常用的胰岛素增敏剂有罗格列酮、吡格列酮。别嘌醇与罗格列酮、吡格列酮之间目前未发现有显著临床意义的相互作用。

5. **二肽基肽酶4（DPP-4）抑制剂**　此类药物有西格列汀、维格列汀、沙格列汀、阿格列汀、利格列汀、吉格列汀和替格列汀等。别嘌醇与此类药物目前未发现有显著临床意义的相互作用。

6. **胰高血糖素样肽 -1（GLP-1）受体激动剂**　此类药物有司美格鲁肽、艾塞那肽、贝拉鲁肽、利拉鲁肽、度拉糖肽等。别嘌醇与此类药物目前未发现有显著临床意义的相互作用。

7. **钠 - 葡萄糖协同转运蛋白2（SGLT-2）抑制剂**　目前全球共有 6 种钠 - 葡萄糖协同转运蛋白 2（sodium-dependent glucose transporters 2，SGLT-2）抑制剂上市，分别为恩格列净、坎格列净、达格列净、依格列净、鲁格列净及托格列净。此类药物具有降尿酸特性，因此，理论上讲两药合用具有降尿酸作用的相加效应，可以合用。

（四）与抗凝药物之间的相互作用

双香豆素的抗凝药，有华法林、双香豆素、硝基香豆素等和茚满二酮衍生物等同用时，抗凝药物的效应可加强，会有出血风险，确需合用应注意调整抗凝药物的用药剂量并监测患者凝血功能。

（五）与其他药物之间的相互作用

1. 氨苄西林　同时使用别嘌醇和氨苄西林，皮疹的发生率增加，尤其是高尿酸血症患者。

2. 减肥药　目前临床上应用的减肥药有奥利司他、西布曲明。此类药物具有降尿酸特性，因此理论上讲与别嘌醇合用具有降尿酸作用的相加效应，可以合用。

3. 硫唑嘌呤、巯嘌呤　由于别嘌醇抑制黄嘌呤氧化酶，与硫唑嘌呤或巯嘌呤同时使用，后者的用量一般要减少 1/4 ～ 1/3。

4. 环磷酰胺　别嘌醇与环磷酰胺同时使用，对骨髓的抑制可更明显，应注意监护患者的血常规。

5. 替加氟　别嘌醇会削弱替加氟的抗肿瘤治疗作用，两药应避免合用。

6. 培戈洛酶　是重组尿酸特异性酶，并通过催化氧化体内尿酸转化为尿囊素，从而降低血清尿酸的水平而发挥治疗作用。该药适用于难治性成人慢性痛风的治疗，不推荐用于无症状高尿酸血症的治疗。别嘌醇与培戈洛酶联用会增强培戈洛酶的毒性作用，导致过敏反应和输注反应的风险增加。

7. 尿酸化药物　别嘌醇与乙酰乙酸盐、β- 羟丁酸盐、柠檬酸盐等尿酸化药物同时使用，可增加肾结石形成的可能。

8. 铁剂　别嘌醇与铁剂同服，可能会引起铁在体内过量积蓄，引发不良反应。

9. 吡嗪酰胺　吡嗪酰胺可增加血清中尿酸含量。两药合用时应注意调整别嘌醇的用量以控制痛风和高尿酸血症。

二、非布司他

非布司他口服给药 40mg 或 80mg 后，血浆峰浓度分别为 (1.6 ± 0.6) μg/ml 和 (2.6 ± 1.7) μg/ml，达峰时间为 1 ～ 1.5h。22% ～ 44% 经尿苷二磷酸葡萄糖苷酰基转移酶代谢，2% ～ 8% 经细胞色素 P450 系统（包括 CYP1A2、2C8、2C9 及非 P450 酶）氧化而广泛代谢，是双通道排泄药物，49% 经肾脏排泄，45% 经粪便排泄，25% ～ 45% 的药物以结合物形式经尿路排出体外，极少量以原形随尿排出（1% ～ 6%）。轻、中度肾功能不全患者无须调节剂量，血浆蛋白结合率高（99.2%），主要与白蛋白结合，半衰期为 5 ～ 8h。与临床常见的合并症常用药物间的相互作用如下：

（一）与心脑血管疾病常用药物之间的相互作用

1. 阿司匹林　Kwak 等一项评估非布司他调控肾功能不全患者顽固性高尿酸血症的研究结果显示，非布司他可有效降低慢性肾脏病和别嘌醇难治性高尿酸血症患者的血清尿酸水平，且联合使用低剂量阿司匹林可显著提高缓解率。

2. 钙通道阻滞药　临床常用的钙通道阻滞药如硝苯地平、氨氯地平与非布司他联用目前未发现有显著临床意义的相互作用。此类药物具有降尿酸特性，因此，理论上讲两药合用具有降尿酸作用的相加效应。

3. 血管紧张素转换酶抑制剂　主要有卡托普利、依那普利、贝那普利、福辛普利等。

此类药物与非布司他目前未发现有显著临床意义的相互作用。

4. 血管紧张素Ⅱ受体阻滞剂　主要有氯沙坦、缬沙坦、厄贝沙坦、替米沙坦、奥美沙坦、坎地沙坦等。氯沙坦具有降尿酸特性，其机制尚不明确。因此，建议合并高尿酸血症者首选氯沙坦。

5. β受体阻滞剂　临床常用的β受体阻滞剂有普萘洛尔、美托洛尔、比索洛尔等。此类药物与非布司他目前未发现有显著临床意义的相互作用。

6. α受体阻滞剂　常用α受体阻滞剂有酚苄明、哌唑嗪等。此类药物与非布司他目前未发现有显著临床意义的相互作用。

7. 利尿剂　呋塞米、氢氯噻嗪等利尿剂可增加血中尿酸浓度。在控制痛风和高尿酸血症需合用利尿剂时，应注意根据血尿酸水平增加非布司他的用药剂量。

8. 伊伐布雷定、沙库巴曲缬沙坦　伊伐布雷定、沙库巴曲缬沙坦与非布司他合用是否有潜在重要临床意义的相互作用暂未见研究报道。

（二）与常用调脂药物之间的相互作用

1. 他汀类药物　临床常用的他汀类药物有阿托伐他汀、瑞舒伐他汀、辛伐他汀、氟伐他汀、普伐他汀及匹伐他汀等。此类药物具有降尿酸特性。Zhang等一项70例痛风合并颈动脉粥样硬化患者接受口服非布司他40mg/d联合阿托伐他汀40mg/d与非布司他40mg/d联合阿托伐他汀20mg/d持续治疗90天的临床研究，结果显示双倍剂量阿托伐他汀联合非布司他可有效降低尿酸，改善患者炎症状态，减少颈动脉斑块，且不增加不良反应的发生率。

2. 贝特类降脂药　主要有氯贝丁酯、苯扎贝特、非诺贝特等。非布司他与此类药物联用有理论上降尿酸作用的相加效应。此类药物与非布司他目前未发现有显著临床意义的相互作用。

3. 依折麦布　依折麦布与非布司他合用目前未发现有显著临床意义的相互作用。

4. 前蛋白转化酶枯草杆菌蛋白酶Kexin-9（PCSK9）抑制剂　包括依洛尤单抗和阿利西尤单抗。此类药物与非布司他合用目前未发现有显著临床意义的相互作用。

（三）与常用降低血糖药物之间的相互作用

1. 双胍类　二甲双胍是临床应用最广泛的降糖药物之一。此类药物具有降尿酸特性，因此，理论上讲两药合用具有降尿酸作用的相加效应。此类药物与非布司他合用目前未发现有显著临床意义的相互作用。

2. 磺脲类促泌剂　有甲苯磺丁脲、格列吡嗪、格列齐特、格列喹酮、格列美脲等。此类药物与非布司他目前未发现有显著临床意义的相互作用。

3. α糖苷酶抑制剂　临床常用的α糖苷酶抑制剂有阿卡波糖等。此类药物与非布司他目前未发现有显著临床意义的相互作用。

4. 胰岛素增敏剂　临床常用的胰岛素增敏剂有罗格列酮、吡格列酮。罗格列酮是CYP2C8底物，Naik等一项非布司他与罗格列酮联用对罗格列酮解离常数（pKa）影响的研究结果显示，两药联用对罗格列酮或 N- 去甲基罗格列酮没有影响，表明非布司他可以安全地与通过CYP2C8代谢的药物同时使用。

5. 二肽基肽酶 4（DPP-4）抑制剂　有西格列汀、维格列汀、沙格列汀、阿格列汀、利格列汀、吉格列汀和替格列汀等。此类药物与非布司他目前未发现有显著临床意义的相互作用。

6. 胰高血糖素样肽 -1（GLP-1）受体激动剂　有司美格鲁肽、艾塞那肽、贝拉鲁肽、利拉鲁肽、度拉糖肽等。此类药物与非布司他目前未发现有显著临床意义的相互作用。

7. 钠 - 葡萄糖协同转运蛋白 2（SGLT-2）抑制剂　有恩格列净、坎格列净、达格列净、依格列净、鲁格列净及托格列净等。此类药物具有降尿酸特性，因此，理论上讲两药合用具有降尿酸作用的相加效应。此类药物与非布司他目前未发现有显著临床意义的相互作用。

（四）与其他药物之间的相互作用

1. 硫唑嘌呤、巯嘌呤　非布司他是黄嘌呤氧化酶抑制剂，可引起通过黄嘌呤氧化酶代谢的药物（如硫唑嘌呤、巯嘌呤）在血浆中的药物浓度而导致药物中毒，从而出现骨髓抑制等不良反应。因此，非布司他禁用于正在接受硫唑嘌呤或巯嘌呤治疗的患者。

2. 茶碱类　非布司他及其同类药物可抑制黄嘌呤氧化酶改变茶碱（黄嘌呤氧化酶的底物）在人体内的代谢，建议应谨慎两药联用。然而，Tsai 等通过 24 例健康受试者参与的一个随机双盲安慰剂交叉对照试验，考察了非布司他对茶碱及其代谢物药动学过程的影响。结果发现，单用或合用非布司他后茶碱的 C_{max} 分别为 4.4μg/ml 和 4.1μg/ml，平均 $AUC_{0 \to t}$ 为 122.3kg·h/ml 和 115.2μg·h/ml。合用组比单用组的平均尿中 1- 甲基黄嘌呤的排泄量高，分别为 40.1mg 和 0.1mg；而 1- 甲基尿酸则更低，分别为 3.1mg 和 56.2mg。两组尿中茶碱和其他代谢物的平均排泄量相当。提示非布司他和茶碱合用不存在药动学的相互作用，考虑到 1- 甲基黄嘌呤和 1- 甲基尿酸无药理活性，两者合用无须调整剂量。

3. 阿糖胞苷　非布司他与阿糖胞苷（黄嘌呤氧化酶的底物）同服时可能增强幻觉、震颤、神经障碍等阿糖胞苷不良反应。因此，非布司他与阿糖胞苷两药合用时应注意相关不良反应。

4. 减肥药　包括奥利司他、西布曲明，这类药物具有降尿酸特性，两药合用有理论上降尿酸作用的相加效应。

三、苯溴马隆

苯溴马隆不同于别嘌醇和非布司他的作用机制，苯溴马隆是促尿酸排泄药，通过抑制肾小管对尿酸的重吸收，从而降低血中尿酸浓度。健康成人口服 50mg，约 3h 后达血药浓度峰值，4 ～ 5h 尿酸清除率达最大值，半衰期为 12 ～ 13h，苯溴马隆主要以原形药单一卤化物、完全的脱卤化物经肾脏、肠道及胆汁排泄。与临床常见合并症常用药物的相互作用如下：

（一）与心脑血管疾病常用药物之间的相互作用

1. 阿司匹林　Ben 等认为长时间采用低剂量的阿司匹林（60 ～ 300mg/d）治疗会

对肾小管的排泄功能造成一定的影响，诱导高尿酸血症，而高剂量的阿司匹林则可促进尿酸排泄。因此，从药效学上分析两药合用控制高尿酸血症和痛风时，应注意调整苯溴马隆的用药剂量。

2. 钙通道阻滞药　临床常用的钙通道阻滞药如硝苯地平、氨氯地平与苯溴马隆联用目前未发现有显著临床意义的相互作用。此类药物具有降尿酸特性，因此，理论上讲两药合用具有降尿酸作用的相加效应。

3. 血管紧张素转换酶抑制剂　主要有卡托普利、依那普利、贝那普利、福辛普利等。此类药物与苯溴马隆合用目前未发现有显著临床意义的相互作用。

4. 血管紧张素 II 受体阻滞剂　主要有氯沙坦、缬沙坦、厄贝沙坦、替米沙坦、奥美沙坦、坎地沙坦等。此类药物与苯溴马隆合用目前未发现有显著临床意义的相互作用。

5. β 受体阻滞剂　临床常用的 β 受体阻滞剂有普萘洛尔、美托洛尔、比索洛尔等。此类药物与苯溴马隆合用目前未发现有显著临床意义的相互作用。

6. α 受体阻滞剂　常用 α 受体阻滞剂有酚苄明、哌唑嗪等。此类药物与苯溴马隆无显著临床意义的相互作用。

7. 利尿剂　呋塞米、氢氯噻嗪等利尿剂可增加血尿酸浓度。然而 Ranieri 等开展的一项利尿剂 [袢和（或）噻嗪类] 对痛风患者尿酸盐降低治疗影响的队列研究共纳入了 245 名患者，其中 208 例患者使用别嘌醇治疗（合用利尿剂 66 例，31.7%），35 例使用非布司他（合用利尿剂 19 例，54.3%），2 名使用苯溴马隆，结果显示利尿剂似乎对治疗痛风没有显著影响。目前，利尿剂与苯溴马隆合用未发现有显著临床意义的相互作用。

8. 伊伐布雷定、沙库巴曲缬沙坦　伊伐布雷定、沙库巴曲缬沙坦与苯溴马隆合用是否有潜在重要临床意义的相互作用暂未见研究报道。

（二）与常用调脂药物之间的相互作用

1. 他汀类药物　临床常用的他汀类药物有阿托伐他汀、瑞舒伐他汀、辛伐他汀、氟伐他汀、普伐他汀及匹伐他汀等。此类药物具有降尿酸特性，也有肝毒性。苯溴马隆适用于肾功能不全、实体器官移植或痛风石 / 多关节痛风的别嘌醇不耐受患者，若此类患者需合用他汀类药物时应注意监测肝功能。

2. 贝特类降脂药　主要有氯贝丁酯、苯扎贝特、非诺贝特等。此类药物也具有降尿酸特性。Uetake 等研究观察到非诺贝特代谢物非诺贝特酸对 URAT1 的抑制程度与苯溴马隆和氯沙坦相似，推测非诺贝特很可能是通过其主要代谢物非诺贝特酸对 URAT1 的抑制增加尿液排泄来降低血清尿酸水平。苯溴马隆与此类药物合用有理论上降尿酸作用的相加效应。

3. 依折麦布　依折麦布与苯溴马隆合用目前未发现有显著临床意义的相互作用。

4. 前蛋白转化酶枯草杆菌蛋白酶 Kexin-9（PCSK9）抑制剂　包括依洛尤单抗和阿利西尤单抗。此类药物与苯溴马隆合用目前未发现有显著临床意义的相互作用。

（三）与常用降低血糖药物之间的相互作用

1. 双胍类　二甲双胍具有降尿酸特性，理论上讲两药合用具有降尿酸作用的相加效应。Su 等研究报道二甲双胍通过抑制脂肪细胞肥大和逆转抑制白色脂肪组织的形成，减轻高尿酸血症引起的血清游离脂肪酸升高和胰岛素抵抗。

2. 磺脲类促泌剂　有甲苯磺丁脲、格列吡嗪、格列齐特、格列喹酮、格列美脲等。此类药物与苯溴马隆合用目前未发现有显著临床意义的相互作用。

3. α 糖苷酶抑制剂　临床常用的 α 糖苷酶抑制剂有阿卡波糖等。此类药物与苯溴马隆合用目前未发现有显著临床意义的相互作用。

4. 胰岛素增敏剂　临床常用的胰岛素增敏剂有罗格列酮、吡格列酮。此类药物与苯溴马隆合用目前未发现有显著临床意义的相互作用。

5. 二肽基肽酶 4（DPP-4）抑制剂　有西格列汀、维格列汀、沙格列汀、阿格列汀、利格列汀、吉格列汀和替格列汀等。此类药物与苯溴马隆合用目前未发现有显著临床意义的相互作用。

6. 胰高血糖素样肽 -1（GLP-1）受体激动剂　有司美格鲁肽、艾塞那肽、贝拉鲁肽、利拉鲁肽、度拉糖肽等。此类药物与苯溴马隆合用目前未发现有显著临床意义的相互作用。

7. 钠 - 葡萄糖协同转运蛋白 2（SGLT-2）抑制剂　有恩格列净、坎格列净、达格列净、依格列净、鲁格列净及托格列净等。理论上讲两药合用具有降尿酸作用的药效学相加效应，降尿酸效果好。

（四）与抗凝药物之间的相互作用

苯溴马隆可增加抗凝剂的抗凝作用，应避免与华法林、苯茚二酮、双香豆素乙酯等两药抗凝药物合用，苯溴马隆升高抗凝药物的血药浓度，出血风险增强，确需合用时应密切监测患者凝血酶原时间，并及时调整药物剂量。

（五）与其他药物之间的相互作用

1. 非甾体抗炎药　水杨酸盐、磺吡酮等非甾体抗炎药会拮抗苯溴马隆的促进尿酸排泄作用，应尽量避免合用。

2. 吡嗪酰胺　其能抑制肾小管中尿酸的分泌，两药合用会拮抗苯溴马隆的促尿酸排泄作用。

3. 肝毒性药物　曾有多例苯溴马隆致肝损害的病例报道。服用苯溴马隆期间应避免同其他潜在肝毒性药物合并使用以减少肝损伤严重不良反应的发生。

4. 减肥药　有奥利司他、西布曲明，这类药物具有降尿酸特性，因此，两药合用具有理论意义上降尿酸作用的相加效应，可以合用。

四、托匹司他

托匹司他经口服给药后约 98.6% 的药物被胃肠道吸收，绝大多数（约 88.4%）在小肠近端被吸收。尽管托匹司他在给药后的 12h 从肝脏中几乎完全消除，但托匹司他 -XOR 复合物分解的半衰期较长（约 29.4h），托匹司他 -XOR 复合物缓慢解离使其在体内具有持久的药理活性。托匹司他主要通过肝内葡萄糖醛酸化和氧化作用进行代谢，经尿路和粪便排泄，尿液中没有发现任何未代谢的药物。多项临床研究表明，托匹司他比别嘌醇具有更强的降低尿酸效果。此外，Nakamura 等实验研究和 Hosoya、Horino 等临床研究都有报道托匹司他具有肾保护作用，轻至重度肾功能不全的患者用药后具有良好的耐受性和有效性，无须减少剂量。由于该药仅在日本上市且上市时间不长，药物间相互作用的研究报道较少。托匹司他与非布司他属于同一类药物，与临床常见合并症常用药物间的相互作用可参照非布司他。

1. 合用有降尿酸效应的药物　Valsaraj 等在 2020 年，糖尿病 & 内分泌综合学会（IDEA）发布的《无症状高尿酸血症的管理》专家共识中指出钙通道阻滞药等一些药物具有降低尿酸盐作用（表 18-1）。托匹司他与血管紧张素受体阻滞剂——氯沙坦、钙通道阻滞药、二甲双胍、SGLT-2 选择性抑制剂、他汀类药物、非诺贝特、奥利司他、西布曲明、高剂量阿司匹林等具有降低尿酸盐特性的药物合用时，具有理论意义上降尿酸作用的相加效应，可以合用。

2. 相互作用不明确的药物　代谢疾病临床常用药物如血管紧张素转换酶抑制剂、α/β 受体阻滞剂、磺脲类促泌剂、α 糖苷酶抑制剂、胰岛素增敏剂、DPP-4 抑制剂、GLP-1 受体激动剂、依折麦布、PCSK9 抑制剂、伊伐布雷定、沙库巴曲缬沙坦等，与托匹司他合用是否有临床意义的相互作用暂不清楚。

3. 应谨慎合用的药物　①呋塞米、氢氯噻嗪等利尿剂与托匹司他合用的相互作用未见报道，但氢氯噻嗪等药物可增加血清中的尿酸浓度，两药合用控制痛风和高尿酸血症时，是否需要调整托匹司他的用药剂量暂不清楚。②硫唑嘌呤、巯嘌呤是通过黄嘌呤氧化酶代谢的，托匹司他是黄嘌呤氧化酶抑制剂，可显著升高硫唑嘌呤和巯嘌呤体内浓度，致蓄积中毒发生骨髓抑制等不良反应。因此，非布司他禁用于正在接受硫唑嘌呤或巯嘌呤治疗的患者。③托匹司他可抑制黄嘌呤氧化酶改变茶碱的体内代谢，虽然非布司他的临床研究未发现与茶碱合用存在药动学的相互作用，但是仍建议应谨慎两药联用。④阿糖胞苷是黄嘌呤氧化酶的底物，托匹司他与阿糖胞苷联用可能增强阿糖胞苷中枢神经系统不良反应。确需两药联用应注意相关不良反应（表 18-1）。

表 18-1　有降低尿酸盐特性的常用药物

分类	药物名称
降压药	血管紧张素受体阻滞剂——氯沙坦
	钙通道阻滞药
口服降糖药	二甲双胍
	SGLT-2 抑制剂
降脂药	他汀类药物
	非诺贝特
减肥药	奥利司他
	西布曲明
抗血小板药	高剂量阿司匹林

五、雷西那德

雷西那德通过阻断 URAT-1 和 OAT-4 降低尿酸，但它目前只被允许与黄嘌呤氧化酶抑制剂（如别嘌醇、非布司他）联合使用。如果单药高剂量使用，会增加急性肾衰竭的发生风险。口服绝对生物利用度为 100%，口服剂量的雷西那德经肝脏氧化、肾脏消除，其中 50% 经肝药酶 CYP2C9 代谢成几种非活性代谢物。雷西那德是 CYP2C9 弱抑制剂和 CYP3A4 弱诱导剂，CYP2C9 慢代谢者使用雷西那德，或者雷西那德与 CYP2C9 抑制剂合并使用时，可能会增加雷西那德的暴露量，副作用发生风险增加。雷西那德的主要不良反应为肾脏毒性，包括肾结石和其他肾脏问题，禁用于肾功能严重受损的患者（肾移植和血液透析患者）及有肿瘤溶解综合征或自毁容貌综合征的患者。雷西那德与常见合并治疗药物间的相互作用研究如下

（一）与 CYP2C9 抑制剂和底物之间的相互作用

雷西那德是 CYP2C9 弱抑制剂，与 CYP2C9 抑制剂和底物合用会引起不良反应的叠加，应谨慎使用或调整用药剂量并监测不良反应。临床常用药物：抗心律失常药胺碘酮是 CYP2C9 强抑制剂，又是底物，血脂调节药物非诺贝特、吉非罗齐是贝特类 CYP2C9 抑制剂，胰岛素增敏剂吡格列酮既是 CYP2C9 抑制剂，又是底物，他汀类氟伐他汀既是 CYP2C9 抑制剂，又是底物。血管紧张素 Ⅱ 受体阻滞剂厄贝沙坦、缬沙坦、氯沙坦是 CYP2C9 底物，磺酰脲类降糖药有甲苯磺丁脲、格列吡嗪、格列齐特、格列喹酮、格列美脲等是 CYP2C9 底物。临床上任意两者联用的概率很大，合用时需要考虑总清除率、生物半衰期和体内保留时间，适当调整用药方案。

（二）与 CYP3A4 底物之间的相互作用

雷西那德是 CYP3A4 弱诱导剂，与 CYP3A4 底物合用可能会减弱合用药物的不良反应，合用时应适当提高底物的用药剂量并进行用药监护。临床常用药物：钙通道阻滞药如硝苯地平、氨氯地平，他汀类药物如辛伐他汀、阿托伐他汀、洛伐他汀等，氯沙坦、氯吡格雷、瑞格列奈、吡格列酮等均是 CYP3A4 底物。临床上任意两者联用的概率很大，合用时也需考虑药物的相互作用，适当调整用药方案。

伊伐布雷定在肝脏和肠道通过 CYP3A4 的氧化作用被广泛代谢，但它对 CYP3A4 的亲和力较低，无临床相关的诱导或抑制作用。雷西那德是 CYP3A4 弱诱导剂，因此两药合用具有理论上的相互作用，但两药合用是否具有临床意义上的相互作用未见研究报道。

（三）与降尿酸作用药物联用的相互作用

雷西那德与具有降尿酸作用的药物，如别嘌醇、非布司他、重组尿酸酶制剂、丙磺舒、苯溴马隆、氯沙坦、非诺贝特和大剂量水杨酸盐治疗等合并使用时，具有理论意义上降尿酸作用的相加效应，但需注意定期监测患者肾功能状况，其肾脏毒性副作用可能加大。

（四）与其他常用药物之间的相互作用

临床常用药物血管紧张素转换酶抑制剂、β 受体阻滞剂、沙库巴曲缬沙坦、降糖

药 α 糖苷酶抑制剂、SGLT-2 抑制剂、胰岛素增敏剂、DPP-4 抑制剂、GLP-1 受体激动剂、PCSK9 抑制剂、依折麦布、减肥药与雷西那德合用是否有显著临床意义的相互作用目前暂不清楚。

（五）与其他药物的临床研究

Shen 等评估雷西那德与阿托伐他汀、二甲双胍和呋塞米之间相互作用，结果显示雷西那德 200mg 不会显著改变阿托伐他汀的血浆药物峰浓度（C_{max}）和血药浓度曲线下面积（AUC），但雷西那德 400mg 使阿托伐他汀的 C_{max} 增加 17% ～ 26%，但对 AUC 无影响，合用时注意监护阿托伐他汀的药物副作用。合并使用雷西那德 400mg 对二甲双胍的血浆暴露量没有影响。合并使用雷西那德 400mg，呋塞米 AUC 降低 31%，但呋塞米的肾清除率和利尿活性未改变。

Gillen 等开展的一项雷西那德与 CYP 酶底物西地那非（CYP3A4 诱导）、氨氯地平（CYP3A4 诱导）、甲苯磺丁脲（CYP2C9 抑制 / 诱导）和瑞格列奈（CYP2C8 抑制 / 诱导）之间相互作用的研究，结果显示雷西那德不抑制 CYP2C9，只略微降低了 CYP2C8 活性。与体外诱导观察一致，临床上发现雷西那德（200mg 1 次 / 天）是 CYP3A 的诱导剂，而不是 CYP2C8 或 CYP2C9 的诱导剂。因此，雷西那德与 CYP3A 底物合用有可能降低药物的疗效，确需合用时应监测疗效并注意调整药物剂量。

然而，因为雷西那德的临床应用数据有限，安全性与药物相互作用的报道尚待更多的研究来明确。

第二节　抗痛风药物与高尿酸血症常见合并症治疗药物相互作用

痛风急性发作期药物治疗各国指南、专家共识推荐意见基本相似，建议秋水仙碱、非甾体抗炎药和糖皮质激素三大类药物作为一线用药。本节详述治疗痛风急性发作的一线药物与常见合并症常用药物之间的相互作用。

一、秋水仙碱

秋水仙碱是从秋水仙属植物秋水仙中提取得到的一种生物碱，其最主要作用机制是破坏微管蛋白，阻止有丝分裂的进程。药物经口服后在胃肠道迅速吸收，服药后 0.5 ～ 2h 血药浓度达峰值，血浆半衰期为 1 ～ 2.7h。90% 的患者在服药 24 ～ 48h 疼痛消失，疗效持续 48 ～ 72h。秋水仙碱主要通过肝脏代谢，胆道排泄，存在肠肝循环。P 糖蛋白和细胞色素 P450 3A4 在秋水仙碱的代谢和排泄上起关键作用。肝细胞和肠细胞中的 CYP3A4 将秋水仙碱代谢为 2-、3- 和 10- 去甲基秋水仙碱，肝内胆管的 P 糖蛋白可将 15% ～ 50% 代谢产物随胆汁排出体外。秋水仙碱分布体积大，与组织结合广泛，血液透析不能将其去除。

秋水仙碱是 CYP3A4 代谢酶和 P 糖蛋白的底物，与 CYP3A4 抑制剂或 P 糖蛋白抑制剂合用会发生药物蓄积中毒。秋水仙碱是细胞有丝分裂的毒素，可让细胞不分裂，毒性较大，一旦过量，风险较大。最常见的不良反应有恶心、呕吐、腹痛和腹泻。急性中毒可出现咽部灼痛、血性腹泻、血尿、少尿、休克等。秋水仙碱抑制骨髓造血功能，长时间用药可引起粒细胞和血小板减少、再生障碍性贫血。曾有使用低剂量秋水仙碱（0.5mg，2 次 / 天）引起骨髓和神经肌肉中毒的报道。因此，秋水仙碱临床应用过程中要格外关注药物间相互作用。

（一）与经 CYP3A4 代谢药物之间的相互作用

CYP3A4 强效抑制剂有地尔硫䓬、克拉霉素、伊曲康唑、酮康唑、泊沙康唑、伏立康唑、奈非那韦、茚地那韦、利托那韦、阿扎那韦、沙奎那韦、泰利霉素、洛匹那韦 /利托那韦、达芦那韦 / 利托那韦、替拉那韦 / 利托那韦、安普那韦等。CYP3A4 中效抑制剂有阿瑞吡坦、红霉素、西咪替丁、氟康唑、环丙沙星、环孢素、氟伏沙明、伊马替尼、福沙那韦、葡萄柚汁、维拉帕米等。CYP3A4 中强效抑制剂会显著增加秋水仙碱的血药浓度，不推荐两药联用。

CYP3A4 抑制剂如钙通道阻滞药氨氯地平，大环内酯类抗生素如阿奇霉素、克拉霉素，PPI 抑制剂奥美拉唑等，与秋水仙碱合用也可增加药物的体内浓度，应谨慎合用。

CYP3A4 诱导剂利福平、利福喷汀、苯妥英钠、卡马西平、巴比妥类或圣约翰草等，与秋水仙碱合用可能会加速药物的代谢，导致秋水仙碱血药浓度下降，合用时应注意监测血药浓度并及时调整用药剂量。

CYP3A4 底物苯二氮䓬类、钙通道阻滞药、那格列奈、麦角碱衍生物、激素避孕药等合用会竞争药物代谢酶，升高秋水仙碱的血药浓度，合用时应注意密切监测药物毒副作用。

（二）与 P 糖蛋白抑制剂之间的相互作用

P 糖蛋白抑制剂有利托那韦、奈非那韦、环孢素、雷诺嗪、普罗帕酮、酮康唑、伊曲康唑、红霉素、维拉帕米、奎尼丁、他克莫司、胺碘酮等。两者联用会显著升高秋水仙碱的血药浓度，并增加药物的组织分布，使药物蓄积中毒风险增加。正在使用 P 糖蛋白抑制剂的患者，不宜联用秋水仙碱。

（三）与心脑血管疾病常用药物之间的相互作用

1. 阿司匹林　近年来的多项研究证实秋水仙碱具有强大的心脏保护作用，对改善预后也有显著作用，可有效预防痛风患者出现心血管事件。对于急性心肌梗死后 1h 至第 7 天短期给予秋水仙碱治疗，研究结果表明秋水仙碱成功减少促炎细胞因子和 NLRP3 炎症小体，显著提高生存率，改善左心室舒张末期直径和射血分数。Duran 等研究将秋水仙碱联合阿司匹林用于治疗心包炎患者，结果显示其可显著改善患者心电图参数。感染 SARS-CoV-2 的患者会出现心脏损伤，Thrupthi 等研究采用高剂量阿司匹林联合秋水仙碱治疗 SARS-CoV-2 患者急性心包炎，结果发现有较好的治疗作用。两者合用目前未发现有显著意义的相互作用。

2. 钙通道阻滞药　如氨氯地平是 CYP3A4 底物，与秋水仙碱合用竞争药物代谢酶，升高血药浓度，药效相加，合用时需密切监测药物浓度和副作用。

3. 血管紧张素转换酶抑制剂　主要有卡托普利、依那普利、贝那普利、福辛普利等。

此类药物与秋水仙碱合用目前未发现有显著临床意义的相互作用。

4. 血管紧张素Ⅱ受体阻滞剂　主要有氯沙坦、缬沙坦、厄贝沙坦、替米沙坦、奥美沙坦、坎地沙坦等。此类药物与秋水仙碱合用目前未发现有显著临床意义的相互作用。

5. β受体阻滞剂　临床常用的β受体阻滞剂有普萘洛尔、美托洛尔、比索洛尔等。此类药物与秋水仙碱合用是否存在显著临床意义的相互作用目前暂不清楚。Juraschek等研究认为美托洛尔可增加非洲裔美国成年人的尿酸和痛风风险，建议合并痛风的肾脏疾病患者避免使用美托洛尔。

6. α受体阻滞剂　常用α受体阻滞剂有酚苄明、哌唑嗪等。哌唑嗪是通过P糖蛋白介导的药物转运，可能会影响秋水仙碱的体内代谢过程，慎用。

7. 利尿剂　呋塞米、氢氯噻嗪等利尿剂与秋水仙碱合用目前未发现有显著临床意义的相互作用。

8. 沙库巴曲缬沙坦、伊伐布雷定　沙库巴曲缬沙坦、伊伐布雷定与秋水仙碱合用目前未发现有显著临床意义的相互作用。

（四）与常用调脂药物之间的相互作用

秋水仙碱与他汀类药物和贝特类药物合并使用时，可能会加重他汀类和贝特类调血脂药物的肌肉毒性，不建议合用，确需合用应密切监测患者的安全性。Montiel等报道过1例秋水仙碱与阿托伐他汀钙、布洛芬、双氯芬酸等药物合用致多器官功能衰竭的病例。

目前未查到秋水仙碱与依折麦布和PCSK9抑制剂合用是有潜在临床意义的相互作用。

（五）与抗凝药物之间的相互作用

两者使用没有禁忌，但是秋水仙碱与华法林同服还是要慎重，尤其是肝功能不全的患者，可能会增加出血风险，会延长凝血酶原时间，容易出血。合用过程中要定期检查血常规、凝血功能，预防出血的发生。

（六）与降血糖药物之间的相互作用

磺脲类促泌剂甲苯磺丁脲、格列吡嗪、格列齐特、格列喹酮、格列美脲等主要经肝脏代谢，合用可能会增加肝脏副作用。肝病患者使用甲苯磺丁脲可能加重秋水仙碱的毒性。非磺酰脲类降血糖药那格列奈和胰岛素增敏剂吡格列酮部分通过肝药酶CYP3A4代谢，与秋水仙碱合用会竞争代谢酶，可能会升高秋水仙碱的血药浓度，应谨慎合用。二甲双胍、阿卡波糖、DPP-4抑制剂、GLP-1受体激动剂和SGLT-2抑制剂与秋水仙碱合用目前未发现有显著临床意义的相互作用。

（七）与中枢神经系统抑制药之间的相互作用

中枢神经系统抑制药，如镇静催眠药地西泮、艾司唑仑、阿普唑仑、咪达唑仑、佐匹克隆、唑吡坦；镇痛药丁丙诺啡、芬太尼、羟考酮、美沙酮；抗癫痫药卡马西平、乙琥胺；抗精神病药西酞普兰、阿米替林、舍曲林、氯氮平、丁螺环酮、阿立哌唑、氯米帕明、舍曲林；全身麻醉药氯胺酮等是CYP3A4底物，与秋水仙碱合用可能会升高秋水仙碱的血药浓度，并增强中枢神经系统抑制药物的作用，应谨慎合用。

（八）与 PPI 抑制剂之间的相互作用

奥美拉唑、艾司奥美拉唑部分经 CYP3A4 代谢，与秋水仙碱合用时可能会升高秋水仙碱在血浆中的浓度，合用时应注意监测不良反应。

（九）与抗组胺药之间的相互作用

非索非那定、氯雷他定是 CYP3A4 底物，与秋水仙碱合用会竞争代谢酶，可能会提高秋水仙碱的血药浓度，应谨慎合用。

（十）与减肥药之间的相互作用

减肥药奥利司他、西布曲明与秋水仙碱合用目前未发现有显著临床意义的相互作用。

二、非甾体抗炎药

非甾体抗炎药抑制花生四烯酸的代谢，即抑制环氧合酶使前列腺素生物合成受阻，是其解热、镇痛作用的主要机制。非甾体抗炎药口服后主要在胃肠道黏膜吸收，$1 \sim 2h$ 后血药浓度达峰值。吸收后迅速被胃黏膜、血浆、红细胞及肝中的酯酶水解，分布至全身的组织包括关节腔、脑脊液和胎盘。大部分在肝内经 CYP2C9、CYP3A4 等代谢酶氧化代谢，代谢产物大部分经尿排出。与下列药物合用时应注意相互作用：

1. 与另一种非甾体抗炎药、皮质激素、促肾上腺皮质激素之间的相互关系　两种非甾体抗炎药或非甾体抗炎药与皮质激素、促肾上腺皮质激素合用可增加胃肠道不良反应，并有发生溃疡和（或）出血的危险。与对乙酰氨基酚长期合用可增加肾脏毒性。与镇痛剂量阿司匹林合用，胃肠道副作用会显著增加，且非甾体抗炎药与镇痛剂量的阿司匹林合用，其镇痛疗效并不会显著增强。

2. 与维拉帕米、硝苯地平之间的相互关系　维拉帕米既是 CYP3A4 的中效抑制剂，又是 CYP3A4 的底物，会影响非甾体抗炎药的体内过程，合用可显著升高非甾体抗炎药的血药浓度，应注意监护药物不良反应。硝苯地平是 CYP3A4 的底物，会与非甾体抗炎药竞争相应药物代谢酶，合用可使两药的血药浓度升高，两药的疗效均增加，副作用增加。

3. 与血管紧张素转换酶抑制剂、血管紧张素受体阻滞剂之间的相互关系　非甾体抗炎药可减弱血管紧张素转换酶抑制剂、血管紧张素受体阻滞剂的降压作用。血管紧张素转换酶抑制剂主要有卡托普利、依那普利、贝那普利、福辛普利等。血管紧张素 Ⅱ 受体阻滞剂氯沙坦、缬沙坦、厄贝沙坦等是 CYP2C9 底物，如确需合用应注意监测患者血压变化。

4. 与 β 受体阻滞剂之间的相互关系　非甾体抗炎药可减弱 β 受体阻滞剂降压作用，确需合用应注意患者血压变化。此外，普萘洛尔是 CYP3A4 底物，可能存在药物代谢酶的相互作用。

5. 与地高辛之间的相互关系　非甾体抗炎药会抑制洋地黄类药物从肾脏的清除，升高洋地黄类药物的血药浓度，增加毒性，长疗程合用时需调整地高辛的用药剂量。

6. 与抗凝药（如肝素、华法林）之间的相互关系　非甾体抗炎药与抗凝药合用具有药效上的相加作用，可导致凝血酶原时间延长，增加出血倾向，确需合用的患者在服药的最初几日应随时监测其凝血酶原时间。此外，华法林是 CYP2C9 底物，可会与部分非甾体抗炎药存在竞争药物代谢酶，致药物体内发生变化。

7. 与沙库巴曲缬沙坦之间的相互关系　沙库巴曲缬沙坦合用非甾体抗炎药时，可使肾功能损害加重，包括可能出现急性肾衰竭，因此建议两药合用的患者在开始治疗或调整治疗时进行肾功能监测。

8. 与呋塞米之间的相互关系　因非甾体抗炎药抑制肾脏内前列腺素的合成，可减弱呋塞米排钠及利尿作用。

9. 与保钾利尿药之间的相互关系　保钾利尿药螺内酯等与非甾体抗炎药合用，可引起高钾血症，用药过程中应注意监测患者的电解质水平。

10. 与氨苯蝶啶之间的相互关系　氨苯蝶啶与非甾体抗炎药合用可致肾功能减退，出现肌酐清除率下降、氮质血症等不良事件。联用时须注意减量。

11. 与胰岛素、口服降糖药之间的相互关系　非甾体抗炎药可加强胰岛素、口服降糖药的降糖效应，合用时应调整降糖药物的剂量。磺脲类促泌剂甲苯磺丁脲、格列吡嗪、格列齐特、格列喹酮、格列美脲等主要经肝脏代谢，部分会经肝药酶 CYP2C9 代谢，合用可能会增加肝脏副作用。肝病患者使用甲苯磺丁脲可能加重秋水仙碱的毒性。非磺酰脲类降血糖药那格列奈和胰岛素增敏剂吡格列酮部分通过肝药酶 CYP3A4 代谢，合用是竞争药物代谢酶，改变药物体内过程。

三、糖皮质激素

糖皮质激素类药物有氢化可的松、泼尼松、泼尼松龙、甲泼尼龙、地塞米松、倍他米松等，详见表 18-2。它们是细胞色素 P450 酶的底物，主要经 CYP3A4 酶代谢，类固醇被催化成为 6β- 羟基化物，这是内源性合成皮质类固醇的第一阶段代谢。与其他经 CYP3A4 酶代谢或 CYP3A4 酶诱导，抑制剂合用时可改变糖皮质激素的体内过程。

1. 与 CYP3A4 抑制剂药物之间的相互关系　CYP3A4 强效抑制剂有地尔硫䓬、克拉霉素、伊曲康唑、酮康唑、泊沙康唑、伏立康唑、奈非那韦、茚地那韦、利托那韦、阿扎那韦、沙奎那韦、泰利霉素、洛匹那韦 / 利托那韦、达芦那韦 / 利托那韦、替拉那韦 / 利托那韦、安普那韦等。CYP3A4 中效抑制剂有阿瑞吡坦、红霉素、西咪替丁、氟康唑、环丙沙星、环孢素、氟伏沙明、伊马替尼、福沙那韦、葡萄柚汁、维拉帕米等。

CYP3A4 强效抑制剂和 CYP3A4 中效抑制剂与糖皮质激素合用，会降低后者的肝脏清除，并升高糖皮质激素的血浆浓度，还可能使内源性肾上腺皮质功能受到抑制，出现不良反应。确需两药合用时可能需要调整甲泼尼龙等糖皮质激素的剂量，以避免激素毒性增加。

2. 与 CYP3A4 诱导剂药物之间的相互关系　常见的 CYP3A4 诱导剂有利福平、卡马西平、奥卡西平、苯妥英钠、苯巴比妥、扑米酮、莫达非尼、奈韦拉平、依法韦仑等，此类药物可诱导 CYP3A4 活性的药物增加糖皮质激素的肝脏清除，降低血药浓度。确需合用时可能要增加糖皮质激素的剂量，以达到预期的效果。

3. 与 CYP3A4 底物药物之间的相互关系　糖皮质激素与其他经 CYP3A4 底物代谢的药物合用时，两药会竞争代谢酶，导致糖皮质激素代谢减慢，体内药物浓度升高，合用时需减少药物剂量。

与环孢素、他克莫司等免疫抑制剂合用：可能会互相抑制代谢，升高两者的血浆浓度，副作用增加，需要注意监测环孢素、他克莫司的血药浓度并注意调整用药剂量。

与三环类抗抑郁药合用：氯米帕明、阿米替林等与糖皮质激素合用可使精神症状加重。

与单胺氧化酶抑制剂合用：异卡波肼、吗氯贝胺、托洛沙酮、苯乙肼等与糖皮质激素合用可能发生高血压危象。

与伊伐布雷定合用：两药会竞争代谢酶，升高两药体内的浓度，副作用增加。

4. 与非甾体抗炎药合用之间的相互关系　糖皮质激素应用时，尤其是大剂量应用时，会降低胃肠道黏膜的抵抗力，可能诱发或加剧胃溃疡、十二指肠溃疡，甚至导致消化道出血。当它与非甾体抗炎药合用，消化性溃疡及出血并发症的风险显著增加。糖皮质激素可使水杨酸盐的消除加快，疗效降低；与对乙酰氨基酚合用，可加重肝脏毒性。

5. 与胰岛素或口服降糖药合用之间的相互关系　糖皮质激素可促进糖异生，减少外周组织对葡萄糖的摄取与利用，从而使血糖升高，减弱口服降糖药或胰岛素的降血糖作用。

6. 与强心苷合用相互关系　糖皮质激素与强心苷合用能增加洋地黄毒性及心律失常的发生，其原因是糖皮质激素的水钠潴留和排钾作用导致。

7. 与排钾利尿药合用相互关系　排钾利尿药有呋塞米、托拉塞米、吲达帕胺、氢氯噻嗪等。糖皮质激素与此类药物联用可致严重的低血钾，且糖皮质激素的水钠潴留作用会减弱利尿药物的利尿效应。

8. 与抗凝药合用相互关系　糖皮质激素可减弱肝素、华法林等抗凝药的抗凝作用，有导致胃肠道出血的危险，消化道出血风险进一步升高，应谨慎合用并注意监测大便隐血（表 18-2）。

表 18-2　糖皮激素类药物的特性

	药物	半衰期（h）	抗炎作用	等效剂量（mg）
短效	氢化可的松	8～12	1.0	20
	可的松	8～12	0.8	25
中效	泼尼松	12～36	4	5
	泼尼松龙	12～36	5	5
	甲泼尼龙	12～36	5	4
	曲安西龙	12～36	5	4
长效	倍他米松	36～54	25～40	0.6
	地塞米松	36～54	30	0.75

参 考 文 献

陈爱娟，2016. 探讨阿司匹林对老年高血压患者血尿酸的影响. 世界最新医学信息文摘，16(47): 27-28.

黄叶飞，杨克虎，陈澍洪，等，2020. 高尿酸血症 / 痛风患者实践指南. 中华内科杂志，59(7): 519-527.

熊逸凡，赵东宝，2018.《美国医师协会临床实践指南：急性和复发性痛风管理》解读. 中国全科医学，21(14): 1645-1647.

张玉秋，2011. 治疗高尿酸血症致慢性痛风的新药非布司他. 中国药物与临床，11(12): 1406-1407.

中华医学会内分泌学分会，2020. 中国高尿酸血症与痛风诊疗指南 (2019). 中华内分泌代谢杂志，36(1): 1-13.

Ahn SM, Oh JS, Hong S, et al, 2021. Comparative efficacy of low-dose versus regular-dose colchicine to prevent flares in gout patients initiated on urate-lowering therapies.Rheumatology (Oxford)，61(1): 223-229.

Battelli MG, Polito L, Bortolotti M, et al, 2016. Xanthine oxidoreductase in drug metabolism: beyond a role as a detoxifying enzyme. Curr Med Chem, 23(35): 4027-4036.

Ben Salem C, Slim R, Fathallah N, et al, 2017. Drug-induced hyperuricaemia and gout.Rheumatology (Oxford)，56(5): 679-688.

Bomalaski JS, Clark MA, 2004. Serum uric acid-lowering therapies: where are we heading in management of hyperuricemia and the potential role of uricase. Curr Rheumatol Rep, 6(3): 240-247.

Duran M, Alsancak Y, Ziyrek M, 2022. Effects of oral colchicine administration as first-line adjunct therapy in myopericarditis. Herz, 47(2): 166-174.

Ekeløf S, Jensen SE, Rosenberg J, et al, 2014. Reduced oxidative stress in STEMI patients treated by primary percutaneous coronary intervention and with antioxidant therapy: a systematic review. Cardiovasc Drugs Ther, 28(2): 173-181.

FitzGerald JD, Dalbeth N, Mikuls T, et al, 2020.2020 American college of rheumatology guideline for the management of gout. Arthritis Rheum, 72(6): 744-760.

Gillen M, Yang C, Wilson D, et al, 2017. Evaluation of pharmacokinetic interactions between lesinurad, a new selective urate reabsorption inhibitor, and CYP enzyme substrates sildenafil, amlodipine, tolbutamide, and repaglinide. Clin Pharmacol Drug Dev, 6(4): 363-376.

Greig D, Alcaino H, Castro PF, et al, 2011. Xanthine-oxidase inhibitors and statins in chronic heart failure: effects on vascular and functional parameters. J Heart Lung Transplant, 30(4): 408-413.

Gunter BR, Butler KA, Wallace RL, et al, 2017. Non-steroidal anti-inflammatory drug-induced cardiovascular adverse events: a meta-analysis. J Clin Pharm Ther, 42(1): 27-38.

Horino T, Hatakeyama Y, Ichii O, et al, 2018. Effects of topiroxostat in hyperuricemic patients with chronic kidney disease. Clin Exp Nephrol, 22(2): 337-345.

Hosoya T, Ogawa Y, Hashimoto H, et al, 2016. Comparison of topiroxostat and allopurinol in Japanese hyperuricemic patients with or without gout: a phase 3, multicentre, randomized, double-blind, double-dummy, active-controlled, parallel-group study. J Clin Pharm Ther, 41(3): 290-297.

Hosoya T, Sasaki T, Hashimoto H, et al, 2016. Clinical efficacy and safety of topiroxostat in Japanese male hyperuricemic patients with or without gout: an exploratory, phase 2a, multicentre, randomized, double-blind, placebo-controlled study. J Clin Pharm Ther, 41(3): 298-305.

Hosoya T, Sasaki T, Ohashi T, 2017. Clinical efficacy and safety of topiroxostat in Japanese hyperuricemic patients with or without gout: a randomized, double-blinded, controlled phase 2b study. Clin Rheumatol, 36(3): 649-656.

Jung JY, Choi Y, Suh CH, et al, 2018. Effect of fenofibrate on uric acid level in patients with gout. Sci Rep, 8(1): 16767.

Juraschek SP, Appel LJ, Miller E R 3rd, 2017. Metoprolol increases uric acid and risk of gout in African

Americans with chronic kidney disease attributed to hypertension. Am J Hypertens, 30(9): 871-875.

Khalaf HM, Ibrahim MA, Amin EF, et al, 2019. Allopurinol potentiates the hepatoprotective effect of metformin and vitamin E in fructose-induced fatty liver in rats. Clin Exp Hepatol, 5(1): 65-74.

Kwak CH, Sohn M, Han N, et al, 2018. Effectiveness of febuxostat in patients with allopurinol-refractory hyperuricemic chronic kidney disease.Int J Clin Pharmacol Ther，56(7): 321-327.

Li B, Zhou W, Li P, 1995. Protective effects of nifedipine and allopurinol on high energy shock wave induced acute changes of renal function. J Urol, 153(3 Pt 1): 596-598.

Li MM, Teng J, Wang Y, 2021. Chronic colchicine poisoning with neuromyopathy, gastric ulcers and myelosuppression in a gout patient: a case report. World J Clin Cases, 9(35): 11050-11055.

Li MT, Yu C, Zeng X F, 2020. Comparative efficacy of traditional non-selective NSAIDs and selective cyclo-oxygenase-2 inhibitors in patients with acute gout: a systematic review and meta-analysis. BMJ Open, 10(9): e036748.

Lin TM, Chi JE, Chang CC, et al, 2019. Do etoricoxib and indometacin have similar effects and safety for gouty arthritis? A meta-analysis of randomized controlled trials. J Pain Res, 12: 83-91.

Luo ZQ, Yu GH, Han X, et al, 2020. Prediction of the pharmacokinetics and pharmacodynamics of topiroxostat in humans by integrating the physiologically based pharmacokinetic model with the drug-target residence time model. Biomed Pharmacother, 121: 109660.

Martín Arias LH, Martín González A, Sanz Fadrique R, et al, 2019. Cardiovascular risk of nonsteroidal anti-inflammatory drugs and classical and selective cyclooxygenase-2 inhibitors: a meta-analysis of observational studies. J Clin Pharmacol, 59(1): 55-73.

Mohammed NEM, Messiha BAS, Abo-Saif AA, 2016. Effect of amlodipine, lisinopril and allopurinol on acetaminophen-induced hepatotoxicity in rats. Saudi Pharm J, 24(6): 635-644.

Montiel V, Huberlant V, Vincent MF, et al, 2010. Multiple organ failure after an overdose of less than 0.4 mg/kg of colchicine: role of coingestants and drugs during intensive care management. Clin Toxicol (Phila), 48(8): 845-848.

Morgan BJ, Teodorescu M, Pegelow DF, et al, 2018. Effects of losartan and allopurinol on cardiorespiratory regulation in obstructive sleep apnoea. Exp Physiol, 103(7): 941-955.

Naik H, Wu JT, Palmer R, et al, 2012. The effects of febuxostat on the pharmacokinetic parameters of rosiglitazone, a CYP2C8 substrate. Br J Clin Pharmacol, 74(2): 327-335.

Nakamura T, Murase T, Nampei M, et al, 2016. Effects of topiroxostat and febuxostat on urinary albumin excretion and plasma xanthine oxidoreductase activity in db/db mice. Eur J Pharmacol, 780: 224-231.

Ng DY, Stocker SL, Graham GG, et al, 2011. Lack of effect of hydrochlorothiazide and low-dose aspirin on the renal clearance of urate and oxypurinol after a single dose of allopurinol in normal volunteers. Eur J Clin Pharmacol, 67(7): 709-713.

Pascart T, Richette P, 2018. Colchicine in gout: an update. Curr Pharm Des, 24(6): 684-689.

Pineda C, Soto-Fajardo C, Mendoza J, et al, 2020. Hypouricemia: what the practicing rheumatologist should know about this condition. Clin Rheumatol, 39(1): 135-147.

Pratt V, McLeod H, Rubinstein W, et al, 2012. Lesinurad Therapy and CYP2C9 Genotype[M]. Medical Genetics Summaries [Internet]. National Center for Biotechnology Information (US).

Qaseem A, Harris RP, Forciea MA, et al, 2017. Management of acute and recurrent gout: a clinical practice guideline from the American college of physicians. Ann Intern Med, 166(1): 58-68.

Ranieri L, Contero C, Peral ML, et al, 2018. Impact of diuretics on the urate lowering therapy in patients with gout: analysis of an inception cohort. Arthritis Res Ther, 20(1): 53.

Roncal CA, Reungjui S, Sánchez-Lozada LG, et al, 2009. Combination of captopril and allopurinol retards fructose-induced metabolic syndrome. Am J Nephrol, 30(5): 399-404.

Shah V, Yang C, Shen ZC, et al, 2019. Metabolism and disposition of lesinurad, a uric acid reabsorption inhibitor, in humans. Xenobiotica, 49(7): 811-822.

Shen ZC, Lee CA, Wallach K, et al, 2019. Lesinurad: evaluation of pharmacokinetic and pharmacodynamic interactions with warfarin in healthy volunteers. Clin Pharmacol Drug Dev, 8(5): 657-663.

Shen ZC, Yeh LT, Wallach K, et al, 2016. In vitro and in vivo interaction studies between lesinurad, a selective urate reabsorption inhibitor, and major liver or kidney transporters. Clin Drug Investig, 36(6): 443-452.

Sobey CG, Dalipram RA, Dusting GJ, et al, 1992. Impaired endothelium-dependent relaxation of dog coronary arteries after myocardial ischaemia and reperfusion: prevention by amlodipine, propranolol and allopurinol. Br J Pharmacol, 105(3): 557-562.

Solomon DH, Liu CC, Kuo IH, et al, 2016. Effects of colchicine on risk of cardiovascular events and mortality among patients with gout: a cohort study using electronic medical records linked with Medicare claims. Ann Rheum Dis, 75(9): 1674-1679.

Stamp L, Searle M, O'Donnell J, et al, 2005. Gout in solid organ transplantation: a challenging clinical problem. Drugs, 65(18): 2593-2611.

Su MQ, Sun L, Li WP, et al, 2020. Metformin alleviates hyperuricaemia-induced serum FFA elevation and insulin resistance by inhibiting adipocyte hypertrophy and reversing suppressed white adipose tissue beiging. Clin Sci (Lond), 134(12): 1537-1553.

Tardif JC, Kouz S, Waters DD, et al, 2019. Efficacy and safety of low-dose colchicine after myocardial infarction. N Engl J Med, 381(26): 2497-2505.

Terkeltaub RA, Furst DE, Bennett K, et al, 2010. High versus low dosing of oral colchicine for early acute gout flare: twenty-four-hour outcome of the first multicenter, randomized, double-blind, placebo-controlled, parallel-group, dose-comparison colchicine study. Arthritis Rheum, 62(4): 1060-1068.

Thrupthi K, Ganti A, Acherjee T, et al, 2021. A rare case of acute pericarditis due to SARS-CoV-2 managed with aspirin and colchicine. Cureus, 13(1): e12534.

Tsai M, Wu JT, Gunawardhana L, et al, 2012. The effects of xanthine oxidase inhibition by febuxostat on the pharmacokinetics of theophylline. Int J Clin Pharmacol Ther, 50(5): 331-337.

Uetake D, Ohno I, Ichida K, et al, 2010. Effect of fenofibrate on uric acid metabolism and urate transporter 1. Intern Med, 49(2): 89-94.

Valsaraj R, Singh AK, Gangopadhyay KK, et al, 2020. Management of asymptomatic hyperuricemia: integrated Diabetes & Endocrine Academy (IDEA) consensus statement. Diabetes Metab Syndr, 14(2): 93-100.

Xu RN, Xu ZS, Hu LF, et al, 2013. Effects of repeated allopurinol administration on rat cytochrome P450 activity. Pharmazie, 68(5): 365-368.

Zhang SB, Zhang YB, Liu P, et al, 2016. Efficacy and safety of etoricoxib compared with NSAIDs in acute gout: a systematic review and a meta-analysis. Clin Rheumatol, 35(1): 151-158.

Zhang T, Pope JE, 2017. Cardiovascular effects of urate-lowering therapies in patients with chronic gout: a systematic review and meta-analysis.Rheumatology (Oxford), 56(7): 1144-1153.

Zhang Z, Xu MH, Wei FJ, et al, 2020. Clinical study of different doses of atorvastatin combined with febuxostat in patients with gout and carotid atherosclerosis. Pak J Med Sci, 36(6): 1334-1338.

缩 略 词 表

英文缩写	英文	中文
AAPH	2,2'-azobis (isobutyramidine) dihydrochloride	2,2'-盐酸脒基丙烷
ABCC4	ATP-binding cassette transporter family class C4	ATP 结合体转运蛋白 C4
ABCG2	ATP-binding cassette superfamily G member 2	三磷酸腺苷结合转运蛋白 G 超家族成员 2
ABI	ankle-brachial index	踝臂指数
ACEI	angiotensin-converting enzyme inhibitor	血管紧张素转换酶抑制剂
ACR	American College of Rheumatology	美国风湿病学会
ACS	acute coronary syndrome	急性冠脉综合征
ADP	adenosine diphosphate	二磷酸腺苷
AF	atrial fibrilltion	心房颤动
AHI	articulation handicap index	呼吸暂停低通气指数
AHS	allopurinol hypersensitivity syndrome	别嘌醇超敏反应综合征
AKI	acute kidney injur	急性肾损伤
AMP	adenosine monophosphate	腺嘌呤核苷酸
AMPD	AMP deaminase	AMP 脱氨酶
Ang II	angiopoietin II	血管紧张素 II
AOX1	aldehyde oxidase 1	乙醛氧化酶 1
ARB	angiotensin receptor blocker	血管紧张素受体阻滞剂
AS	atherosclerosis	动脉粥样硬化
ASC	apoptosis-associated speck-like protein containing CARD	凋亡相关微粒蛋白
ASCA	anti-saccharomyces cerevisiae antibody	抗酿酒酵母抗体
AT	anaerobic threshold	无氧阈值
ATP	adenosine triphosphate	三磷酸腺苷
AUC	area under curve	曲线下面积
BA	bronchial asthma	支气管哮喘
BMI	body mass index	体重指数
BSR	British Society for Rheumatology	英国风湿病协会
CaMK II	calcium/calmodulin-dependent protein kinase II	钙调蛋白质依赖的激酶
CAS	cerebral Atherosclerosis	脑动脉粥样硬化
CCL2	C-C motif chemokine ligand 2	趋化因子
CD	Crohn disease	克罗恩病
cGMP	cyclic guanine monophosphate	环鸟苷酸

续表

英文缩写	英文	中文
CKD	chronic kidney disease	慢性肾脏病
COPD	chronic obstructive pulmonary disease	慢性阻塞性肺疾病
COX-2	cyclooxygenase 2	环氧化酶 2
CPAP	continuous positive airway pressure	持续气道正压通气
CRIA	crystal-inducedarthritis	晶体性关节炎
CRP	C-reactive protein	C 反应蛋白
CSA	central sleep apnea	中枢性睡眠呼吸暂停
CsA	cyclosporin A	环孢素
CSE	Chinese Society of Endocrinology	中华医学会内分泌学分会
CTA	CT angiography	CT 血管造影
cTACE	conventional- TACE	经动脉化疗栓塞
CXCL1	C-X-C motif chemokine ligand 1	CXC 趋化因子配体 1
CXCL8	C-X-C motif chemokine ligand 8	CXC 趋化因子配体 8
CYP	cytochrome P450 proteins	细胞色素 P450 超家族
CYP2C9	cytochrome P450 proteins 2C9	细胞色素 P450 2C9 酶
CYP3A4	cytochrome P450 proteins 3A4	细胞色素 P450 3A4 酶
DAMPs	damage-associated molecular patterns	内源性损伤相关分子模式信号
DAO	diamine oxidase	二胺氧化酶
DASH	dietary approaches to stop hypertension	得舒饮食
DEB-TACE	drug-eluting bead transarterial chemoemboliza-tion	载药微球经动脉化疗栓塞
Defb1	β-defensin 1	β- 防御素 1
DEMARD	disease-modifying anti-rheumatic drug	抗风湿药
DMEM	dulbecco modified eagle medium	氨基酸和葡萄糖的培养基
DNA	deoxyribonucleic acid	脱氧核糖核酸
DNase Ⅰ	deoxyribonuclease Ⅰ	脱氧核糖核酸酶 Ⅰ
DPN	diabetic peripheral neuropathy	糖尿病周围神经病变
DPP4	dipeptidyl peptidase-4	二肽基肽酶 4
DSA	digital subtraction angiography	数字减影血管造影
DVT	deep vein thrombosis	深静脉血栓
ED	erectile dysfunction	阴茎勃起功能障碍
eGFR	estimated glomerular filtration rate	肾小球滤过率
EIARI	exercise-induced acute renal injury	急性肾衰竭
eNOS	endothelial nitric oxide synthase	一氧化氮合酶

续表

英文缩写	英文	中文
EPCs	endothelial progenitor cell	内皮祖细胞
EPEC	enteropathogenic *Escherichia coli*	肠致病性大肠埃希菌
ERK1/2	extracellular regulated protein kinases 1/2	细胞外调节蛋白激酶 1/2
ERKp44	extracellular regulated protein kinases 44	细胞外调节蛋白激酶 44
EULAR	European League Against Rheumatism	欧洲抗风湿联盟
FDA	Food and Drug Administration	美国食品药品监督管理局
FFA	free fat acid	游离脂肪酸
FGF 21	Fibroblast Growth Factor 21	成纤维细胞生长因子 21
FLD	fatty liver disease	脂肪性肝病
FLS	fibroblast-like synovial cells	成纤维细胞样滑膜细胞
FT3	free triiodothyronine	游离三碘甲腺原氨酸
G-6-Pase	glucose-6-phosphatase	葡萄糖 -6- 磷酸酶
GFR	glomerular filtration rate	肾小球滤过率
GIP	glucose-dependent insulinotropicploypeptide	葡萄糖依赖性促胰岛素分泌多肽
GLP-1	glucagon-like peptide-1	胰高血糖素样肽 -1
GLUT9	glucose transporter 9	葡萄糖转运蛋白 9
GMP	guanosine monophosphate	鸟嘌呤核苷酸
GTP	guanosine triphosphate	三磷酸鸟苷
GWAS	Genome-Wide Association Study	全基因组关联研究
HADD	hydroxyapatite crystal deposition disease	羟基磷灰石沉积病
HBEC-6KT	human airway epithelial cell line	人气道上皮细胞系
HDL-C	high-density lipoprotein cholesterol	高密度脂蛋白胆固醇
HepG2	human hepatocellular carcinoma cell	人源肝癌细胞
HFpEF	heart failure with preserved ejection fraction	射血分数保留的心力衰竭
HFrEF	heart failure with reduced ejection fraction	射血分数下降的心力衰竭
HGPRT	hypoxanthine-guanine phosphoribosyl transferase	次黄嘌呤鸟嘌呤磷酸核糖转移酶
HMGB1	high mobility group box 1 protein	高迁移率族蛋白 1
HNF1β	hepatocyte nuclear factor 1β	肝细胞核因子 1β
HNFJ	hyper uric emic nephropathy	高尿酸血症性肾病
HOMA-IR	homeostasis model assessment-insulin resistance	稳态模型胰岛素抵抗指数
Hp	*Helicobacter pylori*	幽门螺杆菌
IBD	inflammatory bowel disease	炎症性肠病
IDF	International Diabetes Federation	国际糖尿病联合会
IgA	immunoglobulin A	免疫球蛋白 A

续表

英文缩写	英文	中文
IgG	immunoglobulin G	免疫球蛋白 G
IgM	immunoglobulin M	免疫球蛋白 M
IL-1	interleukin 1	白细胞介素 -1
IL-18	interleukin 18	白细胞介素 -18
IL-1β	interleukin 1β	白细胞介素 -1β
IL-33	interleukin 33	白细胞介素 -33
IL-6	interleukin 6	白细胞介素 -6
IMP	inosinic acid	次黄嘌呤核苷酸
INR	international normalized ratio	国际标准化比值
IR	insulin resistance	胰岛素抵抗
LDL	low density lipoprotein	低密度脂蛋白
LPS	lipopolysaccharide	血清内毒素
LRYGB	laparoscopic Roux-en-Y gastric bypass	腹腔镜 Roux-en-Y 胃旁路术
LSG	laparoscopic sleeve gastrectomy	腹腔镜袖状胃切除术
LT	leukotriene	白三烯
MAPK	mitogen-activated protein kinase	丝裂原活化蛋白激酶
MC4R	melonocortin-4 receptor	黑皮质素受体 -4
MCP-1	monocyte chemoattractant protein-1	单核细胞趋化蛋白 -1
MCT9	monocarboxylate transporters 9	单羧酸转运蛋白 9
MK-571	LTD4 receptor antagonist	白三烯 D4 受体拮抗剂
MOCOD	molybdenum cofactor deficiency	钼辅因子缺乏症
MOCOS	molybdenum cofactor sulfurase	钼辅因子硫化酶
mRNA	messenger RNA	信使 RNA
MS	metabolic syndrome	代谢综合征
MSA	mixed sleep apnea	两者并存的混合型呼吸暂停
MSU	monosodium urate crystals	尿酸盐结晶
MTHFR	5,10-methylenetetrahydrofolate reductase	N5,N10- 亚甲基四氢叶酸还原酶
MUS	monosodium urate crystals	尿酸盐结晶
NADPH	nicotinamide-adenine dinucleotide phosphate	还原型烟酰胺腺嘌呤二核苷酸磷酸
NAFLD	nonalcoholic fatty liver disease	非酒精性脂肪性肝病
NALP3/ NLRP3	nucleotide-binding oligomerizotion domain, leucine-rich repeat and pyrin domain-containing 3/ NOD-like receptor family, pyrin domain containing 3	含 NLR 家族 Pyrin 域蛋白 3
NANC	non-adrenergic non-cholinergic	非胆碱能

续表

英文缩写	英文	中文
NCX	Na$^+$/Ca^{2+} exchanger	钠钙交换体
NET	neutrophil extracellular trap	中性粒细胞外网状陷阱
NF-κB	nuclear factor kappa-B	核因子 κB
NLR	NOD-like receptor	NOD 样受体
nNOS	neuronal nitric oxide synthase	神经型一氧化氮合酶
NO	nitric oxide	一氧化氮
NPT1	Na$^+$ dependent phosphate transporter 1	磷酸盐转运蛋白
NSAID	nonsteroidal anti-inflammatory drug	非甾体抗炎药
OA	osteoarthritis	骨关节炎
OAT	organic anion transporter	有机阴离子转运体
OAT2	organic anion transporter 2	有机阴离子转运体 2
OAT4	organic anion transporter 4	有机阴离子转运体 4
ONOO$^-$	peroxynitrite	过氧亚硝酸阴离子
OP	osteoporosis	骨质疏松症
OR	odds ratio	比值比
OSA	obstructive sleep apnea	阻塞性睡眠呼吸暂停
OSAHS	obstructive sleep apnea hypopnea syndrome	阻塞性睡眠呼吸暂停低通气综合征
Ox-LDL	oxidized low density lipoprotein	氧化低密度脂蛋白
PAD	peripheral artery disease	周围动脉疾病
p38 MAPK	p38 mitogen-activated protein kinase	p38 蛋白激酶
PaO$_2$	partial pressure of oxygen	动脉氧分压
PCSK9	proprotein convertase subtilisin/kexin type 9	前蛋白转化酶枯草杆菌蛋白酶 /kexin9 型
PE	pulmonary embolism	肺栓塞
PEFR	peak expiratory flow rate	呼气高峰流量
p-eNOS	phosphorylated endothelial nitric oxide synthase	磷酸化内皮型一氧化氮合酶
PESI	probe electrospray ionization	肺栓塞严重程度指数
PGs	prostaglandin	前列腺素
pH	hydrogen ion concentration	酸碱度
PKC	protein kinase C	蛋白激酶 C
PNP	purine nucleoside phosphorylase	嘌呤核苷磷酸化酶
POW	percentage of overweight	超重百分比
PPAR-γ	peroxisome proliferator-activated receptor γ	过氧化物酶体增生物激活受体
PPI	proton pump inhibitor	质子泵抑制剂
PRPP	phosphoribosyl pyrophosphate	磷酸核糖焦磷酸

英文缩写	英文	中文
PRPPAT	PRPP amidotransferase	磷酸核糖焦磷酸酰基转移酶
PRPS/PRS	phosphoribosyl pyrophosphate synthetase	磷酸核糖焦磷酸合成酶
PTCA	percutaneous transluminal coronary angioplasty	经皮腔内冠脉成形术
PTE	pulmonary thromboembolism	肺血栓栓塞
PYY	peptide YY	肠胃激素肽
RA	rheumatoid arthritis	类风湿关节炎
RAAS	renin-angiotensin-aldosteronesy system	肾素 - 血管紧张素 - 醛固酮系统
RAGE	receptor for advanced glycation endproduct	糖基化终产物受体蛋白
RAS	renin-angiotensin system	肾素血管紧张素系统
RCT	randomized clinical trial	随机临床试验
RHUC	renal hypouricemia	肾性低尿酸血症
RNA	ribonucleic acid	核糖核酸
ROS	reactive oxidative species	活性氧自由基
RSV	respiratory syncytial virus	呼吸道合胞病毒
RT-PA	recombinant tissue plasminogen activator	人类重组组织型纤溶酶原激活物
SaO_2	arterial oxygen saturations	血氧饱和度
SBD	sleep breathing disorders	睡眠呼吸障碍
SCFA	short-chain fatty acids	短链脂肪酸
sGC	soluble guanylate cyclase	可溶性鸟苷酸环化酶
SGLT-2	sodium-dependent glucose transporters 2	钠 - 葡萄糖协同转运蛋白 2
SIADH	syndrome of inappropriate secretion of antidiuretic hormone	抗利尿激素分泌不当综合征
sIgA	secretory immunoglobulin A	分泌型免疫球蛋白 A
SLC	human solute carrier	溶质 - 载体基因
SMCs	smooth muscle cell	平滑肌细胞
Smct1	sodium-coupled single acid transporter 1	钠耦合单羧酸转运蛋白 1
SMZ-TMP	sulfamethoxazole-trimethoprim	磺胺甲噁唑
SNP	single nucleotide polymorphisms	单核苷酸多态性
sPAP	systolic pulmonary artery pressure	肺动脉收缩压
SREBP-1c	sterol regulatory element binding protein 1 c	固醇调节元件结合蛋白 1c
STEC	Shiga toxigenic E. coli	志贺毒素大肠埃希菌
SUA	serum uric acid	血清尿酸
T_2DM	diabetes mellitus type 2	2 型糖尿病
T4	tetraiodothyronine	甲状腺素

续表

英文缩写	英文	中文
TGF-β_1	transforming growth factor-β_1	转化生长因子 β_1
Th17	T follicular helper cells 17	辅助性 T 细胞 17
Th2	T follicular helper cells 2	辅助性 T 细胞 2
THP	Tamm-Horsfallprotein	霍糖蛋白
TLR2	Toll like receptors 2	Toll 样受体 2
TLR4	Toll like receptors 4	Toll 样受体 4
TLRs	Toll like receptor	Toll 样受体
TNF-α	tumor necrosis factor-α	肿瘤坏死因子 -α
TRT	testosterone replacement therapy	睾丸激素替代疗法
TSH	thyroid stimulating hormone，thyrotropin	促甲状腺激素
TSLP	thymic stromal lymphopoietin	胸腺基质淋巴生成素
TZD	thiazolidinedione	噻唑烷二酮类
UA	uric acid	尿酸
UAT	uric acid transporter	尿酸盐转运体
UC	ulcerative colitis	溃疡性结肠炎
UMOD	recombinant uromodulin	尿调蛋白
UOX	uricase inhibitor	尿酸酶抑制剂
URAT1	urate transporter 1	尿酸盐阴离子转运体 1
AVPR1	arginine vasopressin receptor 1A	精氨酸加压素受体 1A
VAS	visual analogue scale/score	视觉模拟评分法
VC	vitamin C	维生素 C
VSMC	vascular smooth muscle cell	血管平滑肌细胞
VTE	venous thromboembolism	静脉血栓栓塞症
WHO	World Health Organization	世界卫生组织
X	xanthine	黄嘌呤
XO/XOD	xanthine oxidase	黄嘌呤氧化酶
XOI	xanthine oxidase inhibitors	黄嘌呤氧化酶抑制剂
XOR	xanthine oxido reductase	黄嘌呤氧化脱氢酶